卡莱-热尔曼

骨盆功能运动与分娩

欧洲经典骨盆认知与产前培训课程

［法］布朗蒂娜·卡莱-热尔曼　［法］努里娅·维维安·帕蕾◎著
赵　譞◎译

北京科学技术出版社

重要提示：

本书不可替代医疗咨询。如果您想获得专业医学建议，请向有资质的医生咨询。因本书相关内容造成的直接或间接不良影响，出版社和作者概不负责。

著作权合同登记号　图字：01-2022-5639

图书在版编目（CIP）数据

骨盆功能运动与分娩 /（法）布朗蒂娜・卡莱-热尔曼，（法）努里娅・维维安・帕蕾著；赵譞译. — 北京：北京科学技术出版社，2023.3

ISBN 978-7-5714-2660-6

Ⅰ. ①骨…　Ⅱ. ①布…　②努…　③赵…　Ⅲ. ①女性—骨盆—运动—研究②分娩—过程　Ⅳ. ①R323.5　②R714.3

中国版本图书馆CIP数据核字(2022)第216411号

策划编辑：	孔　倩	电　　话：	0086-10-66135495（总编室）
责任编辑：	田　恬		0086-10-66113227（发行部）
责任校对：	贾　荣	网　　址：	www.bkydw.cn
图文制作：	沐雨轩文化传媒	印　　刷：	北京宝隆世纪印刷有限公司
责任印制：	李　茗	开　　本：	710 mm × 1000 mm　1/16
出 版 人：	曾庆宇	字　　数：	130 千字
出版发行：	北京科学技术出版社	印　　张：	10.75
社　　址：	北京西直门南大街 16 号	版　　次：	2023 年 3 月第 1 版
邮政编码：	100035	印　　次：	2023 年 3 月第 1 次印刷

ISBN 978-7-5714-2660-6

定　　价：98.00 元

中文版序

女人的身体拥有大自然最迷人、最不可思议的机能，而怀孕对女性身心而言，更是一种亲历生命在体内点滴成长的独特体验。特别是当第一次感受到胎动，准妈妈被这种神秘的力量推动而愈加渴望和腹中的宝宝沟通，并获取宝宝健康的讯息。

如果说，宝宝的健康是对家庭最好的礼物，那么妈妈的健康就是对这一切最好的保障。而运动则为保障孕期母子健康提供了绝佳的方式。

大量的循证医学证明，怀孕期间的体育活动和运动对大多数健康孕妇是有益的。健康的孕妇可以在孕期通过有计划、有组织、定期的身体运动来改善身体健康，这也是健康生活方式的重要组成部分。妇产科医生和产科护理人员等相关专业人士，应该成为孕期合理运动的积极倡导者，并将其作为最佳的孕期健康保障方式加以推广。

作为“卡莱－热尔曼”系列的专业运动著作，本书依然秉承了作者专业、严谨、简单、高效的动作编排策略，同时也能体现出其极其丰富的一线工作经验。

本书遵循循序渐进的原则，从动态骨盆理念的剖析，到通过合理的骨盆功能运动以实现骨盆姿态转变，帮助孕妇科学度过孕期可能出现的身体煎熬，缓解孕期不适，避免分娩伤害，减少妊娠糖尿病、剖腹产和会阴侧切的风险，同时能在产后更快地恢复身体机能。

运动是美好的，运动是有益的，我衷心希望运动可以再简单一些，人人可以学，人人可获益。

祝每一位阅读此书的孕期女性，都能够拥有健康的身体和愉悦的心情。

李哲

广东医科大学李哲人体科学工作室

中国康复医学会产后康复专业委员会功能运动与美态学组主委

法文版序

无论是在西班牙还是在我们周边的其他国家，人们理解和对待分娩的方式都正在发生改变。

在各种社会和科学因素的推动下，这些改变其实来自于对一种平衡的探寻：一方面是现今的知识、技术为分娩提供的安全、有效的保障，另一方面是女性参与分娩过程的更强的意愿。为此我们有必要重新审视那些传统的分娩准备方式，采用一些创新的方法和技巧，发挥女性在恢复身心健康过程中的核心作用。

在我看来，正是在这种变革和创新的视角下，这本书在指导女性为分娩所做的身体准备方面发挥了重要作用。通过对分娩过程中所涉及的人体解剖结构的观察和严谨的分析，本书旨在帮助女性提升身体意识及分娩过程中的个体适应性水平。

本书是布朗蒂娜·卡莱－热尔曼和努里娅·维维安·帕蕾近年来的研究成果和心血的结晶。

布朗蒂娜·卡莱－热尔曼的身体技能培训始于1980年。1984年，她出版了第一本著作《运动解剖书》。该书被翻译成11种语言，成为基础医学、运动疗法、舞蹈和体育教育以及各种身体技能应用方面的权威用书。此外，她还出版了多部与运动相关的实用解剖学著作。她与努里娅·维维安·帕蕾的合作，在女性身体和感官研究方面取得了丰硕的成果。这些成果适用于分娩准备、盆底康复、更年期调整，尤其可为助产士和运动理疗师提供有效的工具，使他们的工作方法更积极、更具创造性和适应性。

正是基于上述普适性的成果，本书深入探讨了分娩时最为重要的身体结构——骨盆的活动性，以及这种活动性在分娩时改变骨盆内部形态的原因与方式。在此基础上，本书对不同的身体姿势进行了详细的描述和分析，并提供了相应的练习，可以让产妇为分娩做好准备。本书配有大量插图，便于理解。作者提出了一种观察自己、想象骨盆的状态并感受它的运动的独特方式，这无疑是一种重要而有效的学习方法。

总之，本书为孕产领域相关人员的培训提供了重要的依据，有助于我们达到预期的结果。

卡门·巴罗纳·维拉

瓦朗斯地区围生期健康部主任

低危分娩策略研究主任医师

西班牙

使用说明

本书不仅仅面向医疗或辅助医疗领域的专业人士，还为那些希望更好地了解骨盆以顺利完成分娩的人群而准备，比如孕妇本人、孕妇家属或帮助孕妇做好分娩准备的其他人员。

本书会酌情避免太过专业的术语，以保证可读性，也会酌情处理一些对读者而言过于晦涩的表达。

本书中所说的“顺产”（参见第 49 页的定义），指的是头先露的情况。

本书的内容范围

本书虽讨论骨盆的运动，但不探讨站立姿势下（涉及重量负荷分布、屈曲度等）的情况，也不考虑骨疾病（骶髂关节微小移位或这些微小移位带来的活动受限）因素。本书主要介绍骨盆具有怎样特殊的活动性，以及如何利用这种特殊的活动性促进分娩及减少对骨盆和盆底部位的伤害。

本书不展开探讨骨盆维持内脏位置的功能以及盆底结构（只适当提及腹部和小骨盆内的器官）。

本书会介绍许多分娩的姿势，但对这些姿势的分析仅围绕“骨盆活动性”这一主题展开。为了突出本书的主题，其他方面的内容，如姿势对呼吸的影响、对血管的压迫，以及子宫和膈肌之间的关系等，在此不作介绍。

敬请注意 ！

本书描述及展示的所有动作或练习，旨在进行运动姿势分析。进行实际操作前请向有资质的医生咨询，相关安全问题由练习者自行负责，本书及作者概不承担责任。

本书中用不同的字体表示不同的重点：

- 黑体字表示主要信息
- 较小一些的字号表示更细节的信息
- 框起来的信息表示此页应着重关注的内容

还有一些标识，它们分别表示 ：

（眼睛）容易掌握的操作细节

（十字）补充信息

（叹号）特别注意

（引号）专业人士心得

（手）实际操作

- 在自己身上找到相关部位
- 想象身体结构
- 尝试体验

可根据兴趣选择阅读章节 ：

专业人士见证

在结束“骨盆和分娩”系列课程后的某个晚上，我在医院值夜班。一位年轻的待产妇入院待产，她告诉我，她想在无人为干预的方式下生孩子。在分娩过程中，她几乎一直采取四肢着地的姿势。我默默地观察着，我理解她每个动作的用意。她努力在探索所有可能使骨盆呈不对称状态的动作：让骨骼做回转、反转运动*，以及旋前、旋后……最后她生下了一个3.5千克的小女孩，没有会阴侧切，也没有其他任何人为干预。真是难以置信！使用本书中介绍的方法可以尽量避免剖宫产或者其他器械的介入——一般来说这很难做到。为此，我向作者致敬。我们都应该尝试书中讲解的方法。

——维奥莱塔·纳薇奥

我们很感谢作者在书中讲解的知识——骨盆的内在运动。这对于我们的日常工作来说具有极大的启发性，使我们能够帮助产妇提高其在分娩中的主动性，并改善分娩的结果。多年来，我们在实践中很少注意到骨盆本身的运动。如果能充分考虑到骨盆的实际能力并将其应用于我们的助产工作中，我们便可更容易地找到一个姿势，引导胎头更好地下降和转向。这一切通过带动骨盆的运动就可实现。引导产妇改变分娩姿势，在其骶骨下放置可变形的水袋等支撑物，合理利用辅助工具（比如瑜伽球），以及使用新型产床等，都可以帮助骨盆自主运动。所有这些方法已经成为我们助产团队的标准做法，而且这些做法提高了产妇对分娩过程的满意度。感谢本书丰富了我们的知识，也替那些从这些分娩知识中获益的产妇感谢作者。

——J·楚塔博士大学医院助产团队

---

*参见作者的另一本著作《运动解剖书》第52～53页。

我意识到，本书中的知识对将要分娩的女性来说是最根本和最重要的: 认识自己的骨盆（通过触摸感知自己的耻骨联合、坐骨、髂嵴、坐骨－耻骨支、髂骨－耻骨支等）；观察某些位置可以自由改变形态，而不是完全固定不动的；了解如何使产道利于胎儿通过……这是女性所应拥有的宝贵认知，这些将使女性对自己的身体有更多的认识，并对自己的分娩更有责任感。

——伊罕娜·萨雅

通过本书学到的知识，我在助产过程中贯彻并运用了三个关键操作。

第一，无论是对于自然发动还是使用催产手段的分娩，我都会引导产妇在宫缩过程中下床活动骨盆，然后在宫缩结束后休息一下。我发现这样做减轻了她们的焦虑，提高了她们的疼痛耐受能力，宫颈口的扩张也很正常。

第二，我尝试帮助她们活动骨盆，以使其变得不对称。对实施了硬膜外麻醉的产妇和躺着不想动的产妇，我也会尽量尝试。我建议她们做各种动作（双腿的屈曲、伸展以及旋转），以增大骨盆腔前后径和骨盆横径，从而有利于胎头入盆。

第三，当胎头到了坐骨棘之间的霍季氏第 3 平面时，我会将产妇置于侧卧位，上侧大腿不断地重复“外展－旋内”的动作。因为产床可以使上半身稍微抬起，所以产妇可以保持这个姿势一个小时，直到胎头通过第 3 平面。之后，我会建议她们改为仰卧位，直至胎儿完全娩出。在日常的助产工作中，尤其是面对正常分娩——没有骨盆和胎头尺寸不相称的情况，也没有胎儿窒息或其他需要产科医生干预的难产情况下，这种增大骨盆横径的做法非常实用。

——玛莉亚·费尔南德斯·阿尔卡尔德

前 言

在自然分娩过程中，胎头通常会有轻微的变形。出生后，婴儿头部会慢慢恢复原状。

相对来说，母体的骨盆要坚硬得多，不易变形。但是，构成骨盆的几块骨骼可以进行小幅度的运动。这种运动发生在骨盆内的关节处，会引起骨盆形态的改变。

在分娩前的几小时内，相关激素水平的升高会使韧带更加柔韧，骨盆的活动性因而增强。在分娩过程中，骨盆的形态可以更好地适应婴儿的头部。虽然骨盆形态调整的范围很小，但非常精确。

了解骨盆的运动，特别是了解它在内部发生的形变，这很重要，因为这可以帮助我们避免在分娩的时候做出阻碍骨盆运动的动作。我们还可以通过引导产妇调整身体姿势来促进这一运动（确切地说，是调整腿和脊柱的位置），从而使分娩更加顺利。最重要的是，在怀孕期间，孕妇已经可以为骨盆的活动做好准备了。

临床证实这些认知和骨盆的准备活动在自然分娩甚至难产时都是有用的。我们也可以理解，为什么有时会听到如下表述：当产妇在这样或那样的姿势下，胎儿仿佛“无障碍地从产道中自行娩出”。

本书讲解了骨盆的动态解剖学，描述了可移动的骨盆。它指明生产时骨盆内部可发生形态变化，并详细描述了骨盆在分娩不同阶段的运动，以及如何促进这些运动，列出了对骨盆有益的体位和姿势。由此为怀孕期间可以做的运动提供实践指导。

本书希望为运动有助于女性分娩的观点提供可靠而公正的论据，同时使女性在孕育和分娩过程中逐步加深对自己身体的认识。

目 录

1

认识骨盆

本书不对骨盆进行全方位、多角度的介绍和分析，主要目的是使你了解骨盆在分娩过程中形态的变化。分娩时，产妇的骨盆外侧某些部位会被触碰、推拉或牵引，这些部位作为重要的参考位，标示外力可以作用于此并影响骨盆的形态。然而更重要的是，骨盆的内部还有胎儿通过，所以请记住：骨盆内部可以为了适应胎儿的通过而改变自身形态，虽然这些部位从外部难以观察到。

骨盆的形态

骨盆位于躯干和下肢的结合处，它就像一个大的骨环，但是形状并不规则。

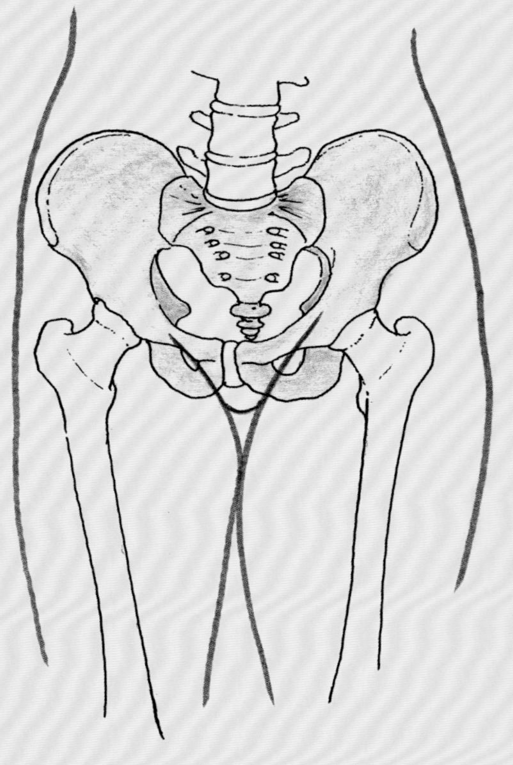

从内部看，骨盆就像一个没有底的盆，里面容纳着一些腹腔脏器。

从外部看，骨盆通过髋关节与大腿相连。

骨盆由四块骨组成。

- 两块**髋骨**。髋骨由髂骨、坐骨和耻骨融合而成，占据了骨盆的前面、侧面和后面的一小部分。
- 一块**骶骨**。骶骨位于骨盆后部中间的位置。
- 一块**尾骨**。

骶骨和尾骨属于脊柱的一部分。

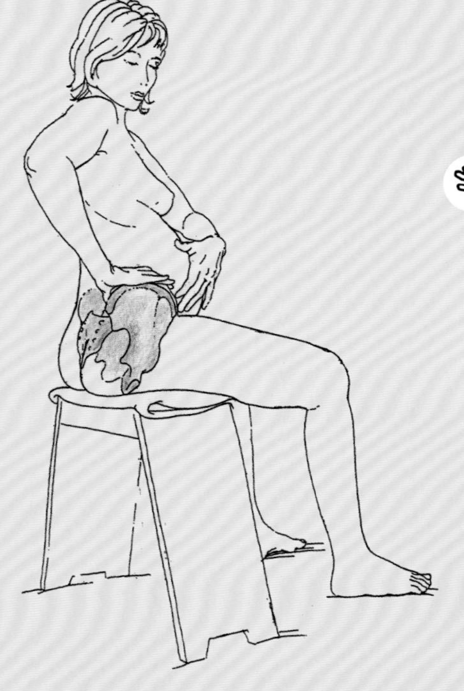

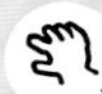

初步感知骨盆

如果希望对骨盆的形态和体积等有一个大致的了解，可以用手感知一下它的轮廓。髂嵴非常容易被找到。两块坐骨位于骨盆的最下面。在前部，耻骨联合也很容易被找到。后部是骶骨和尾骨。

如何想象骨盆的形态

对于专业人士来说，骨盆的结构仿佛早已了然于胸，似乎无须讲解。而对于普通的孕妇来讲，这些内容可能太过专业，有点让人望而生畏。那么，我们在这里着重介绍骨盆的结构有用吗？当然有。

过去15年，每次开课前，我们都会让学员——几乎均为妇产科领域从业人员——在没有参考模具的情况下画一个骨盆。如此我们收集了800多幅“画稿”。这些学员的画功我们在这里不做评论，但根据他们“画稿”展示的内容来看，这些专业人士对骨盆的结构并没有完全掌握，甚至包括那些每天都与骨盆打交道的专业人士。他们常犯的错误是少画了一些部位，这说明他们其实并没有准确地了解胎儿是如何通过骨产道的，也不清楚构成骨盆的各骨是如何运动的。通过学习期间不断地观察和触摸模具，最重要的是，经过不断的感觉、触摸、移动和定位自己的骨盆之后，结课时，我们再次要求学员绘制一幅骨盆图，这一次的结果好了很多。

据这些学员反馈，对骨盆的这些认知深刻改变了他们的想法和操作，使他们在实践中采用的做法更为恰当。

其中一些画稿，我们附在了本书各主题的讲解之后（“常见理解误区”部分）。这很有必要，因为它可以告诉你常见的对骨盆结构认识的错误容易出现在哪里。我们希望所有读者在读完本书之后，不再出现画稿中的这些错误。

常见理解误区

有些人认为骨盆是由一块块相互分离的骨构成的。

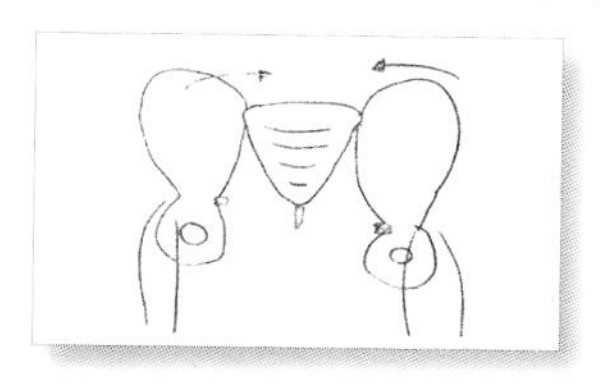

有些人认为骨盆是一整块骨。

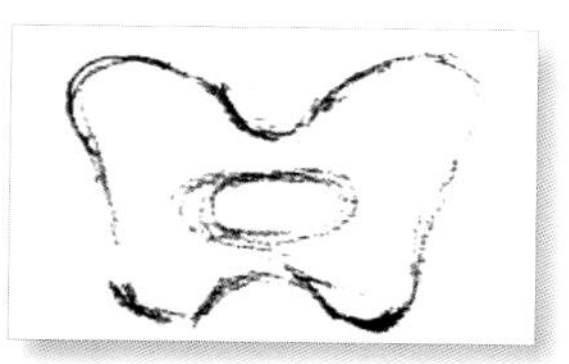

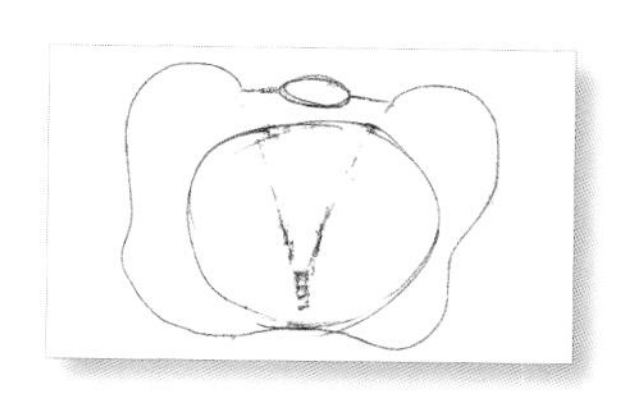

还有些人认为骨盆是一块扁平的骨，像蝴蝶一样。

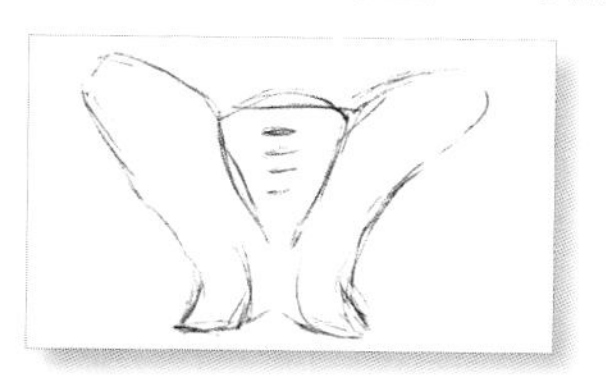

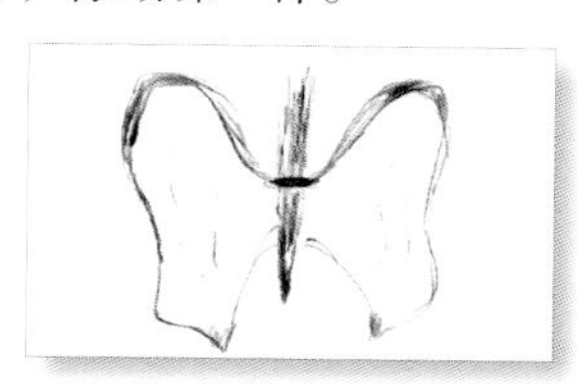

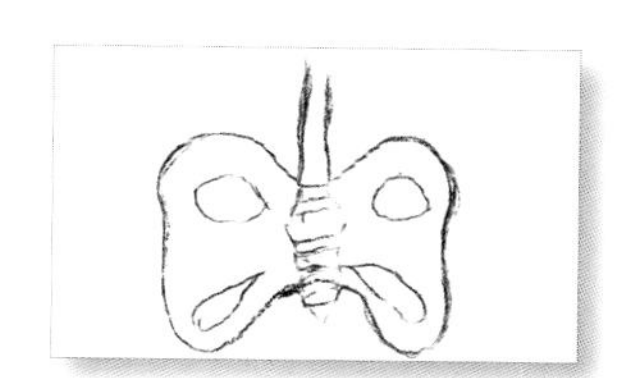

髋骨的形态

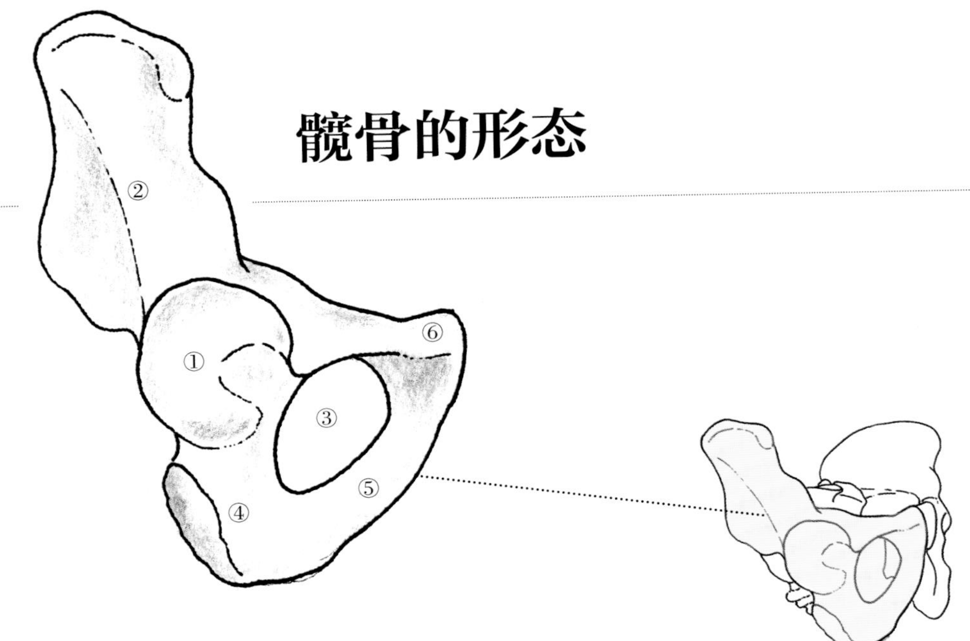

髋骨的形态不太好形容。髋骨是一块扁骨，但它不同于一般的扁骨，髋骨是扭曲的，形状极不规则。髋骨的面积比较大，它占据了骨盆的前面、侧面和后面的一小部分。

髋骨有两个面——外表面和内表面。

髋骨的外表面

- 碗状的关节面，用来容纳股骨头。这是将在第36页详述的**髋臼**①。
- 髋臼的上方是**髂窝外侧**②。
- 髋臼的下方有一个孔洞，被称为“**闭孔**”③。
- 闭孔的稍后方是**坐骨**④，下面是**坐骨-耻骨支**⑤，前面是**耻骨**⑥。

髋骨的内表面（一个较深的平面）

- 中部存在一个倾斜的骨嵴，被称为“**弓状线**”⑦。
- 靠上的区域是**髂窝内侧**⑧。
- 靠下的区域是闭孔。
- 弓状线上部靠后的位置，是一个倒“L”形的关节面——**耳状面**⑨。骶骨与髂骨的耳状面构成了骶髂关节（详见第29页）。

⑧
⑦
⑨

当我们想移动骨盆时，手经常是放在髋骨某处借以发力的；我们也常常将髋骨某处作为整个身体的支撑点。

髂嵴

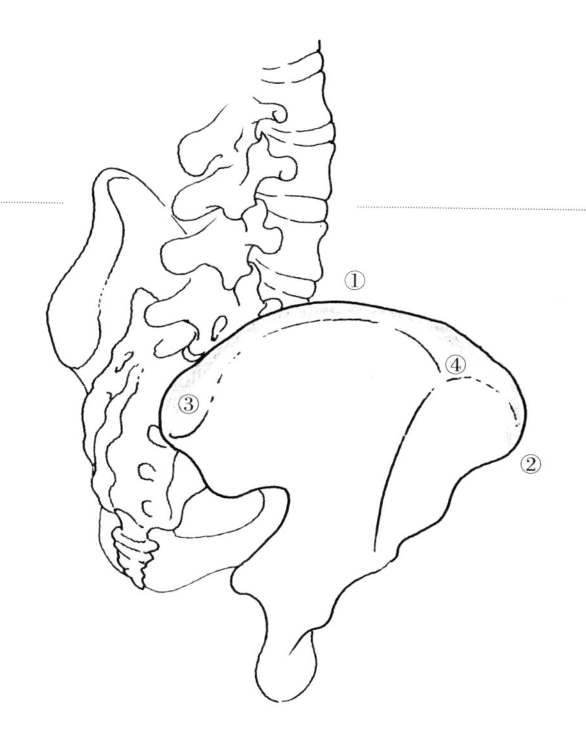

沿着髋骨的外廓，我们来逐一认识本书时常会提及的重要骨性标志。

髋骨的上缘被称为“**髂嵴**”①，它很容易被触摸到。

髂嵴前端被称为“**髂前上棘**”②，这一部分明显向前突出。

髂嵴后端被称为“**髂后上棘**”③，这一部分突出不明显。

在髂骨外侧，前1/3和后2/3交界处，髂嵴的外缘，有一个增厚的区域，这是**髂结节**④。

髂嵴

从髂嵴前端开始，手指向后慢慢滑动，首先摸到的是髂前上棘，沿两侧髂嵴向身体后部围拢过去，然后朝向背部中部和下部汇拢，在髂后上棘部位停止。

在此过程中，可以触摸到髂结节，它就在髂前上棘后面一点。

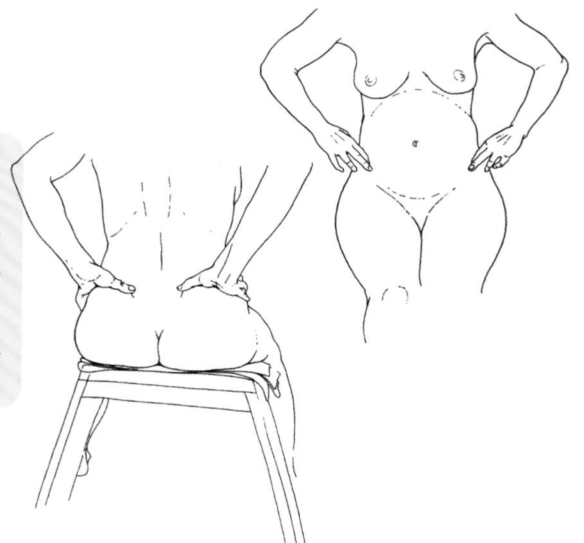

常见理解误区

有些人没有在画稿中体现出髂嵴部分，把髋骨的上缘画得一样高。

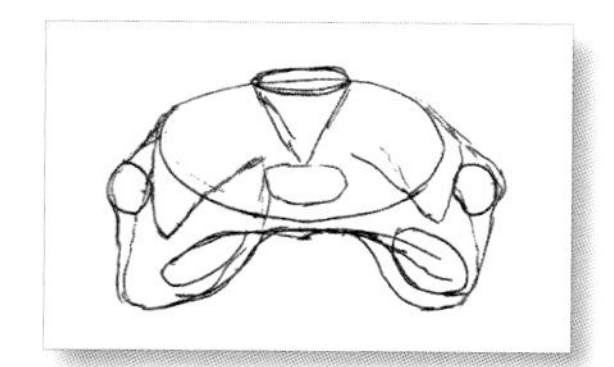

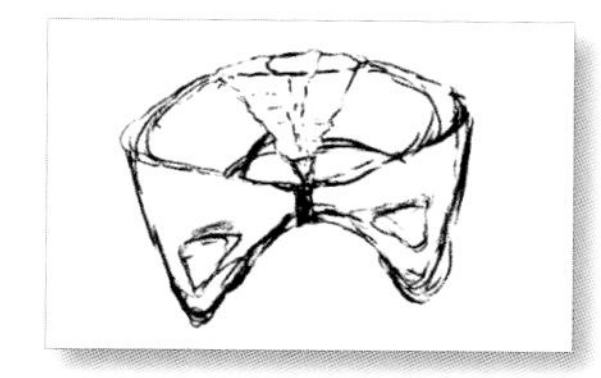

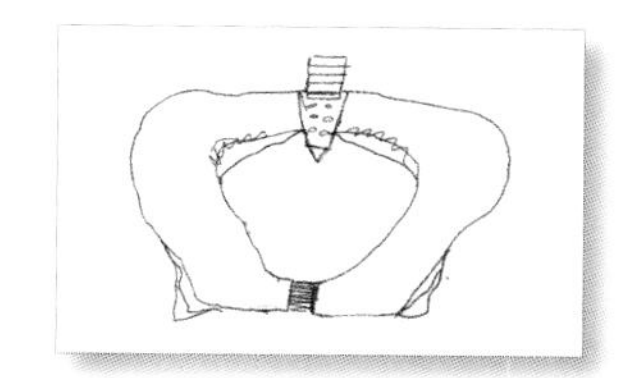

髋骨的前部和后部

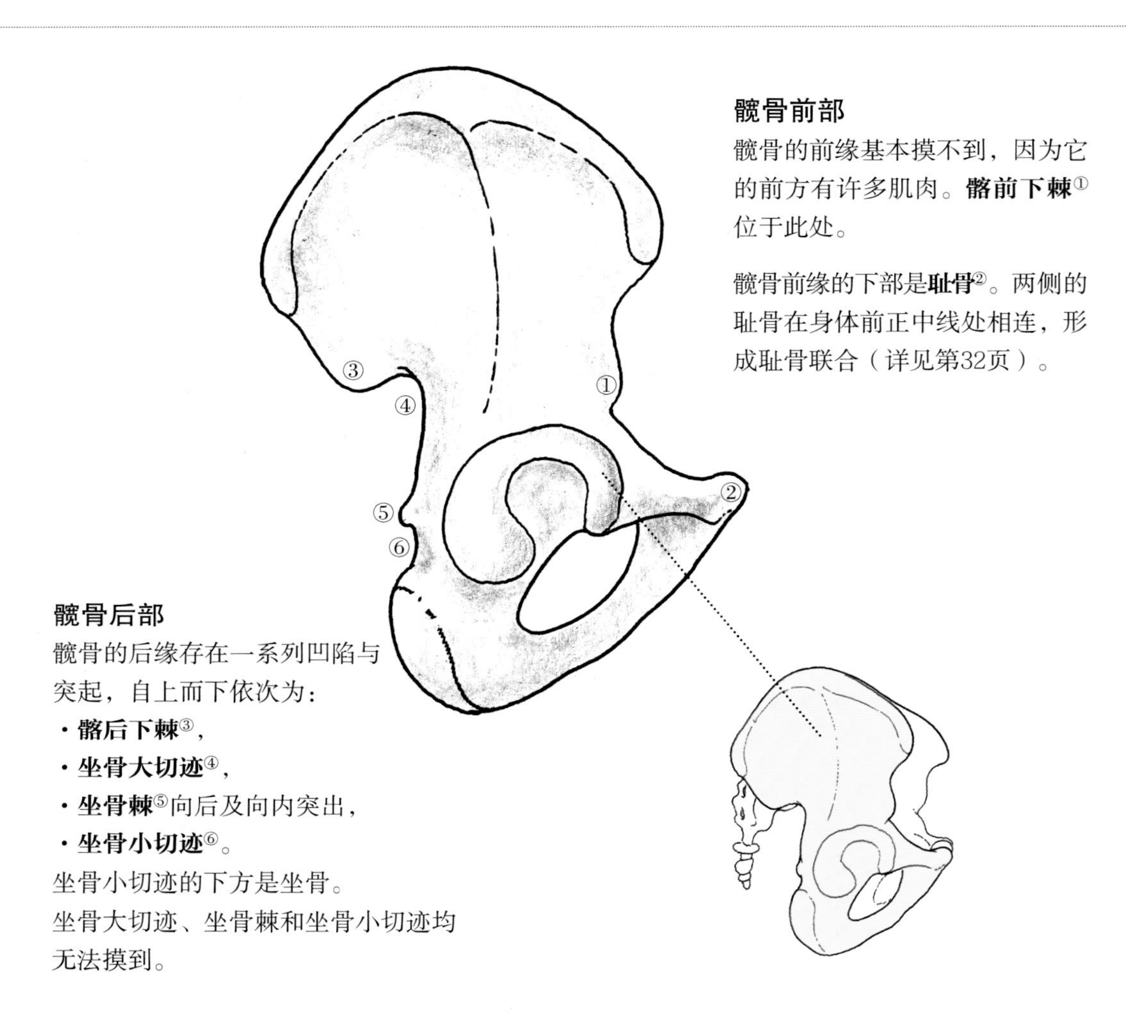

髋骨前部

髋骨的前缘基本摸不到，因为它的前方有许多肌肉。**髂前下棘**①位于此处。

髋骨前缘的下部是**耻骨**②。两侧的耻骨在身体前正中线处相连，形成耻骨联合（详见第32页）。

髋骨后部

髋骨的后缘存在一系列凹陷与突起，自上而下依次为：

- **髂后下棘**③，
- **坐骨大切迹**④，
- **坐骨棘**⑤向后及向内突出，
- **坐骨小切迹**⑥。

坐骨小切迹的下方是坐骨。
坐骨大切迹、坐骨棘和坐骨小切迹均无法摸到。

耻骨联合

双手轻轻合拢于下腹前，耻骨联合就在手指下方，阴阜的毛发区后面。你可以感受到两块髋骨相连区域的宽度，此处即为耻骨联合，中间为纤维软骨。手轻轻向上移动，感受一下耻骨联合的上缘。然后向下移动，感知一下它的下缘。

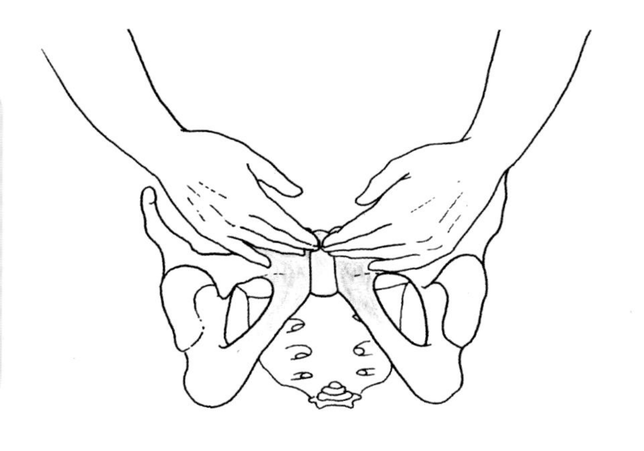

髋骨的后部：坐骨棘

这个三角形的骨质突起位于坐骨结节上方约4厘米处。

它是骶髂骨间韧带的附着点。

坐骨棘的指向

- 从骨盆侧面看，它指向后方。
- 从骨盆背面看，它指向内侧。

坐骨棘是中骨盆平面的一部分。**对分娩而言，它是重要的骨质突起，如果它们太过突出或向内侧隆起，则会阻碍胎儿通过**（见第44页）。

我们无法从体表摸到坐骨棘。

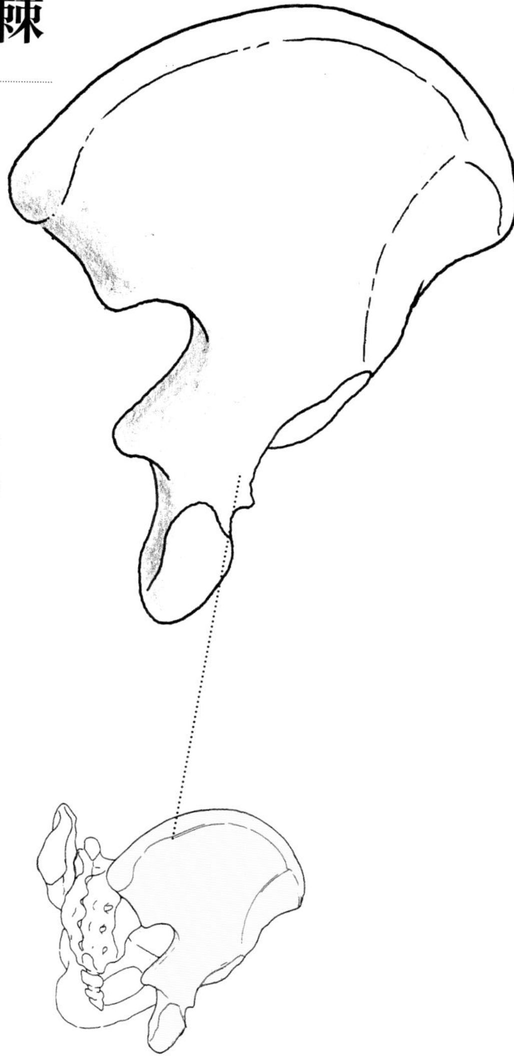

> 某些骨盆运动特别是使髋骨移动的运动，可以改变坐骨棘的指向或两个坐骨棘的距离。

常见理解误区

有些人认为**坐骨棘与坐骨距离很远。**

摸到坐骨后，人们常常会惊奇地发现坐骨棘与坐骨其实距离非常近，坐骨棘就在坐骨的后上方。从下面几幅图中我们可以看到，他们误认为坐骨棘在骨盆内，离坐骨很远。

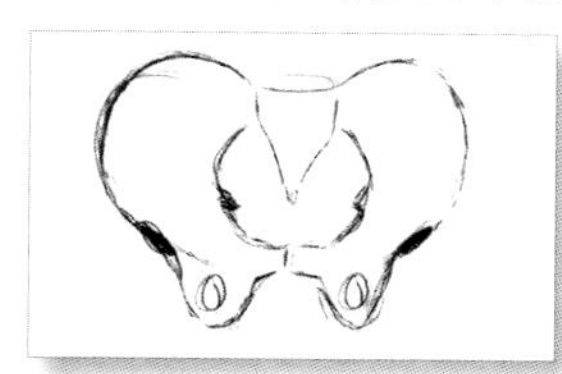

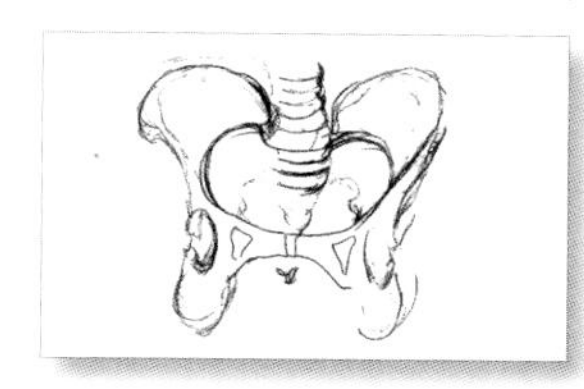

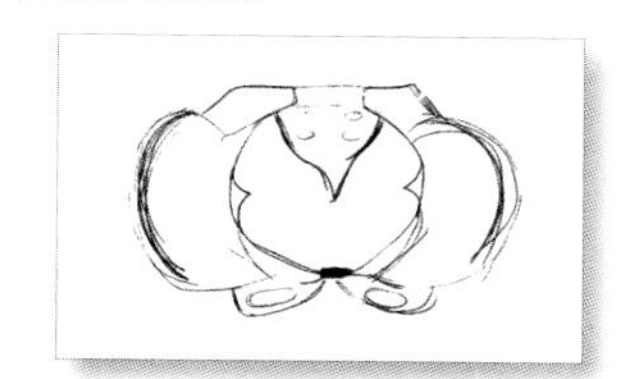

髋骨的下部：坐骨

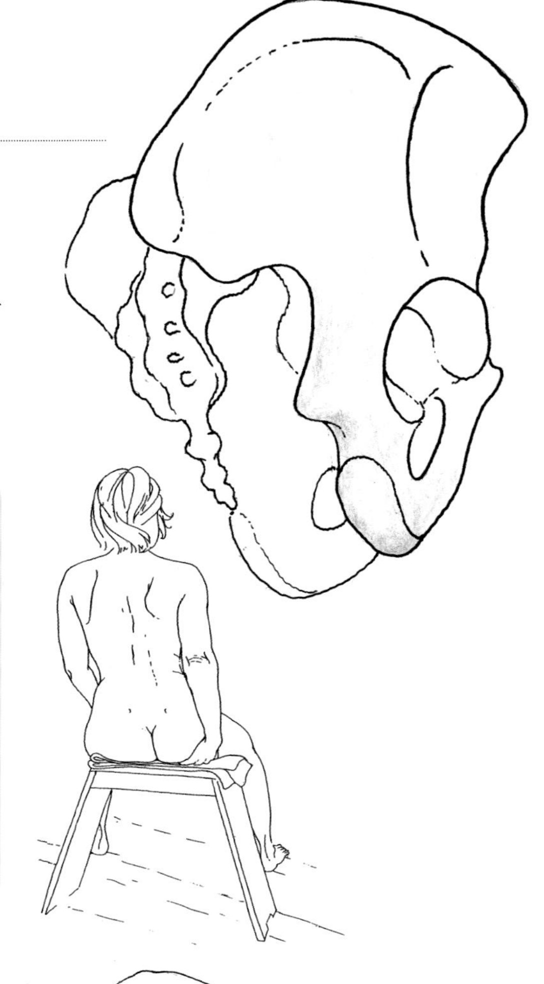

坐骨位于髋骨的后下部，具有一定的厚度和屈曲度。

坐骨后部有一个增厚的区域，被称为“**坐骨结节**”。腘绳肌附着于此处。

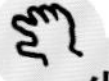

坐骨

髋骨底部的形状与上部完全不同。为了感受坐骨，你可以先坐下，将手掌或手指放在臀部下方，并轻轻向上顶；也可以采取侧卧的姿势，轻轻移动上侧腿，手顺着上侧腿向侧后方移动。你会在臀部下方摸到一个骨性突起，它就是坐骨结节。沿坐骨结节向前是坐骨-耻骨支，向后是坐骨体，再往里移动就是臀沟了。继续向内侧移动，你会摸到会阴部。而向外侧移动，你会摸到髋关节下部。

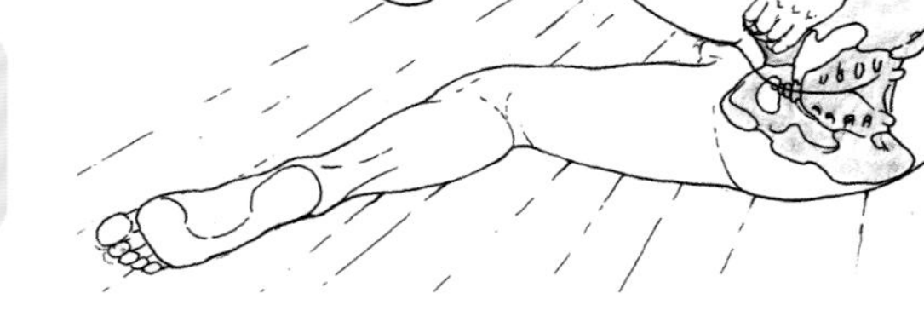

辨识坐骨对于了解骨盆的运动至关重要。后文中，我们会介绍骨盆的运动。

常见理解误区

有些人忽略了骨盆的坐骨部分。这些画稿中缺少坐骨。

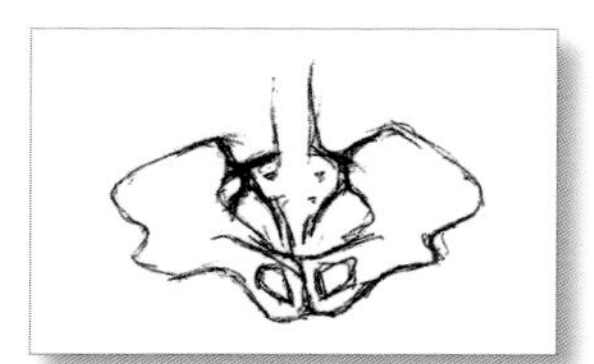

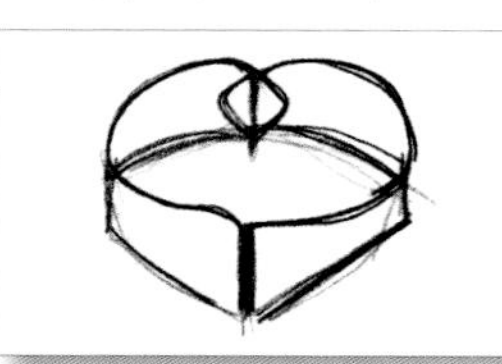

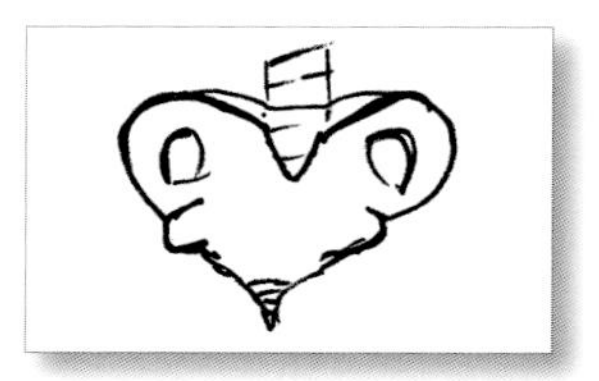

坐骨和髂嵴都是髋骨的一部分

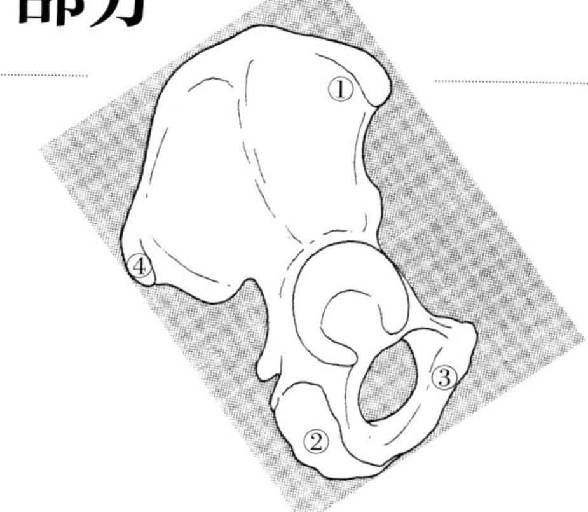

从侧面看，髂骨类似一块矩形的骨板。

矩形的四个角是四个重要的位置标记：

- 前上方：**髂前上棘**①。
- 前下方：**耻骨**②。
- 后下方：**坐骨**③。
- 后上方：**髂后上棘**④。

+

坐着的时候，这个矩形是处于其中一个角之上的，即坐骨的尖端。从正面或3/4侧面看，这个矩形像是沿着对角线向前折叠，形成了两个三角形：

- 下部的三角形朝前
- 上部的三角形朝后

折线从髂前上棘延伸向坐骨，穿过髋臼（参见下一页）。理解这一点很重要，因为它解释了为什么坐骨的某些运动会影响到髂前上棘，反之亦然（参见第94～95页和第110页）。

坐骨与髂嵴的关系

保持坐姿，将右手放在右侧臀部下方坐骨最突出处，同时将左手放在右侧髂嵴上。通过倾斜骨盆，可以感觉到两手之间的髋骨在运动。你会感觉这是一块骨在运动，但其上部和下部在沿相反的方向运动。

- 如果髂嵴向前运动，坐骨就向后运动。反之亦然。
- 如果两块坐骨相互远离（此运动幅度极为有限），两侧的髂嵴就会相互靠近。反之亦然。（仰卧屈膝姿势时，这一运动更易被觉察。）

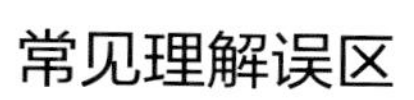

常见理解误区

有些人认为髂嵴和坐骨分属不同的骨。

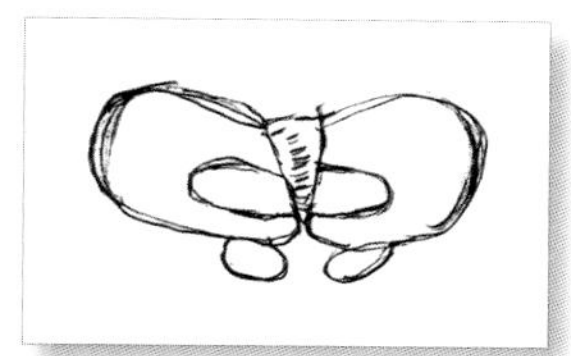

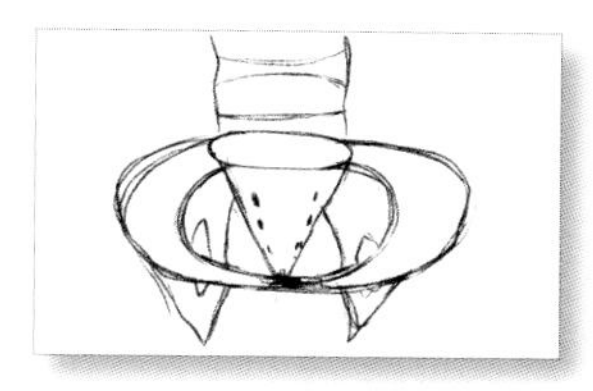

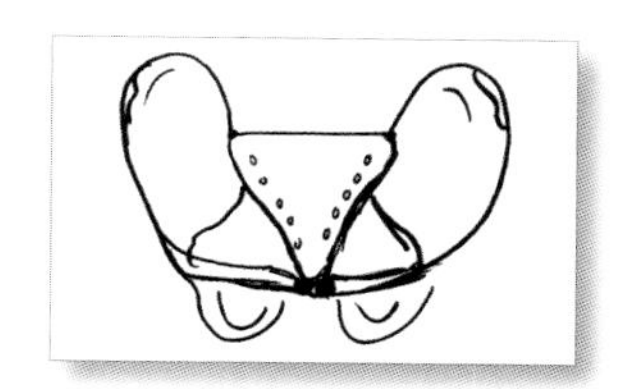

坐骨-耻骨支

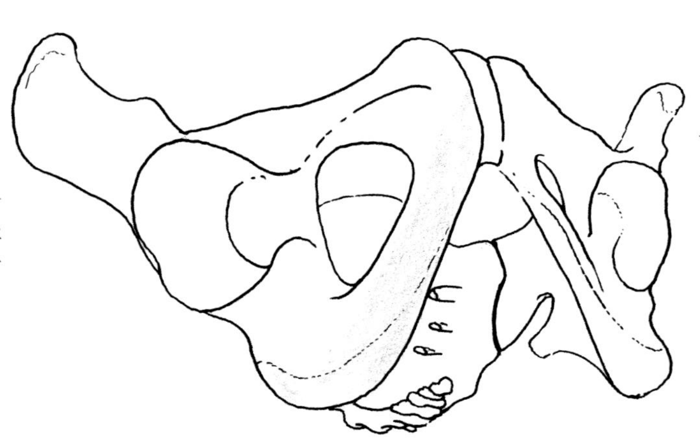

在髋骨下部，坐骨和耻骨由一根较细的骨头相连，它就是“**坐骨-耻骨支**”。坐骨-耻骨支向前倾斜，顶部向中间汇拢。

坐骨－耻骨支

采取左侧卧位，将左手放在耻骨联合右侧，将右手放在右侧大腿后方的坐骨处。双手沿着骨骼的轮廓轻轻移动，相向而行，直至两手相碰。双手经过的地方就是坐骨-耻骨支所在处。（为了了解分娩的过程，每位产妇都应学会在自己身上识别出这一部位，这很重要。）

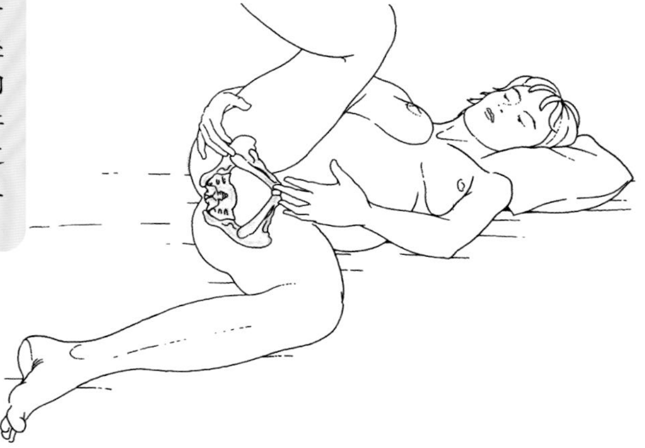

常见理解误区

有些人认为坐骨-耻骨支离耻骨很远。

许多画稿中，比如下面三幅，耻骨联合几乎呈水平位，两侧的坐骨-耻骨支被画成了平行状态。

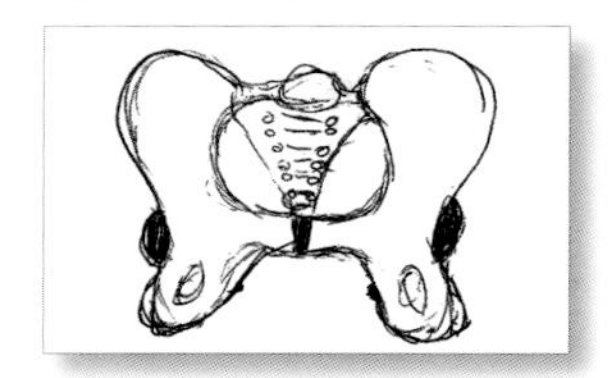

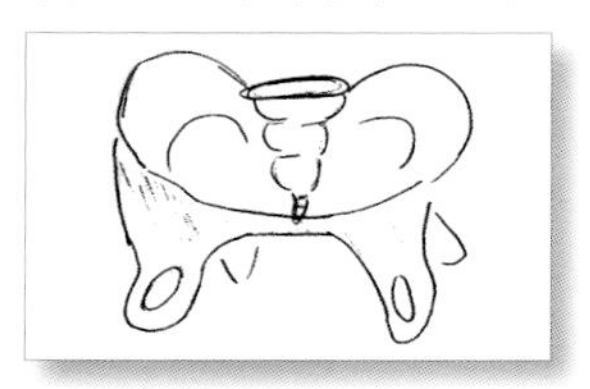

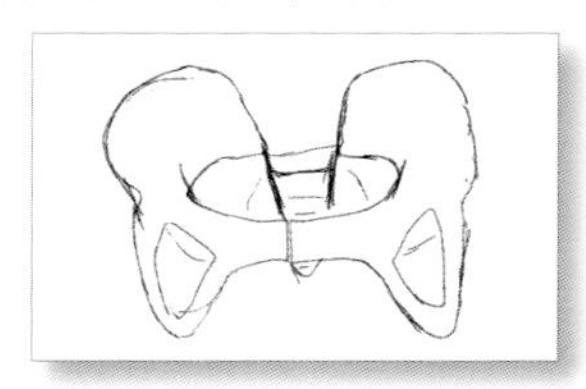

有些人则没有将会阴前部的三角区画出来。

在这些画稿中看不到坐骨-耻骨支及坐骨。

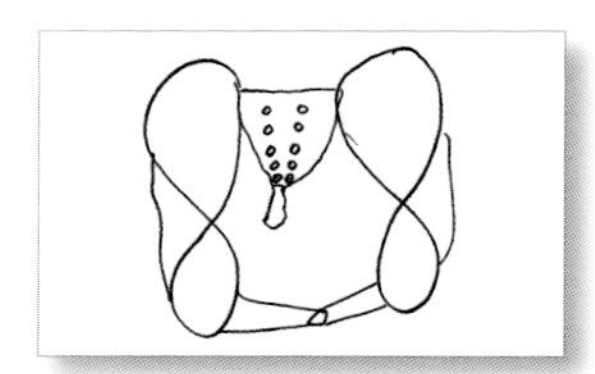

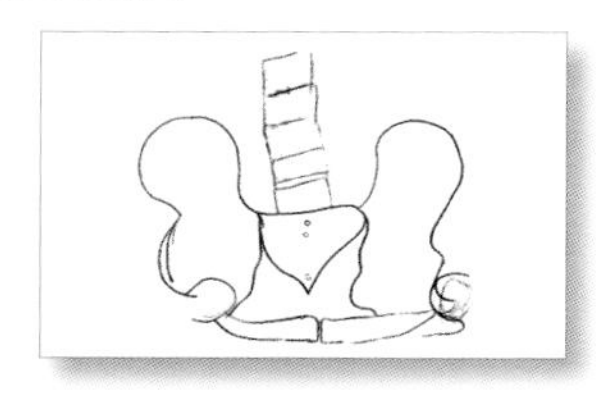

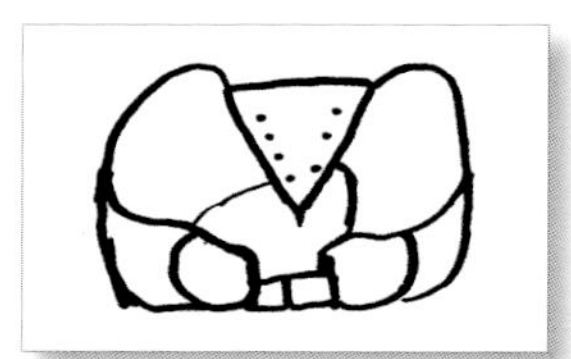

耻骨弓

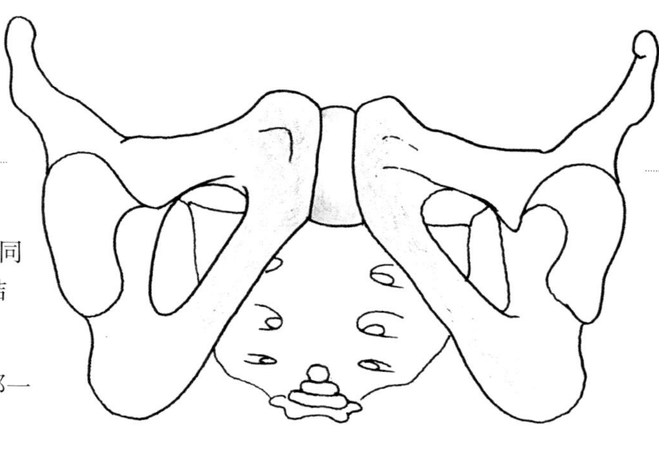

髋骨的下部构成了胎儿娩出的骨性出口。两个坐骨-耻骨支在耻骨联合处相连，如同哥特式教堂的拱门，呈弓形，所以这一结构被称作“弓”。

耻骨弓对于分娩而言至关重要。在分娩那一刻，胎儿的头部正是从此处通过的。

- 耻骨弓的夹角越小，胎儿越难通过；
- 耻骨弓的夹角越大，胎儿越容易通过。

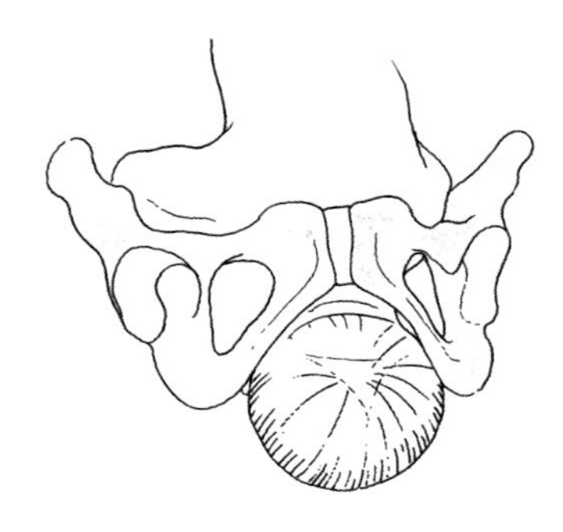

耻骨弓的夹角是可变的，因为连接两个耻骨下支的是耻骨联合的纤维软骨（参见第33页）。骨盆之所以能适应胎儿的头部，耻骨联合发挥了关键作用。在下文中，我们将了解如何以对称或不对称的方式改变耻骨弓的形状（详见第5章）。

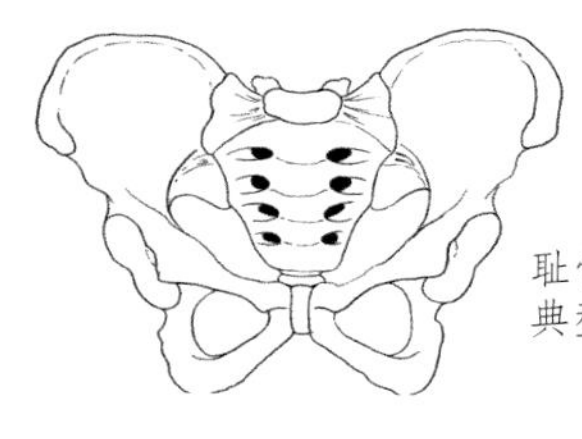

耻骨弓较宽，
典型女性骨盆

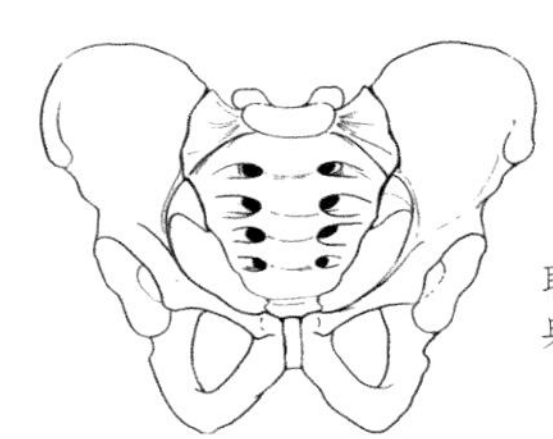

耻骨弓较窄，
典型男性骨盆

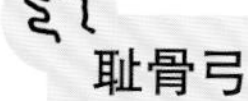

耻骨弓

仰卧屈膝，双腿分开。在臀部下方垫一个垫子，使骨盆稍稍抬高。这种姿势下，骨盆是稍微后倾的，这有助于辨认耻骨弓的位置。将手指搭在耻骨联合下方，可触到阴阜——一个柔软、富有脂肪、厚实而敏感的区域。手指继续向后，可以摸到两条相对的坐骨-耻骨支。手指沿着坐骨-耻骨支的边缘向下，你会摸到两块倾斜的扁平骨头，它们是基本对称的，向身体的下部、外部及后部延伸，直至坐骨。你可以想象此处是一个三角形的窗口，即所谓的“会阴前三角”，分娩时胎儿会从此处通过。充分感知这种结构，以便更好地理解后文。

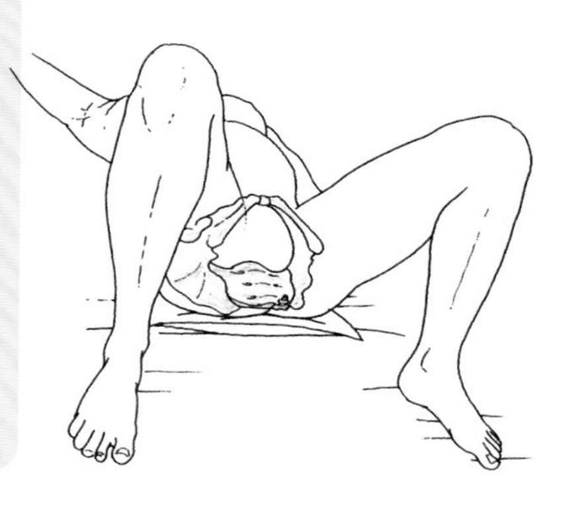

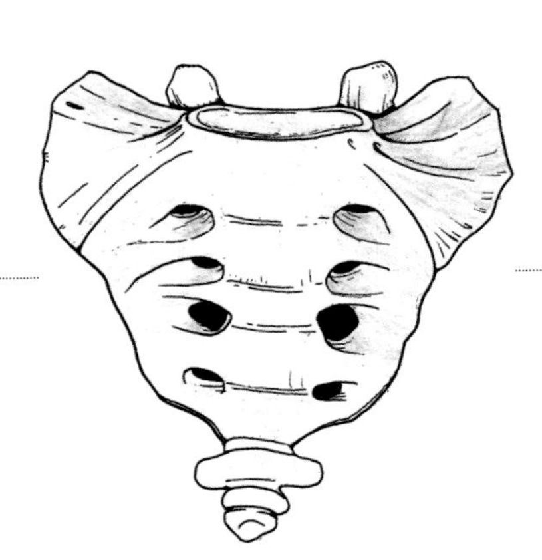

骨盆的第三块骨：骶骨

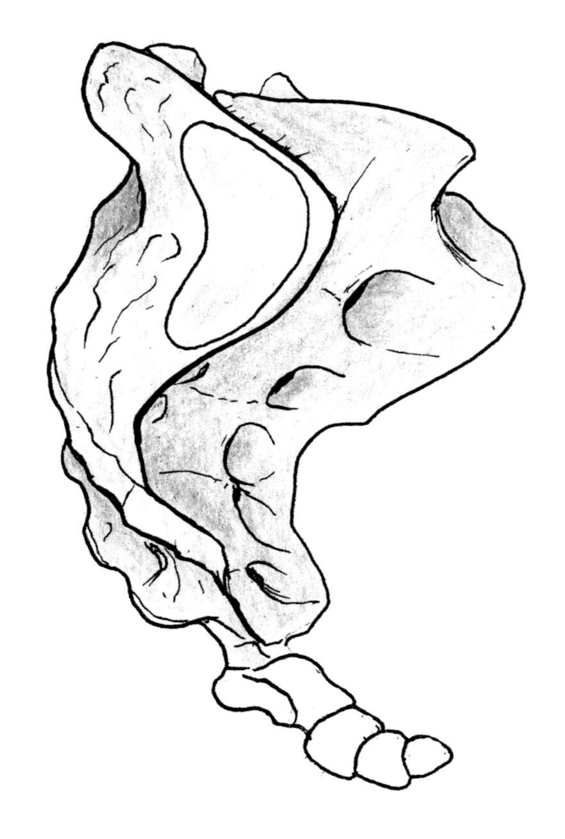

骶骨较大，位于骨盆后部，由5块骶椎融合而成。不过部分骶椎的形状还是可以辨认出来的。

总的来说，骶骨呈倒三角形，其前、后表面特点如下。

- 圆凸的后表面能与手掌的凹面贴合，尺寸也与手掌相近。
- 微凹的前表面形成盆腔的后部曲线（参见第47～48页）。分娩过程中，胎头会贴着该曲线移动。

不同的女性，骶骨的凹凸度差异较大。由于骶骨上部（上1/3）比下部（下2/3）厚，所以它的后表面和前表面并不平行。

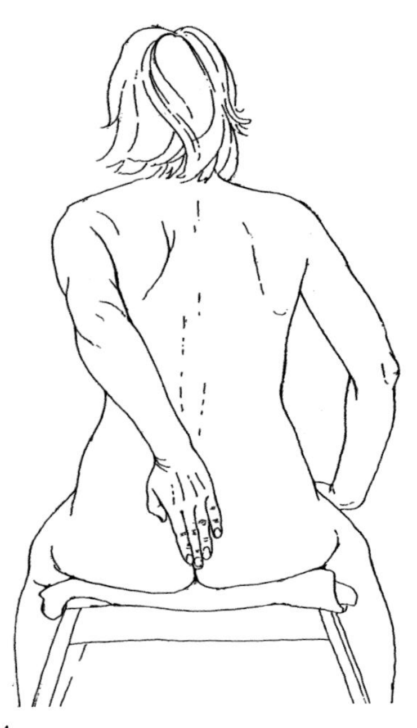

触摸骶骨后表面

保持坐姿或侧卧姿势，双膝弯曲。将手掌放在骨盆后部，感受手掌与骶骨的形态相适应。中指指尖放在臀部之间，这里是骶骨和尾骨顶部交接的地方，也就是骶尾交界处，掌根的位置大致相当于骶骨的顶部，也就是腰骶交界处。试着通过手的按压来推动骨盆运动，在这一过程中注意手与骶骨之间的配合。

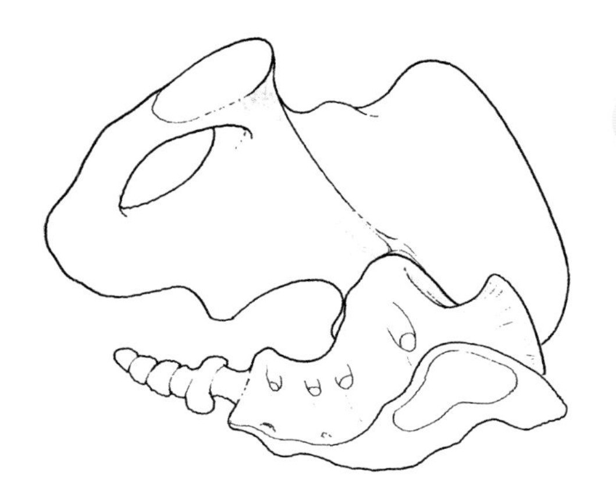

+

产妇仰卧时，由于骶骨呈上述结构特征，胎头一旦通过骶岬，就会沿着这个滑梯似的结构下滑至骶骨下方凹陷较深处。这时胎头位于会阴区后部，随后会向骨盆下口的前三角区移动。

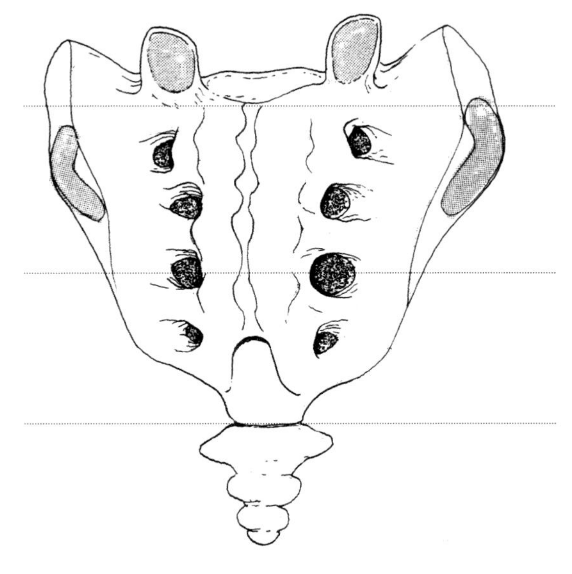

+

为了在分娩过程中更好地确认骶骨的位置，本书将骶骨分为三部分。

- 腰骶部。即腰椎与骶骨相连的地方，位于上部。
- 骶尾部。即骶骨与尾骨相连的地方，位于下部。
- 中部骶骨。介于前两个部位之间。

常见理解误区

有些人认为骶骨和髂骨是一个整体，或者处于同一个平面。

有些画稿没有画出骶髂关节，骨盆的后部看起来像一整块骨（图1和图2），或者骶骨与髂嵴处于同一高度（图3）。

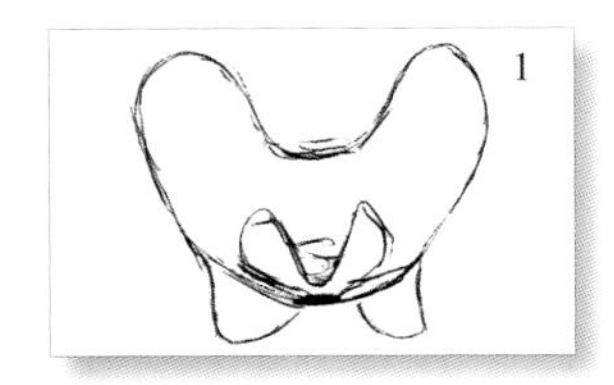

1

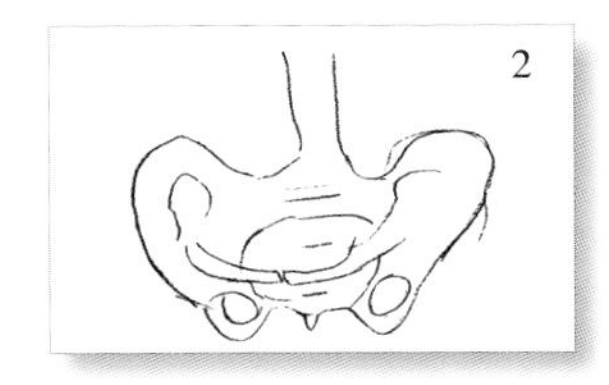

2

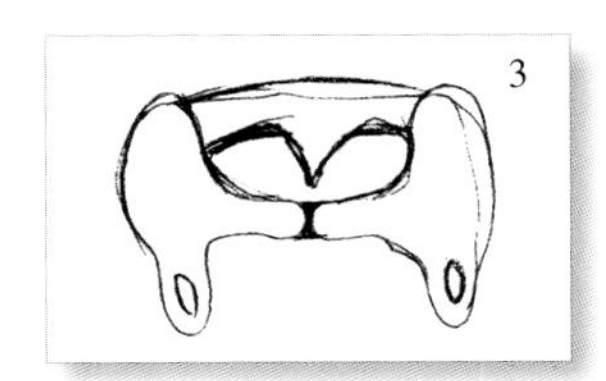

3

有些人认为脊柱（腰椎）直接与尾骨相连。

在一些画稿中，脊柱在两块髂骨之间直接穿过骨盆，一直连接到尾骨，却没有画出骶骨。

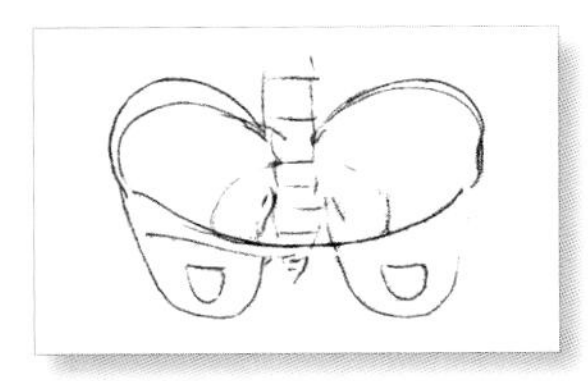

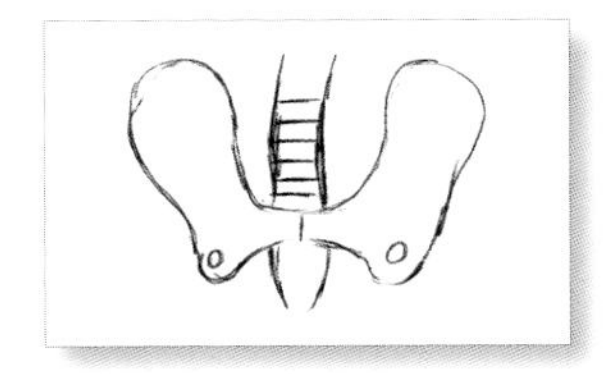

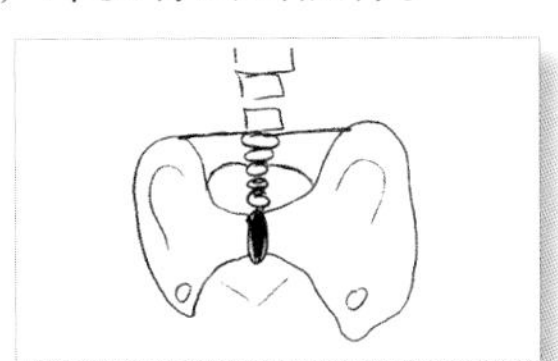

骶骨的上部

骶骨的前后两面在骶骨上方形成一个上表面，**骶骨底**①位于上表面的中央，其上为第5腰椎与第1骶椎的椎间盘（参见第35页）。

骶骨底的前边缘被称为“**骶岬**”②，它是大小骨盆的分界点。对于本书的主题而言这是一个重要的参考点。

骶骨底左右两侧各有一个稍微弯曲的区域，叫作“**骶翼**”③。

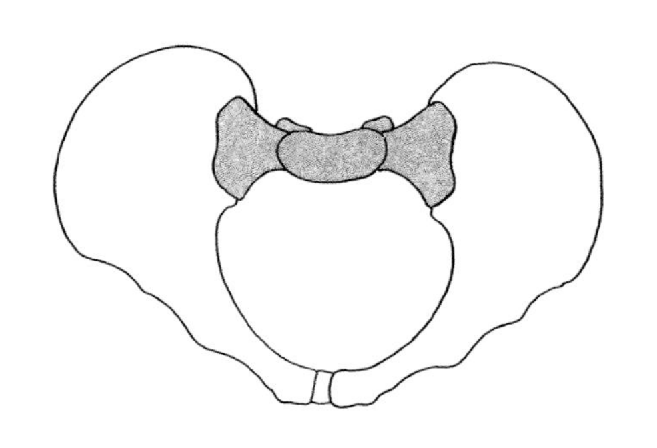

+

理解骶骨上部的结构很重要，凸起的部分（骶岬）向左右两侧过渡到凹陷部分（骶翼）。胎头在通过这个区域时会转向骶翼的凹陷处。

骶翼通过**髂骨弓状线**④与髋骨相连，形成骨盆上口的后部和侧面（见第43页）。

骶骨的运动（见第56页和第60页）可能会使骨盆上口的方向发生变化。了解这一细节对于理解分娩（特别是胎头入盆）至关重要。

在下方，尾骨与骶骨相连。

骶骨还有两个侧面，这两个侧面都是上部⑤比下部厚。

两个侧面的上部都附有一层软骨。在此处，骶骨与髂骨相关节⑥（见第29页骶髂关节）。

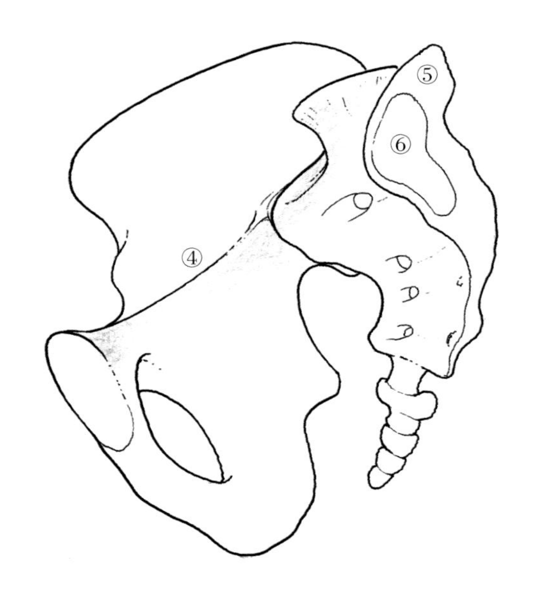

尾骨

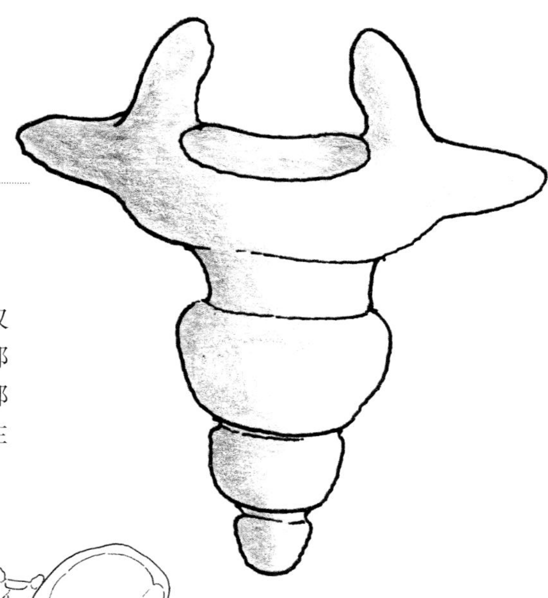

尾骨位于骶骨下方，由3～5节小的椎骨（仅仅通过触摸很难分辨它们）构成。尾骨上部和骶骨下部之间，以及每两块尾骨之间，都存在关节，只不过这些地方的关节通常会在20岁后发生骨化。

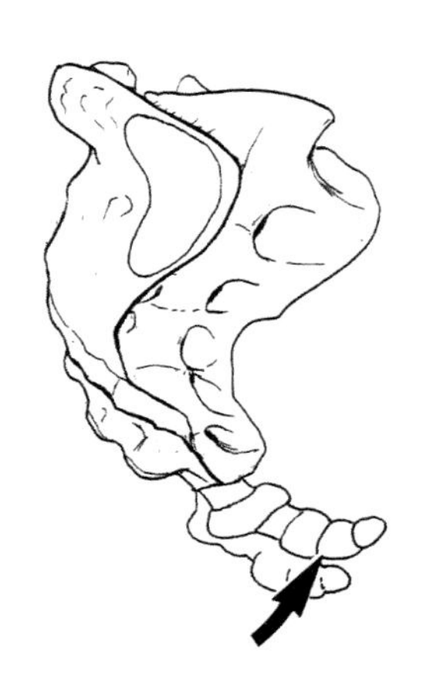

+

有些女性的尾骨可能不对称，略微偏向骨盆底部或内部。这通常是由于外伤（如跌倒）或分娩造成的。

这个细节与本书描述的骨盆运动没有直接关系，但对于分娩十分重要。

了解这一点有助于指导产妇选择最适合的姿势（见第56页）——对于没有实施硬膜外麻醉进行分娩的情况，选择恰当的姿势有助于减少疼痛；如果进行了硬膜外麻醉，恰当的姿势也有助于减缓麻醉过后的疼痛。

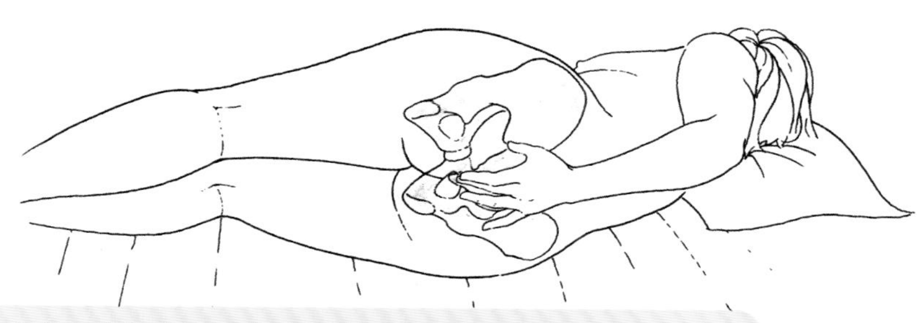

采取侧卧位，双膝弯曲。手掌自然搭在骶骨（见第25页下图）上，中指处于尾骨的位置，位于臀沟的顶部。手指从尾骨的一侧移到另一侧，仔细感受它的边界。然后用手指触碰尾骨的末端（肛门括约肌与肛尾韧带在此处相连）。

骨盆中的关节

组成骨盆的3块大骨之间有3个关节：
· 位于后面的是2个骶髂关节。
· 位于前面的是耻骨联合。

相关骨骼通过这些关节连接，形成骨盆。它们被称为“内在关节”。

骨盆通过关节与相邻的骨骼连接：
· 骶骨通过腰骶关节与第5腰椎相连。
· 髋骨通过髋关节与股骨连接。

这些与骨盆外部骨骼相连的关节被称为“外在关节”。

我们应该区分这两种关节，避免混淆骨盆运动对这两种关节的影响。

因为我们的目的不是要带动骨盆外部的关节，而是要带动骨盆的内在关节，从而带动骨盆本身。

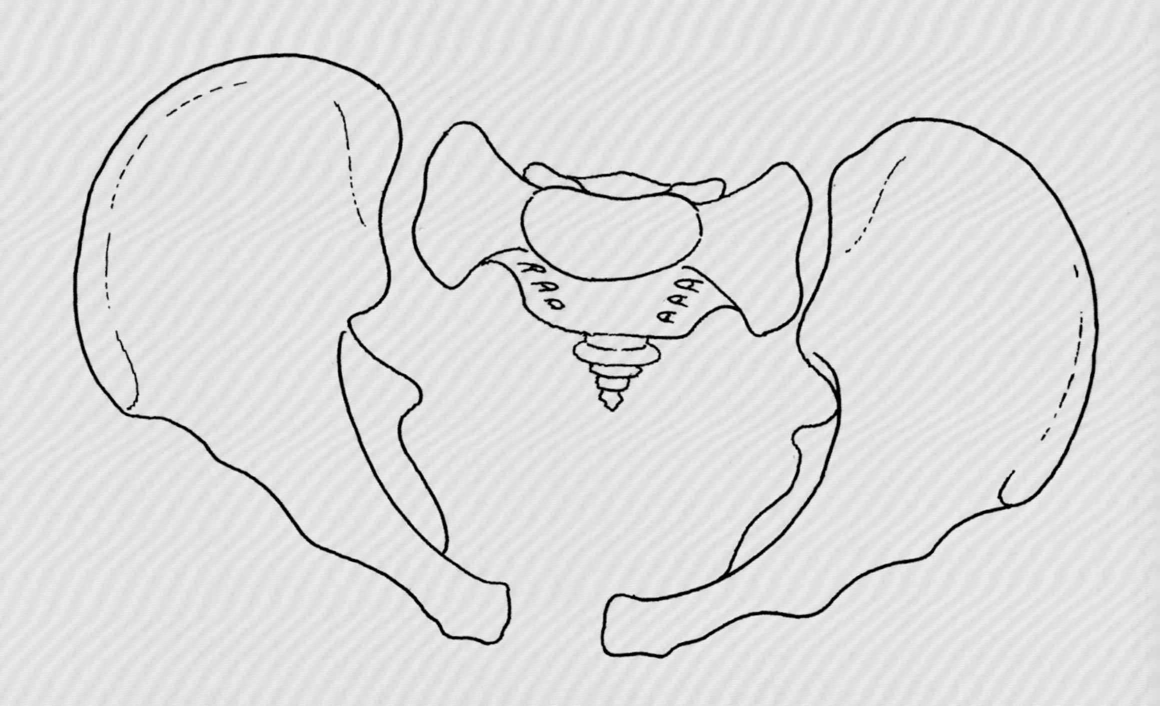

骶髂关节

左右两侧的髋骨与骶骨形成的骶髂关节连接软骨关节面，纤维层将软骨关节面连接在一起形成关节囊，关节囊本身通过韧带加强。

两块髋骨上的关节面形状相似。

骶骨上

关节面位于骶骨外侧，呈倒“L”形，略微凹陷①。

在“L”形的拐点处，关节面呈椭圆形且略微凹陷。这对于骶髂运动的多样性很重要。

髂骨上

关节面位于髂骨内侧，在髂骨弓状线②的上方和后方。

它也呈倒“L”形，但略微凸起（隆起）。

在“L”形的拐点处，关节面呈现出“髁”的形状——椭圆形且略微凸起。它对应骶骨上“凹陷”的关节面，对于骶髂运动的多样性同样重要。

关节囊

它是包裹着关节面的膜囊，厚厚的关节囊使关节处变成了一个密闭的空间。关节内有少量滑液，可以润滑关节面并为关节软骨提供营养。

骶髂关节的活动性十分有限。

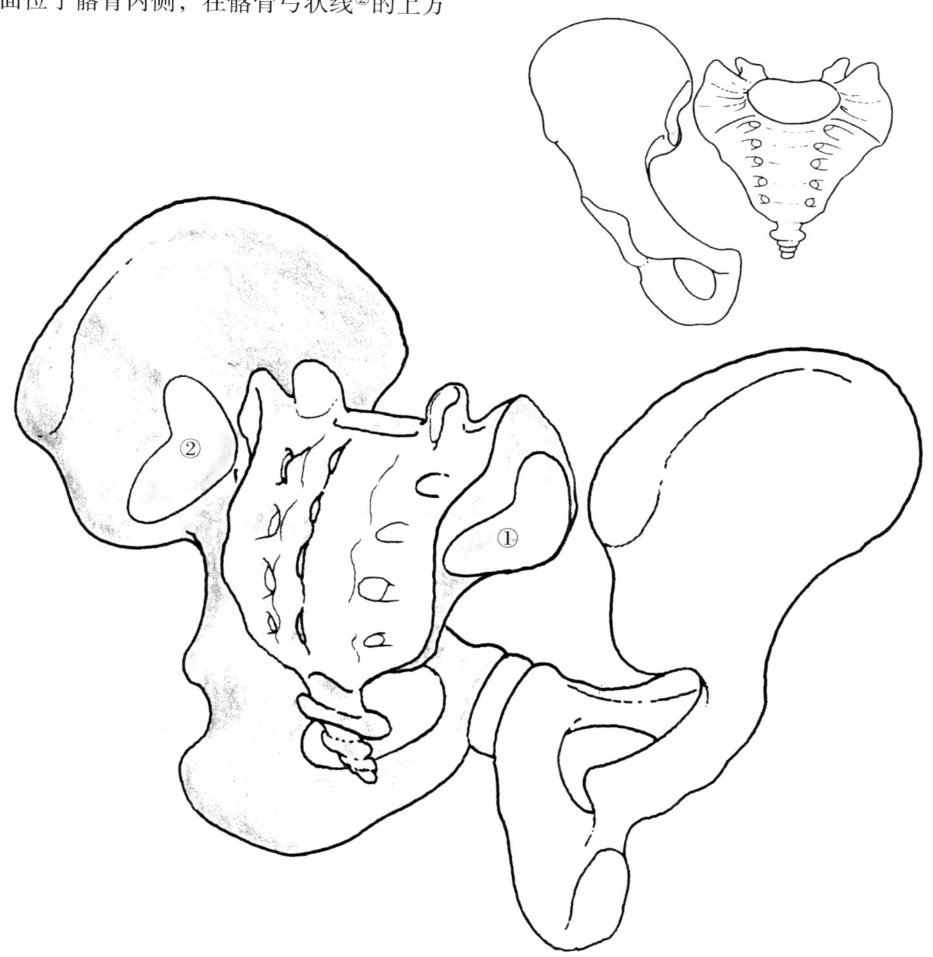

骶髂关节周围的韧带

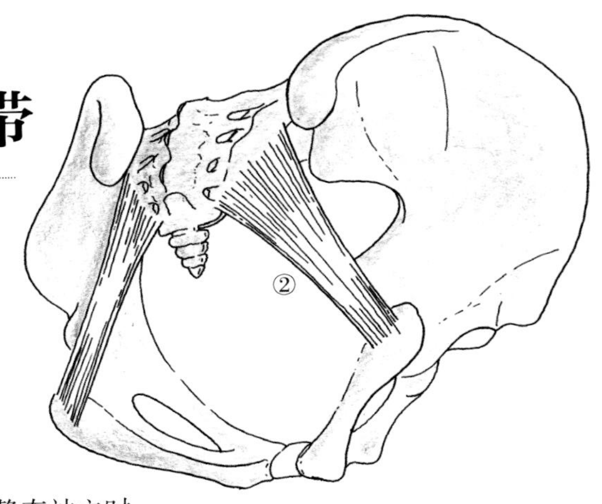

本书探讨韧带对骨盆的牵拉运动，而对韧带在静态站立时的状态不做重点描述。

骶髂关节周围韧带数量众多且坚韧有力，在静态站立时，骶髂关节会受到很强的应力。

骶髂关节后面：

5条**骶髂后韧带**①连接着骶外侧嵴和髂骨内侧面。这些韧带有减缓反转运动的作用（见第60页）。

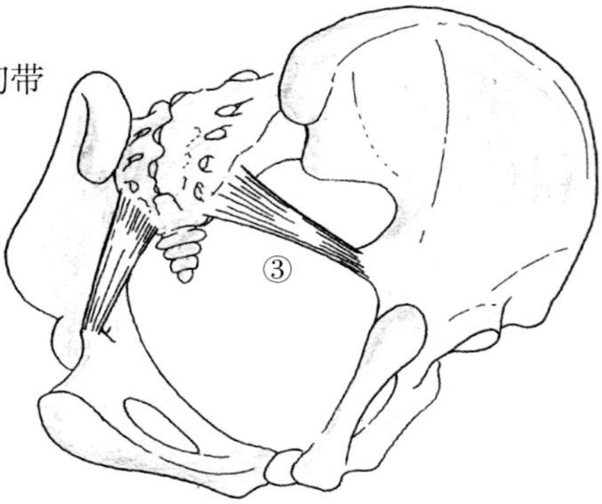

骶髂关节下面：

- **骶结节韧带**
（骶骨-坐骨大韧带）②从骶骨下部和尾骨连接到坐骨。

- **骶棘韧带**
（骶骨-坐骨小韧带）③从骶骨底部连接到坐骨棘。

这两条韧带可以减缓骶骨的回转运动（见第56页）。

这些韧带都是很敏感的软组织（见第49页）。

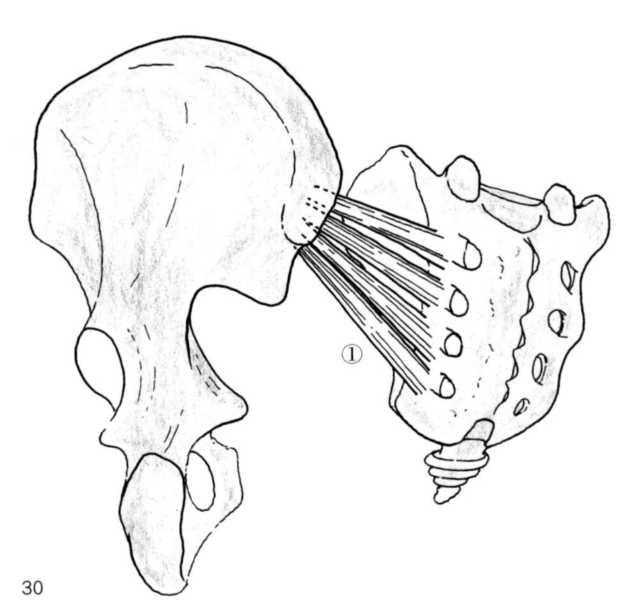

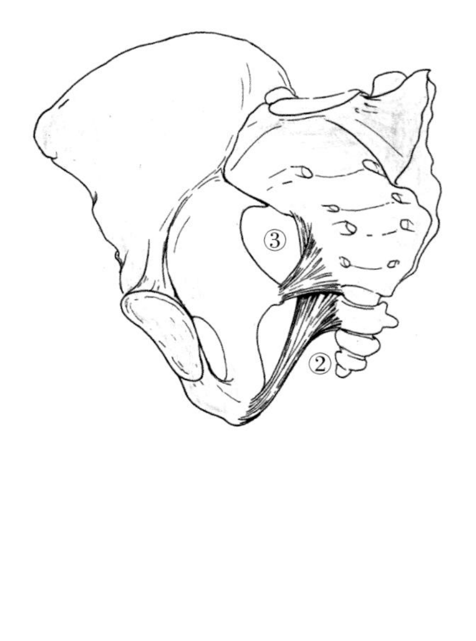

如何找到骶髂关节？

一般人很难在自己身上找到骶髂关节。而对于产妇来说，这一部位往往是最敏感、疼痛感最强的区域。胎头对骶骨的压力往往会使骶髂关节的韧带处于非常紧绷的状态。按压、热敷或用手在外部抚触都有助于减缓痛苦。

因而，准确定位骶髂关节及其周围的区域相当重要。你可以通过与别人合作来完成。首先，请依靠以下标记寻找位于骨盆后面、臀沟上部的**米氏菱形窝**（产科专业术语）。

由上至下分别是：

- 第4腰椎棘突。
- 两个髂后上棘（可通过两个骶窝识别）。
- 臀沟的最上端。

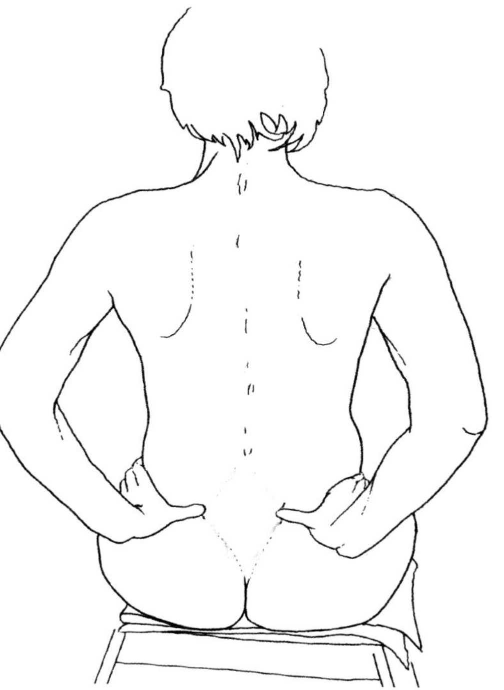

两个髂后上棘之间就是腰骶关节（见第35页）。
在这一位置的水平线之上有一个小凹陷，此处对应的则是第5腰椎棘突。这条线之下有一个隆起的区域，这个区域的内部是骶骨。

在两侧小圆顶状的突起处可找到髂后上棘（这个部位有时会出现痛感）。

骶窝位于髂后上棘内侧，就是骶髂关节的位置（当骶骨处于回转姿态时，骶窝的明显程度因女性的身体形态而不同）。

常见理解误区

有些画稿没有画出骶髂关节。因此，骨盆后部看起来像一整块骨，也就是骶骨和髂骨不能相对移动。

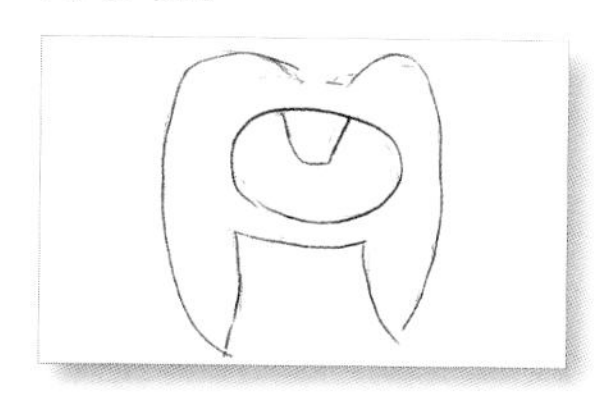

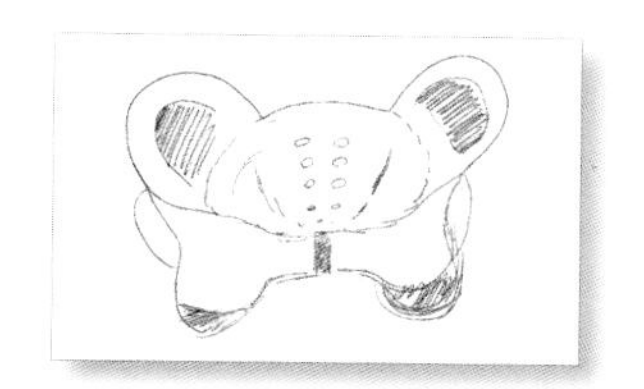

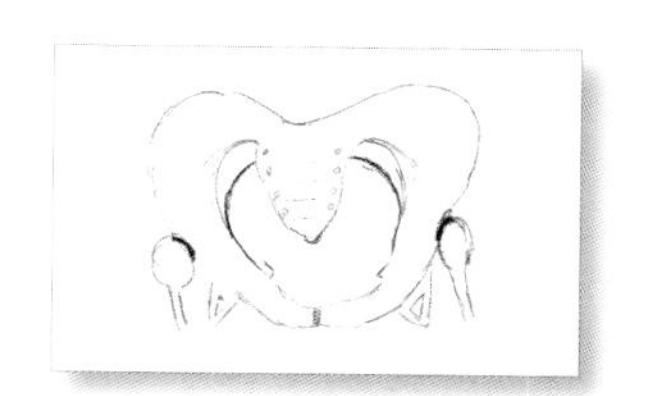

耻骨联合

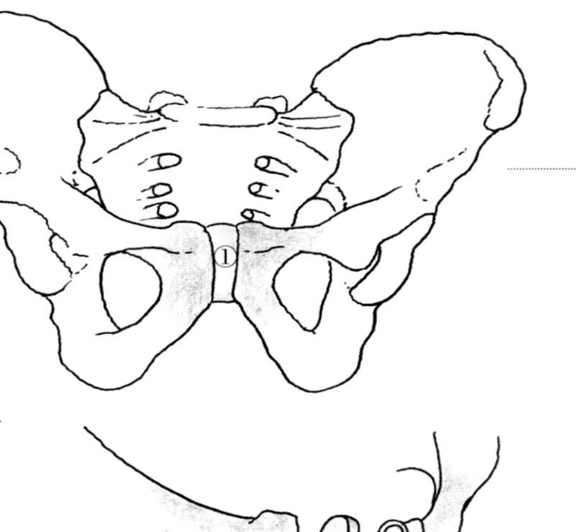

在身体前部，两块髋骨通过左右耻骨连接在一起。连接耻骨的是一块纤维软骨。

耻骨联合的纤维软骨

它类似一个截面为椭圆形的扁圆柱体①，前面和后面比较扁平，左右两侧贴合在两侧耻骨上。耻骨联合的纤维软骨可以变形，但变形的幅度很小。

耻骨联合的弓状韧带

耻骨联合的纤维软骨的前部、后部、上部、下部都被韧带包裹。韧带将左右两块耻骨固定在一起②，防止它们分离。

这些韧带有助于防止分娩时耻骨联合的过度分离。

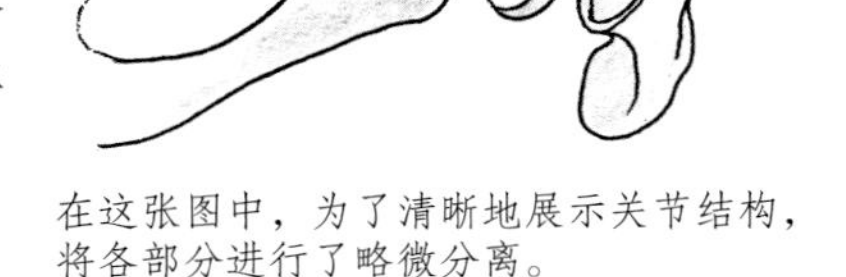

在这张图中，为了清晰地展示关节结构，将各部分进行了略微分离。

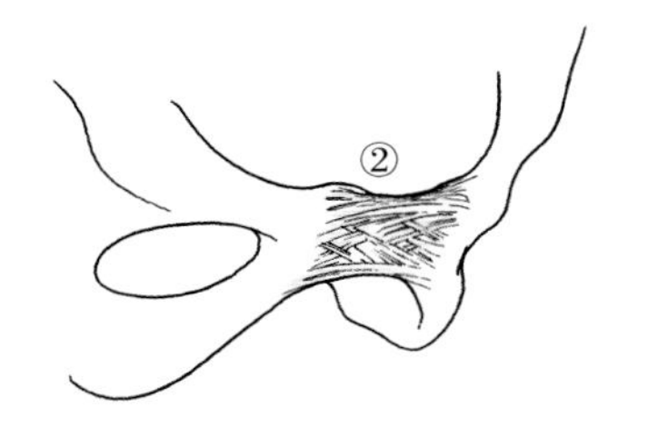

+

“耻骨”一词有多层内涵。根据语境，它可以表示：
- 髋骨的一部分。包括髋臼的前1/3及其前面的骨骼。
- 这一骨骼区域的最前部。
- 左右两块耻骨的会合区域。也就是腹部下方毛发区后隐藏的关节处。

常见理解误区

有些人认为耻骨是一块骨，或者缺少纤维软骨。

下面这些画稿中，耻骨被画成缺少关节和纤维软骨的骨块，看起来没有任何活动性。

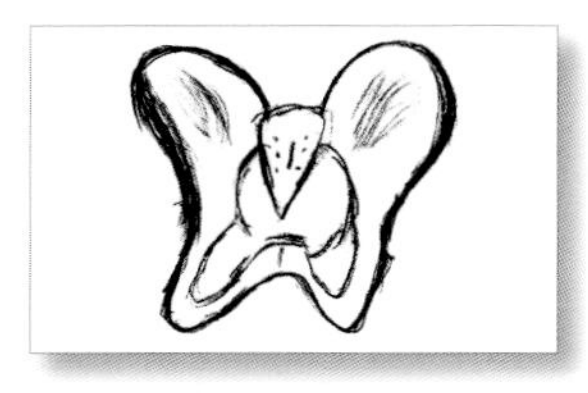

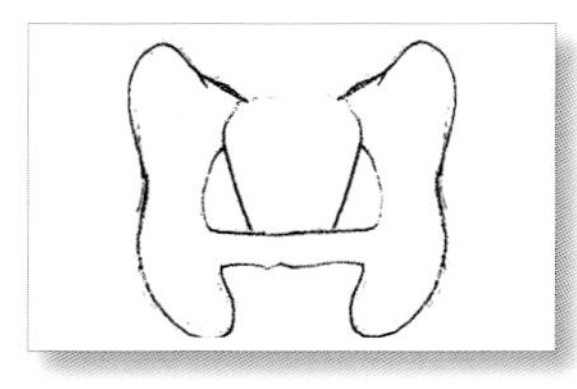

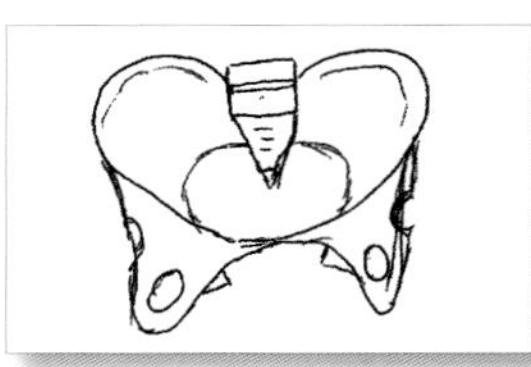

也有人认为耻骨是两块分离的骨。

下面这些画稿中的耻骨缺乏纤维软骨的连接。因此，耻骨联合区域看起来是开放的。

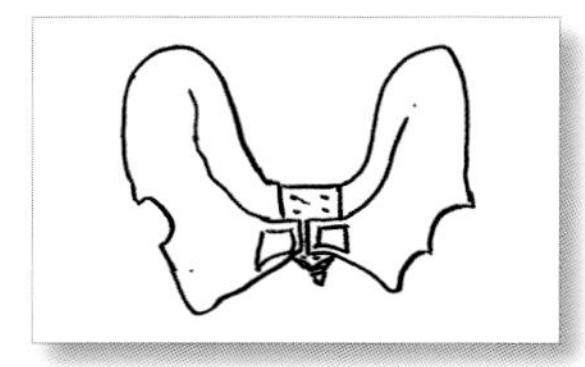

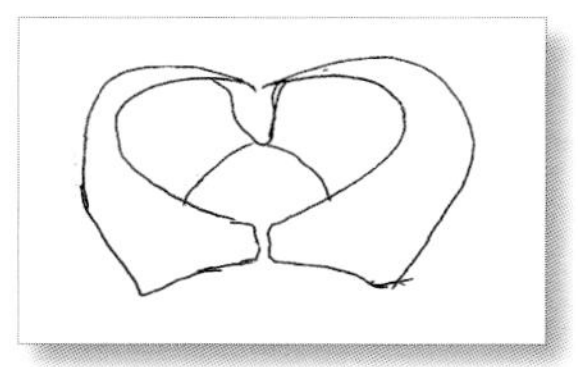

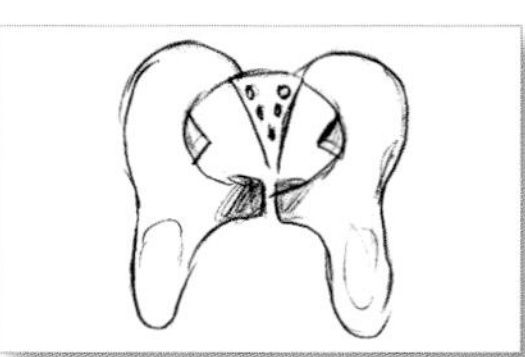

耻骨联合在骨盆运动中的特殊作用

耻骨联合的纤维软骨可以变形，它的作用类似于椎间盘（但没有椎间盘的活动性强）。

耻骨联合可以向多个方向运动，有点像球窝关节，使得髋骨可以向多个方向运动，与骶髂关节和髋部的运动相呼应。虽然运动范围不大，但运动方向多样。

分娩时，耻骨联合的活动性会大大增强。胎儿通过时，耻骨联合的一部分会变宽，另一部分会变窄。

- 底部变窄，上部变宽，髂骨弓状线分离①（见第66页和第72页，对应胎头入盆阶段）。
- 上部变窄，底部变宽，耻骨弓打开②（见第67页和第73页，对应胎儿娩出阶段）。
- 整体变宽或整体变窄。
- 扭转。当两块髋骨在矢状面上向相反方向旋转时，耻骨联合的纤维软骨会发生扭曲③。这种情况一般出现在步行过程中。

上述变形可以组合出现。比如，在骨盆发生不对称变形时，耻骨联合的纤维软骨可以同时被扭曲、拉伸或挤压（见第155页）。

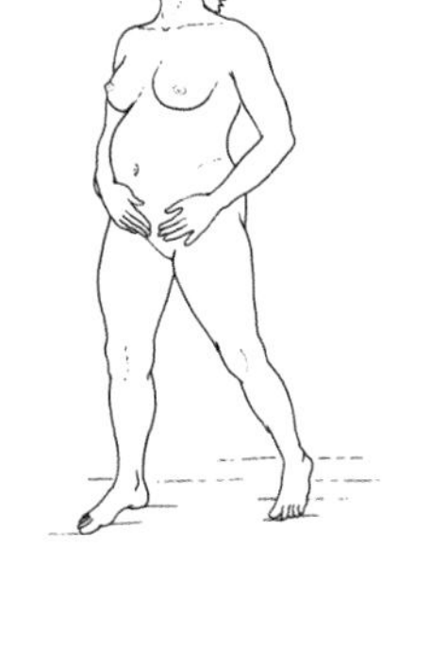

运动骨盆（比如大跨步走路）时，把手指放在耻骨联合上部来感受这些运动。

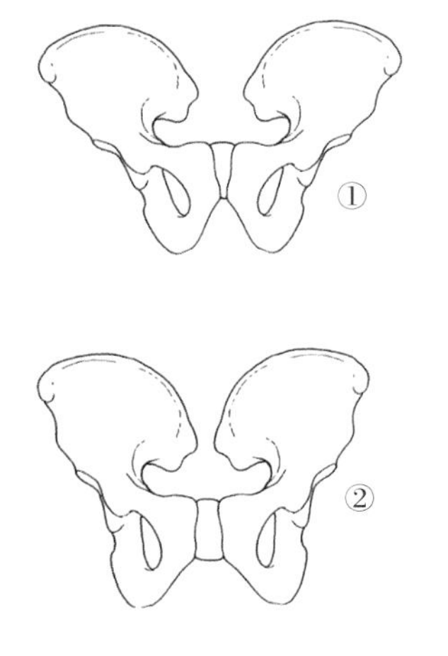

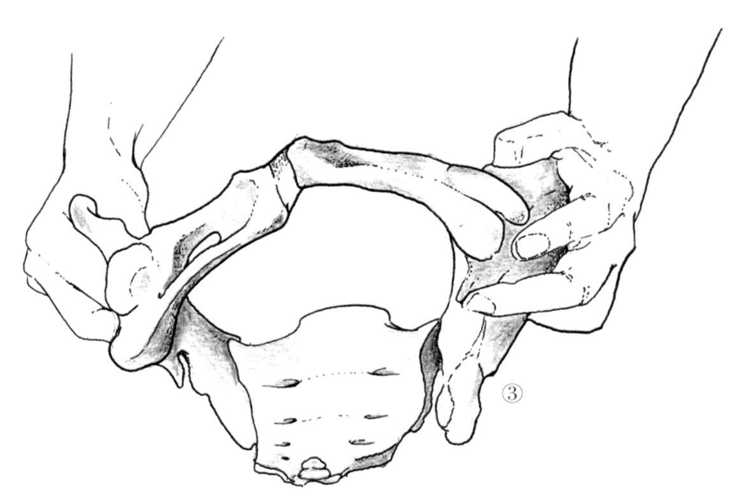

骨盆与相邻骨骼相关节

骨盆的变形常常是与其相邻的骨骼相关：

· 髋骨与同侧的股骨紧密相连。

· 骶骨与腰椎相连。

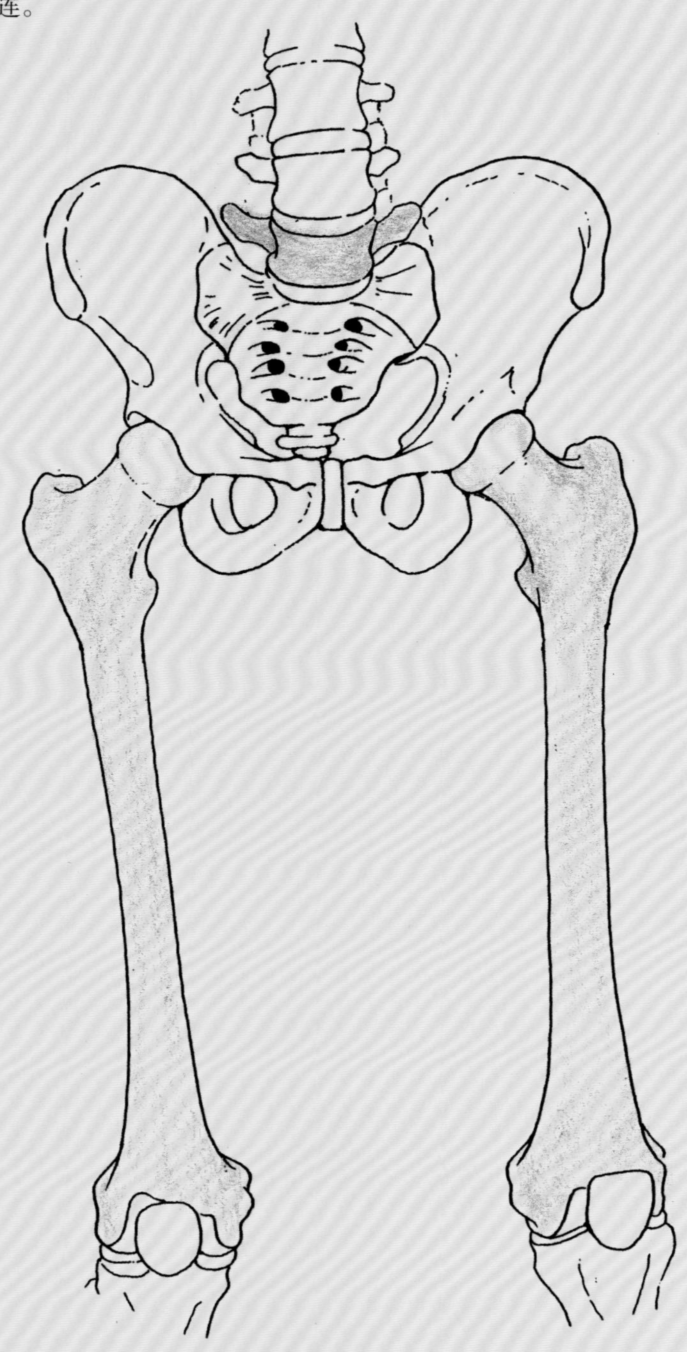

腰骶关节

骶骨与第5腰椎相连，形成**腰骶关节**。实际上，这个区域包含3个关节。

前部

骶骨底对应第5腰椎的下部平面。骶骨和第5腰椎通过**椎间盘**相连。骶骨底形状特殊，后部比前部略薄。第5腰椎的椎体形状也大致如此。由于椎间盘可变形，所以第5腰椎可以相对于第1骶椎移动。

后部

左右两侧各有一个小关节，被称为**“关节突关节”**①。

每个关节都包含一个位于骶骨上部的小的环形关节面（有软骨覆盖，指向后方），还包含一个位于第5腰椎椎骨下部的关节面（呈圆形，指向前方）。这两个小关节由关节囊和一些小韧带固定。

在这两个关节上，重要的韧带离关节较远，这是指**髂腰韧带**②：它从第4腰椎和第5腰椎的横突行向髂嵴。

上部的韧带能够阻止骶骨的反转运动（见第60页），下部的韧带能够阻止骶骨的回转运动（见第56页）。此外，这些韧带还可以防止脊柱下部的侧向运动。

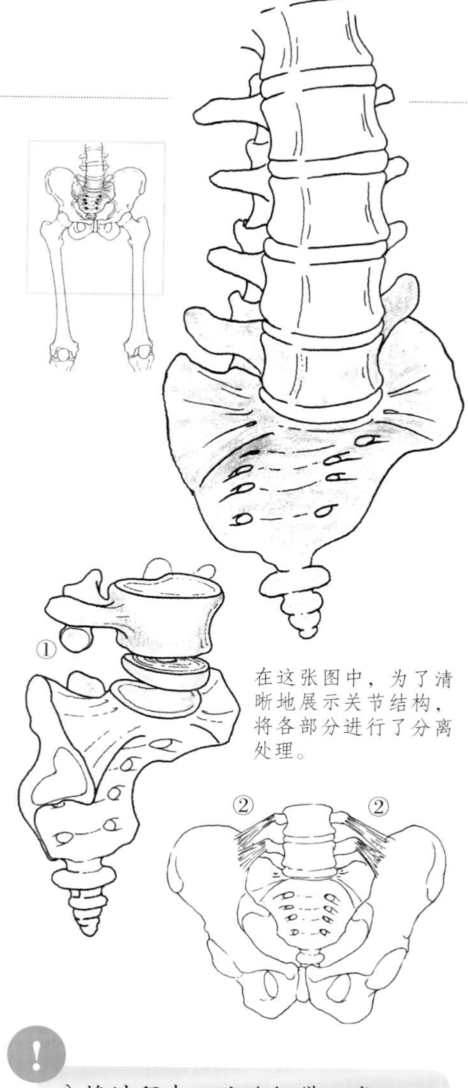

在这张图中，为了清晰地展示关节结构，将各部分进行了分离处理。

> 分娩过程中，这些韧带经常处于紧绷状态，因此产妇会感到骶窝上部疼痛。

常见理解误区

许多人对腰骶关节的位置认识不清。

当我们在学员身上指出该关节的确切位置时，他们通常会感到惊讶，因为许多人认为它的位置更高。以下是三个没有显示此区域的画稿示例。

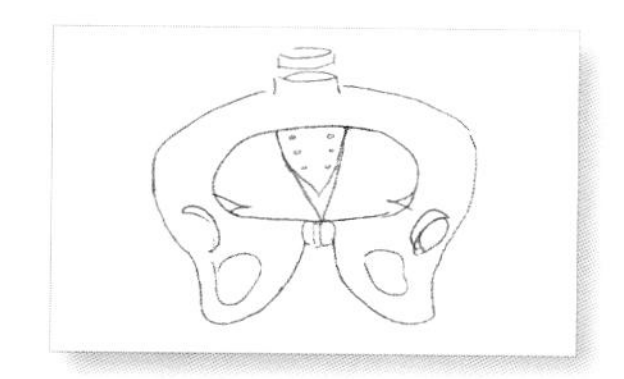

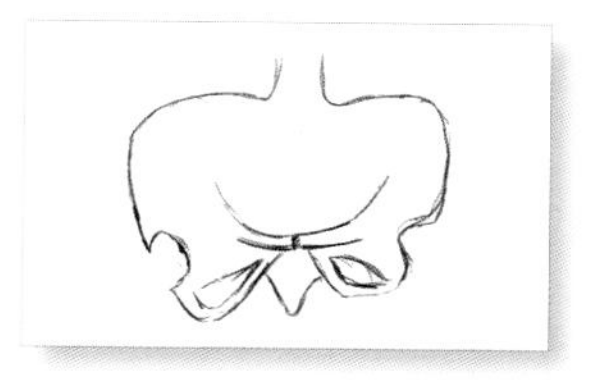

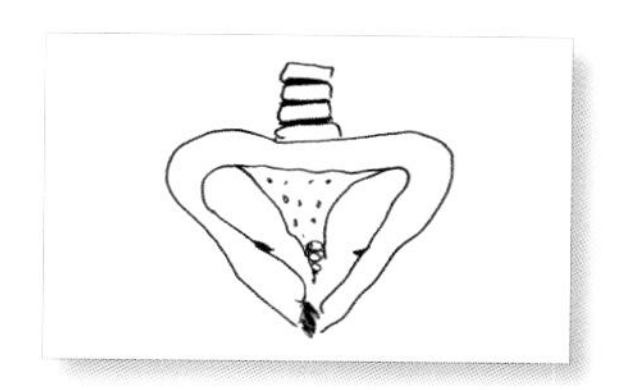

髋关节

骨盆通过**髋关节**与下肢相连。就本书主题而言，髋关节至关重要。

髋关节由两个关节面构成：

· **髋臼**①。在髋骨上，呈碗状。

· **股骨头**②。在股骨上，位于股骨颈顶。

关节面上覆盖着厚厚的软骨。股骨头就像实心球一样嵌在髋臼里。

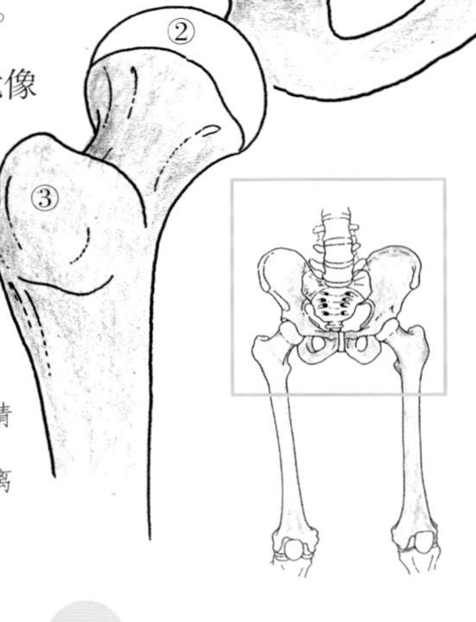

在这张图中，为了清晰地展示关节结构，将各部分进行了分离处理。

我们对髋关节的讨论同样只限于与骨盆运动相关的方面。

股骨上部的较大隆起被称为“股骨大转子”③。当我们采取侧卧位时，它起着支撑身体的作用（见第105和第123页）。

髋关节的位置

对于分娩而言，准确辨认髋关节的位置至关重要。人们常认为髋关节位于髂嵴处，即腰部位置，这是不对的。

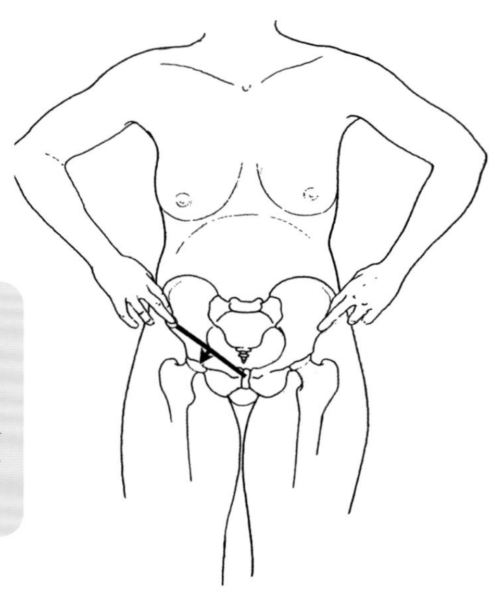

如何快速找到髋关节

想象一条从髂前上棘到耻骨联合的斜线，斜线中心点稍下方就是髋关节所在位置。髋关节的位置较深，且被关节囊、韧带、肌肉等覆盖，所以很难摸到。正是由于髋关节的存在，骨盆可向多个方向运动。

坚韧的髋部韧带

髋关节被一个环绕着股骨颈并附着在髋臼及四周的纤维层牢牢固定——这些结构组成了髋关节的**关节囊**。

髋关节的关节囊

髋关节关节囊前部还有3束呈“之”字形排列的**韧带**，它们可增强髋关节的稳定性。这3束韧带分别是：

- **髋骨-大转子**韧带①。
- **髋骨-小转子**韧带②。
- **耻股**韧带③。

其中，前两束韧带被称为“贝坦氏韧带”。

这些韧带厚而坚韧。当它们被拉紧时，可以驱使髋骨运动，继而导致骨盆形态的改变。这一点对于分娩而言非常重要（见第101页）。

除此之外，髋关节的关节囊也因后部韧带而得到加强，其受到张力可以驱使髋骨运动（见第98页）

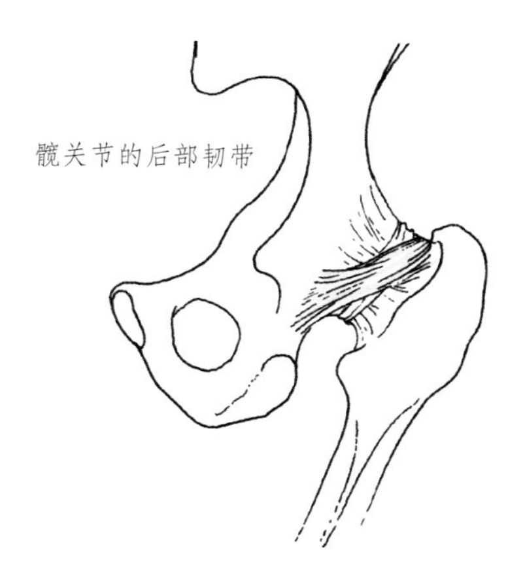
髋关节的后部韧带

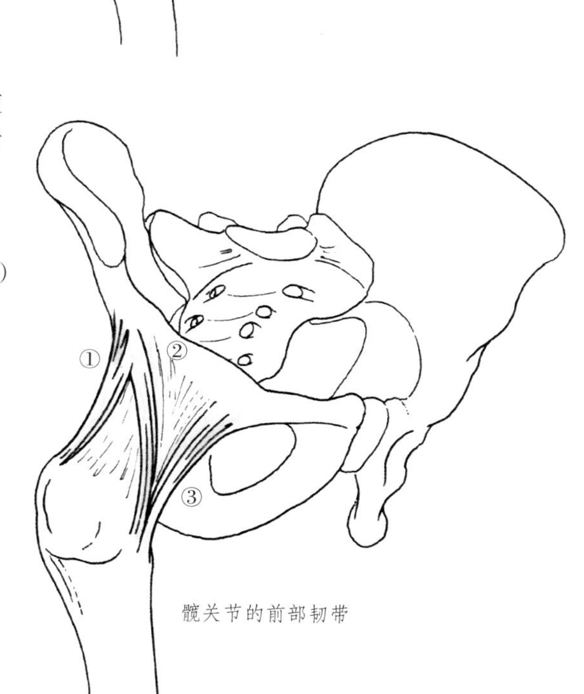

髋关节的前部韧带

常见理解误区

画稿中常出现髋关节的缺失。

当学员们在自己身体上识别髋关节时，很多人误认为髋关节位于髂嵴顶部。以下画稿示例中缺少髋臼。

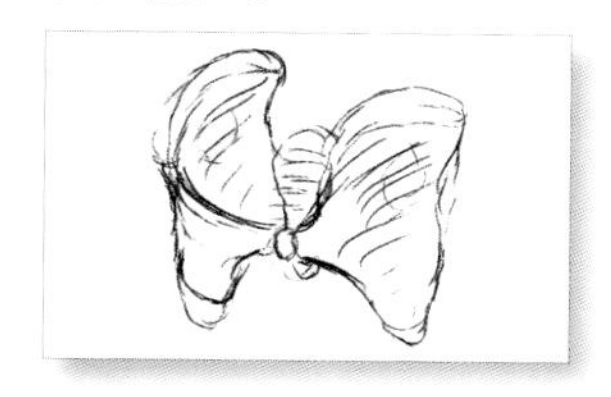

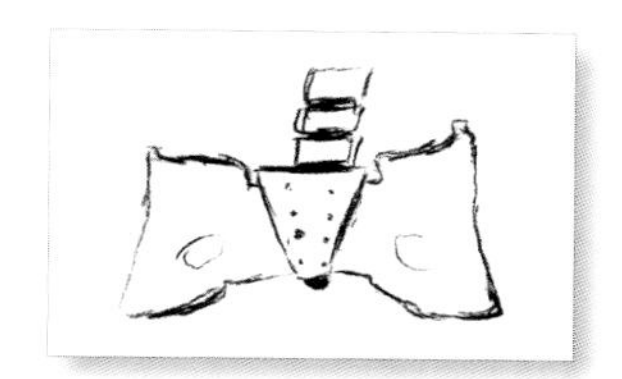

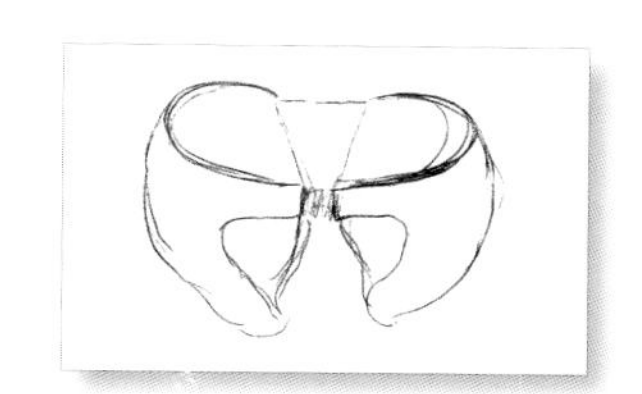

骨盆与躯干靠多重肌肉连接

腰部区域汇集了连接骨盆与躯干上部区域（主要指脊柱和胸廓）的所有肌肉*。这些肌肉可以对骨盆产生牵引作用。其中包括：

- **背肌**①。可引起骶骨的回转运动（参见第93页），或引起骨盆前倾。
- **腹斜肌**②。可引起骨盆侧倾。
- **腹直肌**③。可引起骨盆后倾。

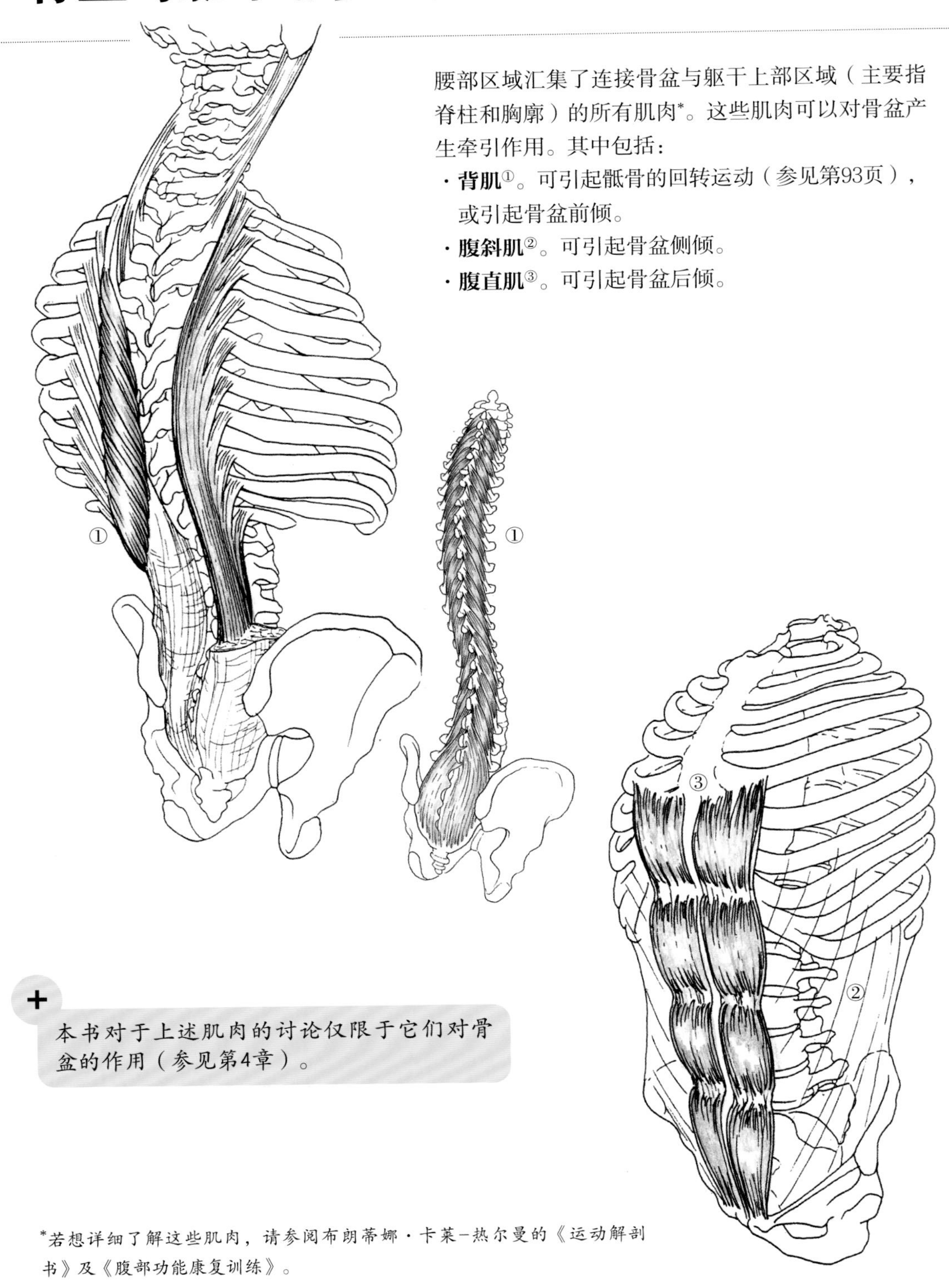

+ 本书对于上述肌肉的讨论仅限于它们对骨盆的作用（参见第4章）。

*若想详细了解这些肌肉，请参阅布朗蒂娜·卡莱-热尔曼的《运动解剖书》及《腹部功能康复训练》。

髋部被多重肌肉覆盖

有一定厚度的大腿肌群将骨盆与大腿连接起来。像韧带一样，肌肉可能会阻碍骨盆的运动，但它们也可以通过收缩带动骨盆运动。这里我们只讨论与骨盆运动密切相关的肌肉。

屈肌

- **腰大肌和髂肌**。从腰椎和髂窝内部行向股骨小转子*。
- **股直肌**。从髂前下棘行向胫骨。
- **臀小肌**。从髂窝外部行向股骨大转子。

伸肌

- **臀大肌**①。从骶骨和髂骨翼后部行向股骨后部（股骨嵴）。
- **腘绳肌**②。从坐骨行向胫骨和腓骨
- 臀中肌的后部。

内收肌③

从坐骨–耻骨支行向股骨（后部的股骨嵴）。

外展肌

主要是**臀中肌**④。从髂窝外部行向股骨大转子。

髋关节深层的小块肌肉被称为**“侧旋肌群”**⑤，它们对股骨的旋外及髂骨的旋内具有重要作用。

上述肌肉都与股骨及骨盆的**旋转**相关。

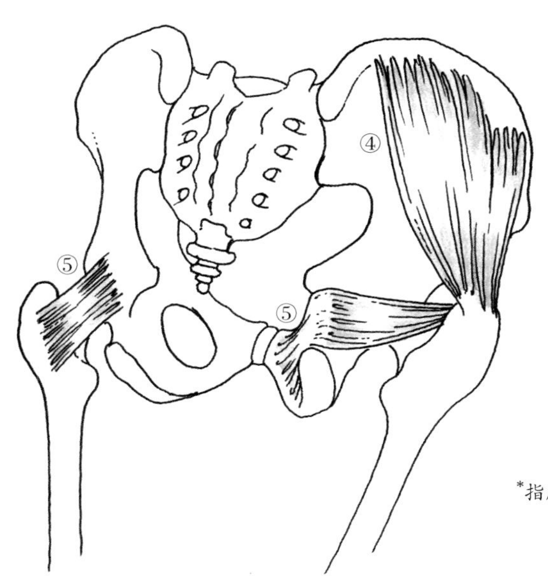

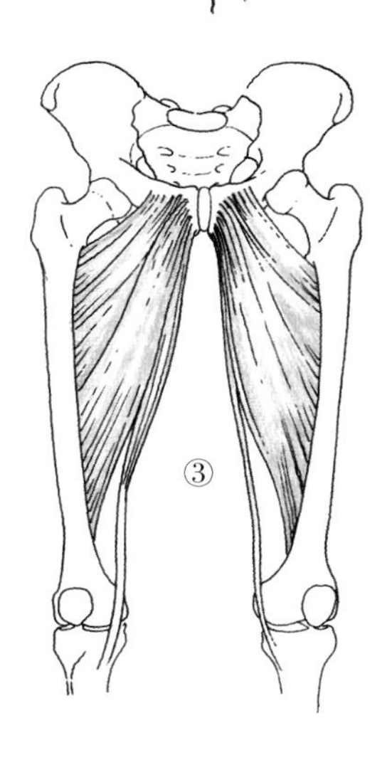

*指股骨上方偏内侧的小突起。

2

需要理解的关键概念

小骨盆，大骨盆

骨盆内部可分为大骨盆、小骨盆两个部分。大骨盆位于小骨盆上方。

大骨盆主要由髂骨翼围成。它较为宽大，前方开放，主要容纳下腹部的脏器。

小骨盆由骶骨和髋骨的下半部分围成，容积约为大骨盆的一半。它的骨结构更致密，主要容纳直肠、膀胱、尿道、子宫、输卵管、卵巢、阴道等。

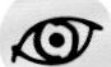

分娩时，胎儿会通过小骨盆。

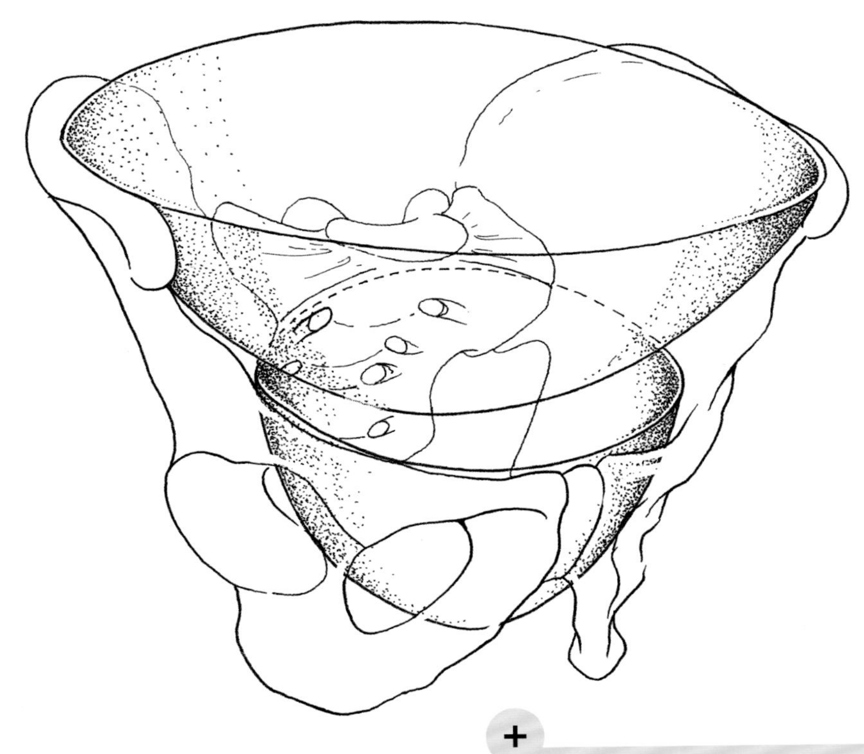

+

怀孕期间，胎儿在大骨盆下部生长发育，不进入小骨盆。

骨盆的三个平面

在骨盆内，有三个界线清晰的区域，我们可以通过连接骨骼结构的特定位置将它们勾画出来，其形状类似不规则的圆形，被称作“骨盆平面”。在分娩过程中，胎儿会从这些关键区域通过。

法语中表达“骨盆口”会用“détroit”一词，其原义为“海峡”；在西班牙语中则会用“estrecho”一词，其原意为“狭窄的”。这说明，骨产道是收窄的。

骨盆上口

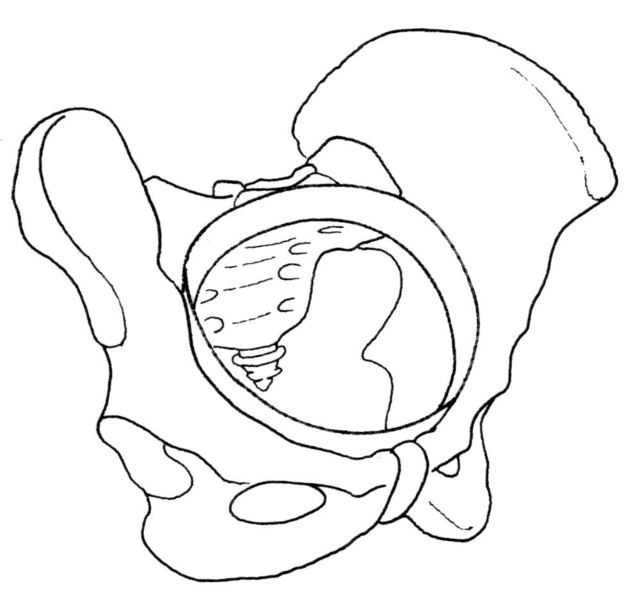

这是大、小骨盆的分界面。它由骶骨底前缘（**骶岬**）及**骶翼**前缘延伸至**髂骨弓状线**，最后汇聚于**耻骨上部**。从上往下看，它呈圆形或心形。这个平面的大小对于胎儿能否通过十分重要。

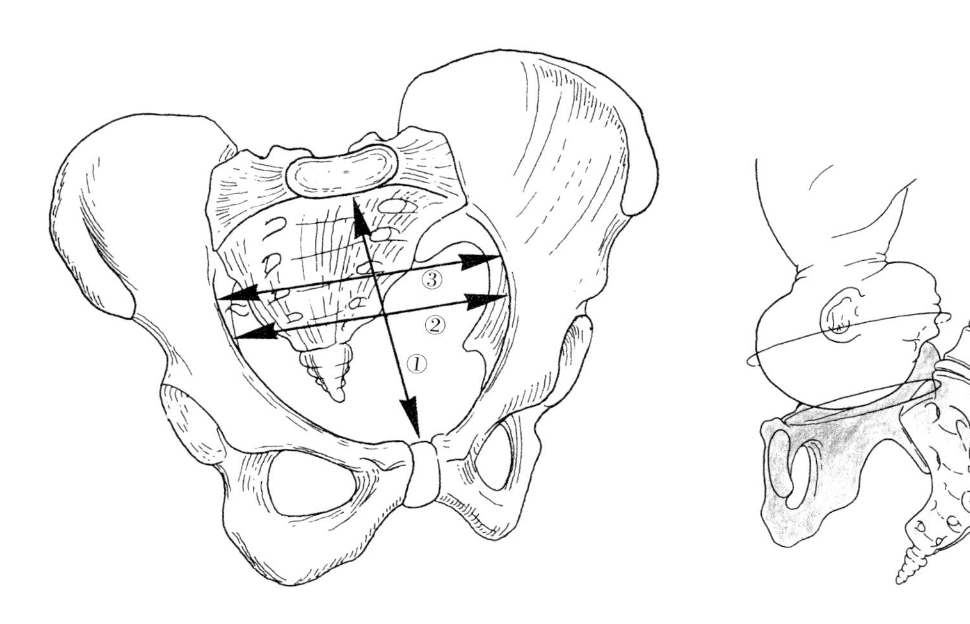

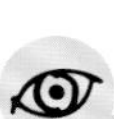

一般情况下，我们通过人工检查来手动测量孕妇的骨盆尺寸，不过有时还需要做“骨盆测量”的影像学检查以进一步获取补充数据。

测量时主要读取骨盆入口前后径①，以及两条横径：

-入口横径②。

-位置稍微靠后、长度更大的“直径”（通常被称为有效直径③）。

在第3章和第5章中，我们将探讨骨盆的运动对入口前后径及横径的影响（通常对横径的影响程度较小）。

中骨盆平面

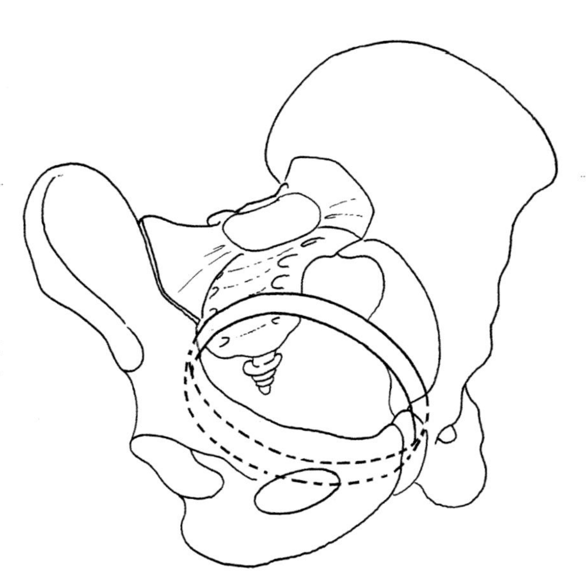

中骨盆平面位于骨盆上口的下方，由**耻骨联合后部**、**坐骨棘**和**骶骨前部（略高于尾骨的部分）**围成。

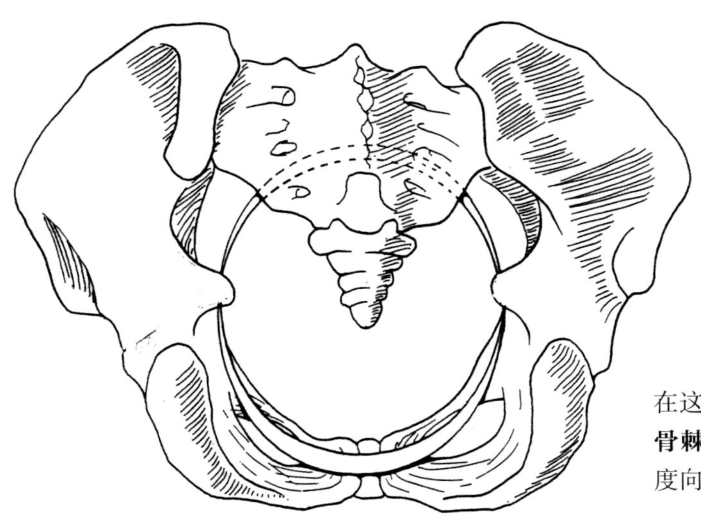

在这个平面中，一个**关键因素是坐骨棘的大小和方向**，它们有时会过度向内突出（参见第19页）。

常见理解误区

骨盆平面是骨盆内的一个“大洞”。

在第15页展示的画稿中，骨盆被画作蝴蝶形状的平面，而不是一个立体结构。

下列画稿中，虽然学员意识到骨盆是立体的，画成了立体结构，但我们只看到了一个空间，没有看到标志着大、小骨盆分界的髂骨弓状线。

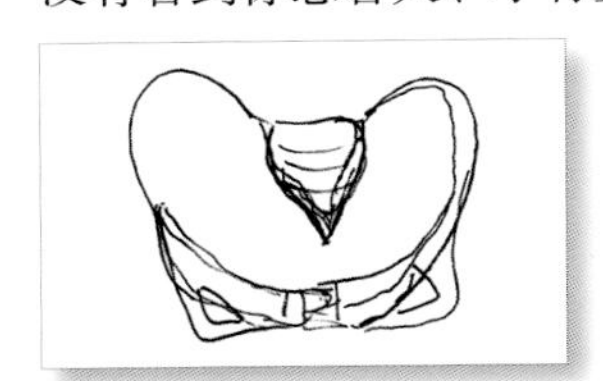

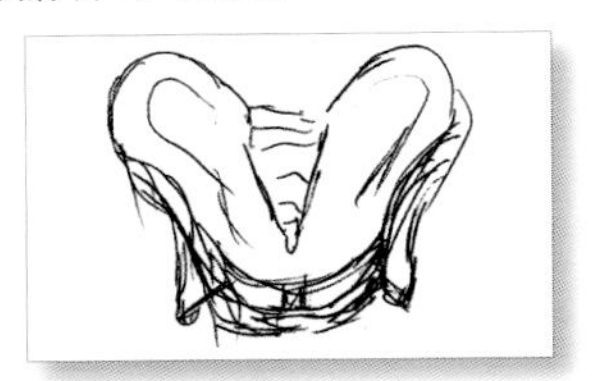

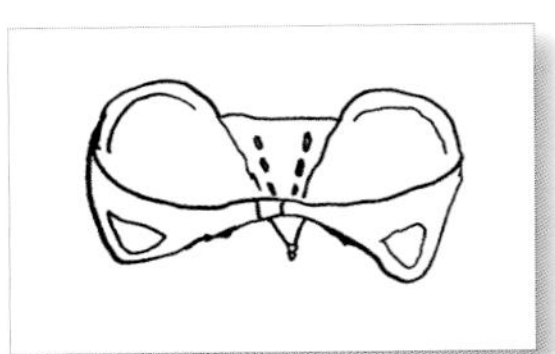

骨盆下口

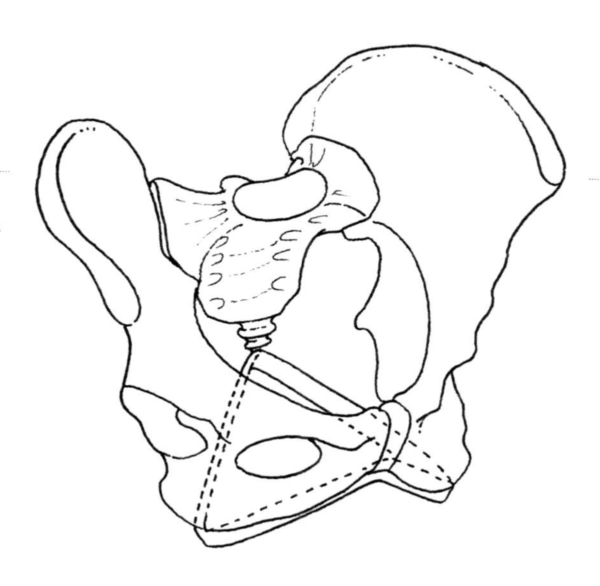

骨盆下口位于骨盆最底部，是分娩时胎儿通过的骨通道的最后一关。

骨盆下口由以下结构围成：
· 耻骨联合底部。
· 两个坐骨-耻骨支。
· 两条骶结节韧带。

骨盆下口近似菱形，我们可以将其划分为两个三角形：前侧的三角形靠近泌尿生殖器官一侧，朝向前下部；后侧的三角形靠近肛门直肠一侧，朝向后下部。

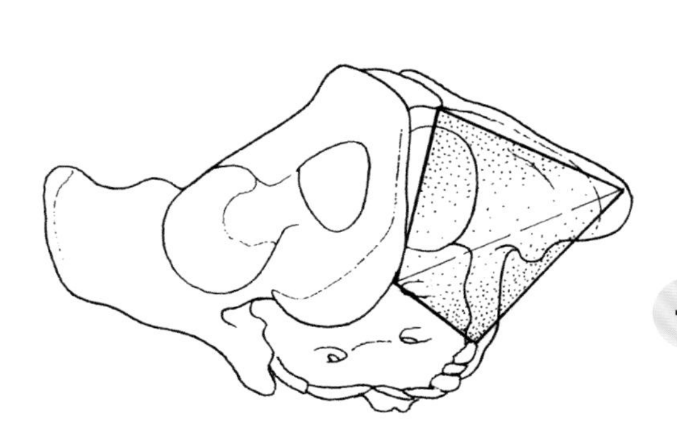

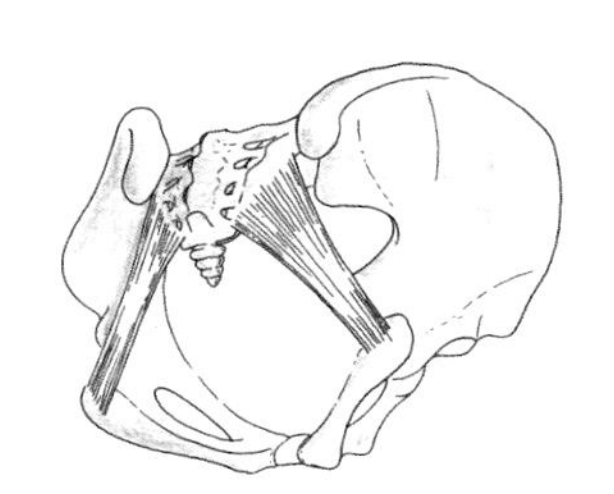

+

骨盆的运动会改变这三个平面的大小和形状。最容易改变的是骨盆下口；中骨盆平面也可以发生明显变化；骨盆上口最难以改变，因为它与骶髂运动轴位于同一平面，不过它仍有一些变形的空间，特别是不对称的左右变形。

常见理解误区

对骨盆口的理解混乱。

下面这些画稿，绘制比例良好，也画出了骨盆的立体结构，但当我们仔细审视骨盆的三个平面时就会发现问题：有的只有一个骨盆平面，有的竟然画出了四个坐骨棘，有的骨盆下口竟然比尾骨还要低。

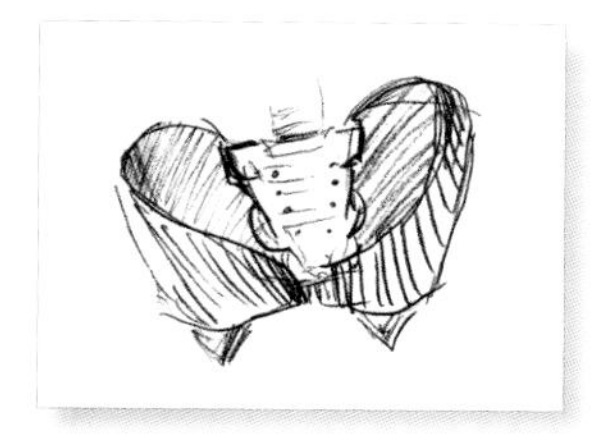

仅有一个骨盆平面

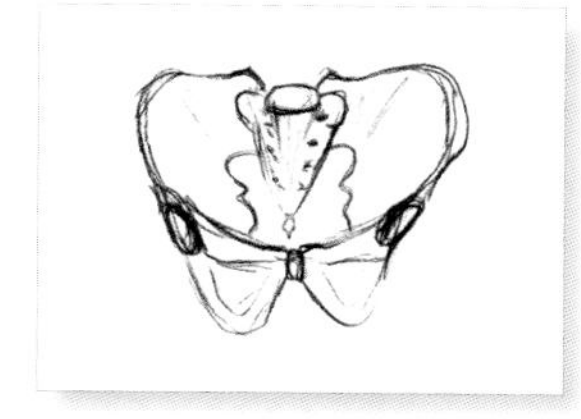

四个坐骨棘

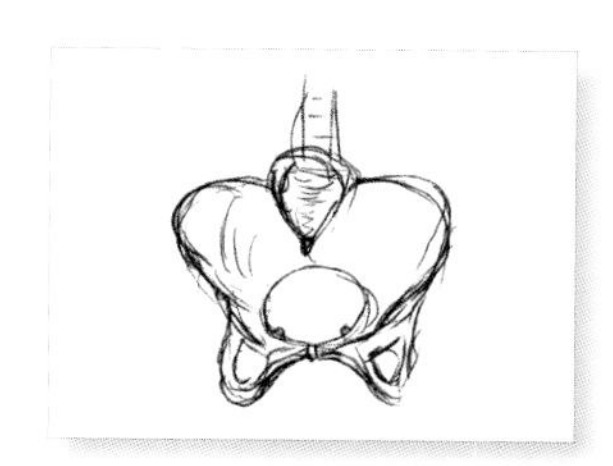

骨盆下口低于尾骨

骨盆三个平面总览

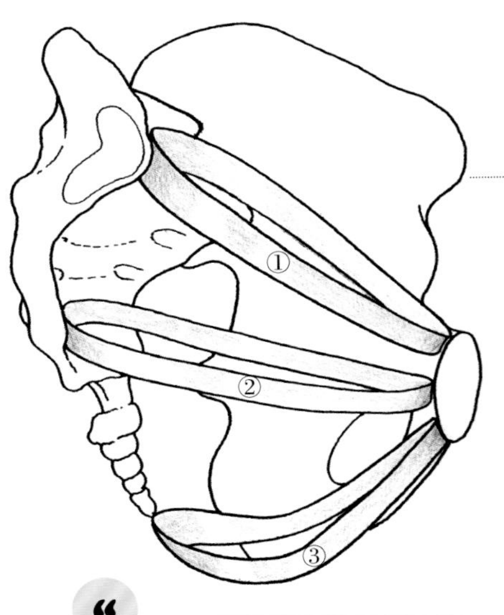

纵向看，骨盆的三个平面并不是平行的，它们之间存在一定的角度。如图所示：

- 骨盆上口①。
- 中骨盆平面②。
- 骨盆下口③。

参加完培训后，再次回到工作岗位时，我会以另一种方式审视产妇的身体。我会从三维角度看待她的骨盆，想象胎儿在骨盆内的运动。现在概念清晰多了，不像以前那样模糊了。

——卡门·桑切斯（助产士）

一位产妇在第二次分娩后说，了解到阴道在两个坐骨–耻骨支之间的走向给她带来了很大帮助，使她在分娩时省了很多力气。

——特雷莎·马丁内斯（助产士）

坐在椅子上，两脚稍微分开，平放在地面上。使坐骨接触椅面。将一只手的手指放在耻骨联合处，另一只手手背拱起，包裹住骶骨的突起。此时，两手所包拢的空间对应整个骨盆腔（定义见下页）。

想象一下，在这个空间内，在耻骨和骶骨间有一个水平的圆圈，通过感受双手的温度来定位这个圆圈。它对应的是中骨盆平面，保持坐姿时，它是水平的。

继续感知两手间的空间，想象另一个大小差不多的圆圈，它稍微有些倾斜：后部高，位于手掌根部（也就是腰骶部）；前部依然位于耻骨部位，不过比前一个圆圈稍高一些。这就是骨盆上口的位置，胎儿从此处进入骨盆并向外娩出。

双手仍紧贴身体，再次想象以下空间，从耻骨底部连接到坐骨（身体与椅子接触的部分），再连接到尾骨（位于包拢骶骨的那只手的中指处）。这个空间是菱形的，这便是骨盆下口。

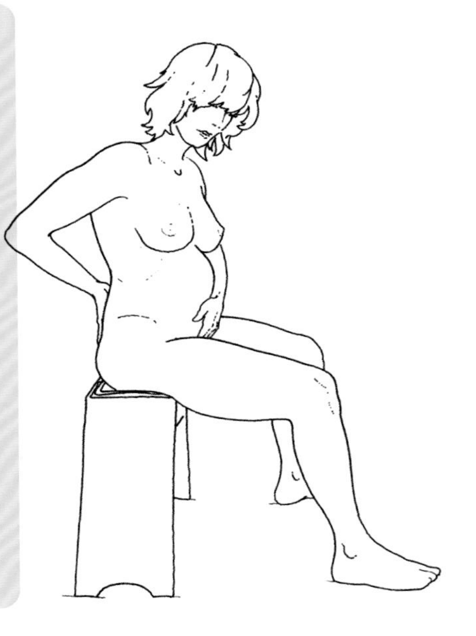

骨盆腔

骨盆腔位于小骨盆内，是分娩时胎儿必经的骨通道。

骨盆腔的结构近似**圆柱体**，穿过上述三个骨盆平面。

骨盆的这三个平面并不是平行的，它们所穿过的圆柱体呈**弯曲**状态。

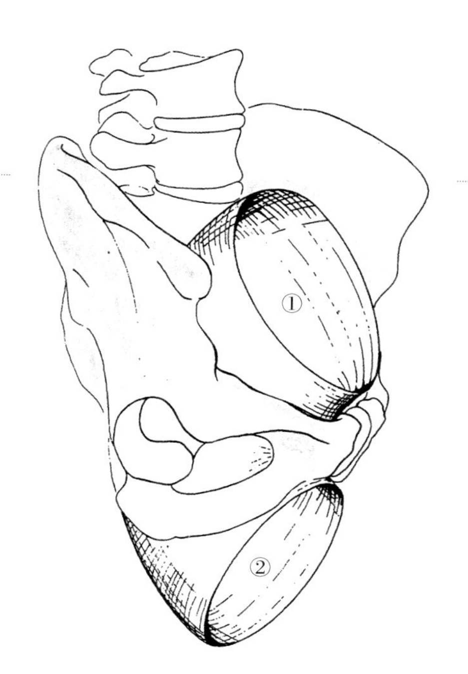

骨盆腔近似一个弯曲的管道。
你可以借助两种物品来帮助想象：
- 竖直放置的弯曲管道。
- 弹簧彩虹圈。

观察这两个物品，想象胎儿的入口及娩出路径。骨盆上口①对应第一个圆圈，胎儿从这里进入小骨盆；骨盆下口②对应第三个圆圈，胎儿从这里娩出；娩出路径中间还有一个圆圈，对应中骨盆平面。

观察这些图，可以看到三个圆圈彼此并不平行，胎儿的娩出路径不是笔直的，而是弯曲的。

尝试想象这些圆圈在自己骨盆中的位置。

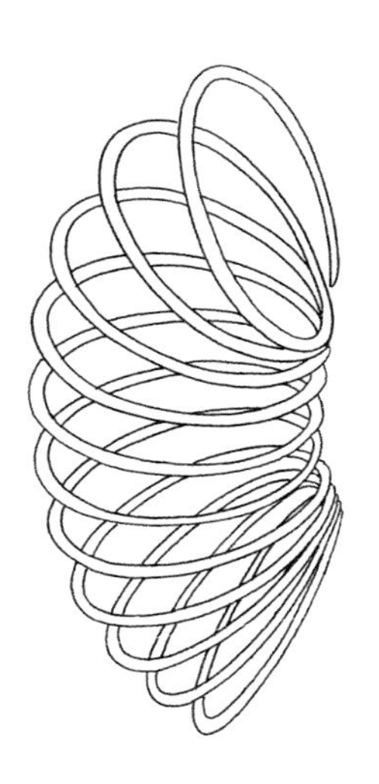

常见理解误区

有些人认为骨产道是笔直的（甚至某些文献对骨产道的描述也是错误的）。

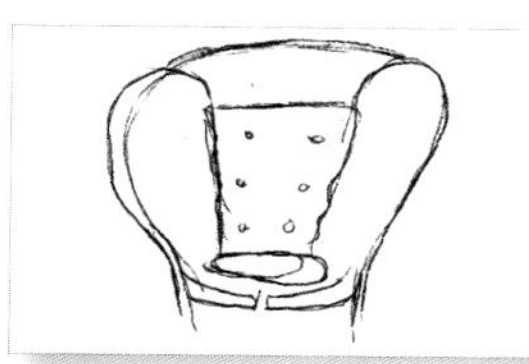

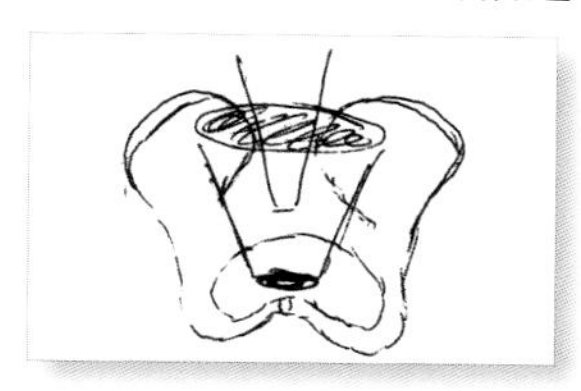

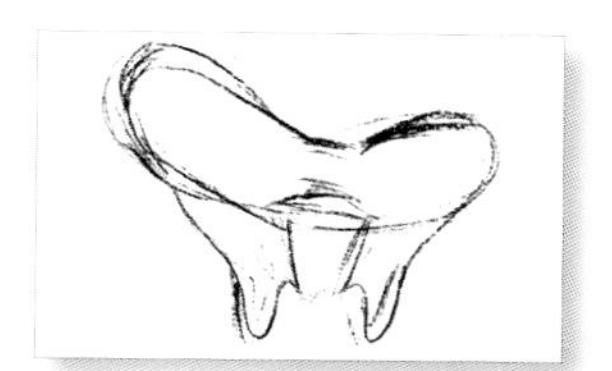

胎头在小骨盆中“转动”

胎头围绕耻骨转动

这使得胎儿行进的路径不是直线，而是大约四分之一个圆。

· 胎儿通过骨盆上口进入骨盆腔，入口平面向前上方倾斜。

· 胎儿通过骨盆下口离开骨盆腔，出口平面向前下方倾斜。

· 在这两个平面之间，从前面看，胎儿在围绕着母体的耻骨转动；从后面看，胎儿在沿着母体骶骨前侧的曲线滑行。

胎儿也围绕头部轴线横向转动

骨盆腔是一个不规则的圆柱体，三个平面的最大直径不处于同一方向。除此之外，胎头也不是规则的球形，而是卵形。为了通过骨盆腔，胎头须将其最小直径导向每个骨盆平面的最大直径，为此胎头需要围绕头部轴线横向转动。

有利于分娩的情况：

· 为了通过骨盆上口（此平面前后径大于左右径），胎头转向侧面（最常见的情况是脸朝向右侧，当然也有可能朝向左侧）；

· 为了通过中骨盆平面（此平面左右径大于前后径），胎头转向后部，面朝母体骶骨。

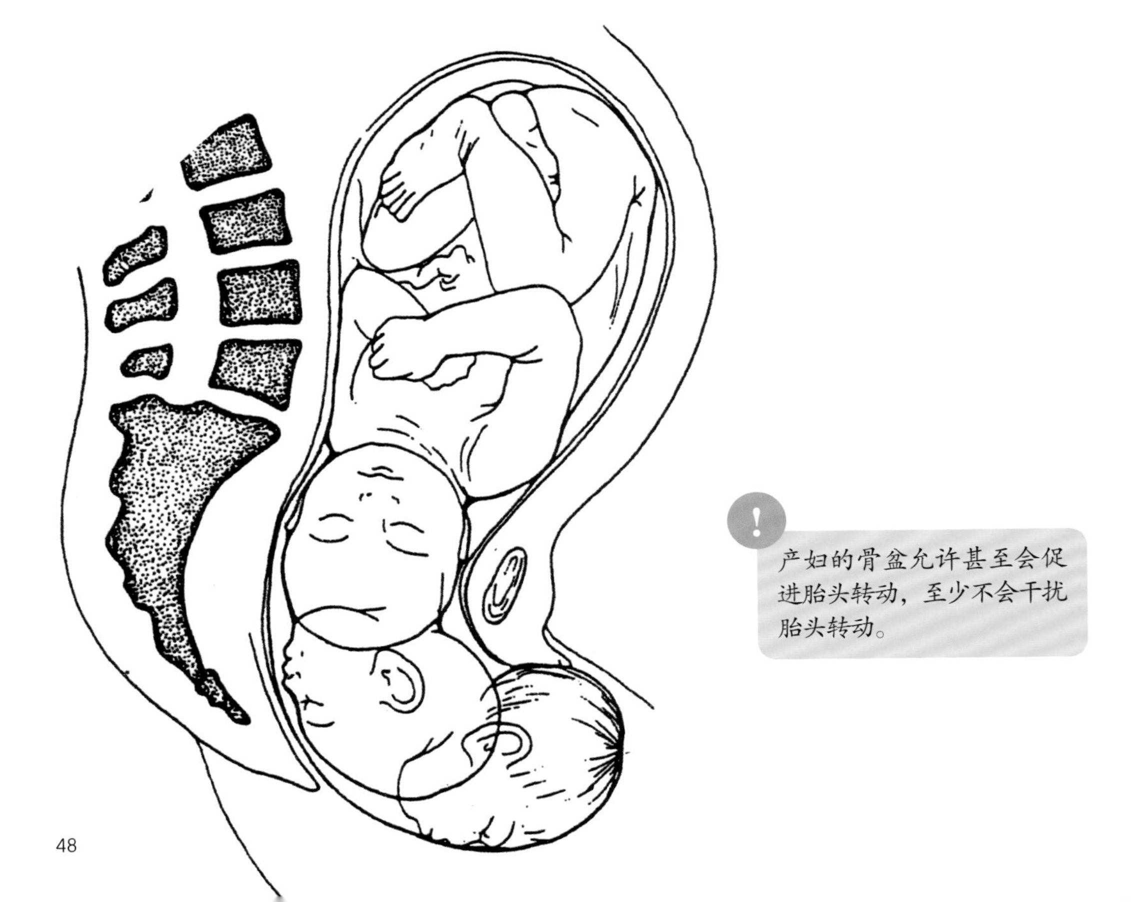

!

产妇的骨盆允许甚至会促进胎头转动，至少不会干扰胎头转动。

一些基本定义

韧带

它是关节部位连接两块骨骼的纤维组织。最常见的是包裹在关节囊外部，使其增厚的韧带。韧带富含胶原纤维，抗拉伸能力强。韧带中还有很多神经末梢，对拉力、压力、疼痛十分敏感。在分娩过程中，韧带被强烈拉伸或挤压时，会引发疼痛。

难产和顺产

难产是指胎儿在娩出过程中遇到了问题或困难。顺产则表示自发分娩，胎儿自发地、无损伤地娩出。

头盆倾度不均

指胎头通过骨盆上口时，前后囟门间的矢状缝（胎儿的面部此时是朝向母体左侧或右侧的，所以它的矢状线暂时位于母体的冠状面，也就是母体的左右方向）距母体耻骨和骶骨距离不等（也就是胎头偏左或者偏右）。

胎头入盆

胎头通过骨盆上口的阶段。

胎儿娩出

胎头通过骨盆下口的阶段。

髋骨的旋后和旋前

指髋骨在冠状-水平面上发生的运动。以手的动作做类比，以前臂做轴线，拇指向外翻为旋后，向内翻为旋前（参见第70～73页）。

“自由骨盆”

指包含稳定结合的三块骨骼（两块髋骨、一块骶骨）在内的整个骨盆可以在股骨头上自由运动的状态，也就是髋关节处于自由运动的状态。在此，骨盆被看作一个整体。它可以在三个正交平面（冠状面、矢状面、水平面）以及任意两个正交平面的结合面中进行运动（参见第52页和第149页）。同时，两块髋骨也没有被束缚，可以在胎头的推动下运动。

胎儿“钻行”

指胎儿在骨产道内“钻行”以寻求前进的过程。此时，相关的骨骼通过交替运动来促进胎儿通过（参见第150～151页）。

3

骨盆的内在运动

描述骨盆运动涉及的术语

用于描述骨盆运动的三个正交平面*

我们将从三个角度研究，也就是从三个平面上观察骨盆及身体其他部位的运动。

矢状面：将人体分为左右两部分的切面就是矢状面。矢状面上的运动指从人体侧面观察到的运动。它们是向前或向后进行的，比如，髋部的向前屈曲或脊柱的向前弯曲。

冠状面：将人体分为前后两部分的切面就是冠状面。冠状面上的运动指从人体正面观察到的运动。它们是向外（远离人体正中线）或向内（靠近人体正中线）进行的，比如，髋部（大腿）的外展或内收。

水平面：将人体分为上下两部分的切面就是水平面。水平面上的运动指从俯视角度或仰视角度观察到的运动。例如，髋部的旋内或旋外。

!

左侧三个平面多用于理论研究，但往往与实际运动不符，特别是分娩过程中的骨盆运动。因为大多数情况下，分娩过程中的骨盆运动是非常复杂的，涉及各个平面的运动，不能单从某一个平面进行观察。

解剖学上的标准姿势

在接下来的两章中，默认将以下姿势作为起始姿势：直立，双脚并拢，脚尖朝前。

+

标准姿势并不是实际姿势，只是从解剖学角度描述骨盆运动的惯用姿势。

书中描述的运动通常是左右对称的

在分娩过程中，骨盆的变形往往是不对称的。原因主要包括以下几点：

- 身体一侧的骶髂关节或髋关节往往比另一侧灵活；
- 引起这些运动的力（参见第5章）往往是不对称的（我们通常有惯用侧、惯用手）；
- 胎头在通过骨盆时总是面向一侧的。

尽管如此，为了充分理解这些运动，我们在描述它们时还是将其视为对称的。

我们通常会在假设髂骨固定的情况下讨论骶骨的运动，或者在假设骶骨固定的情况下讨论髂骨的运动。然而实际上，这两种情况基本不会发生。后文介绍的运动通常是不符合实际的，因为实际的运动并不是仅发生在一个平面内。

四个霍季氏平面

本书中，用胎头通过骨盆的不同位置来表示不同的分娩阶段，而骨盆的位置又可用霍季氏平面来表述（霍季氏平面是妇产科常用术语）。

*正交平面相互垂直。

骨盆的内在运动和外在运动

我们将组成骨盆的骨骼产生的相对位移称为“骨盆的**内在运动**”。

我们将骨盆相对于相邻区域的运动称为“骨盆的**外在运动**”。

只有内在运动才能直接改变盆腔的形态。

外在运动达到一定幅度后，会引发内在运动。因此，外在运动也可能引起盆腔形态的改变。但这不是必然发生的，而且是通过间接作用引起的。

日常生活中，骨盆的内在运动很少发生。

骨盆的内在运动通常伴随着骨盆相对于髋部或腰椎的运动，因为从解剖学上来看，骨盆、髋关节和腰椎之间的关系是密不可分的。因此，骨盆的内在运动往往伴随着外在运动。

我们对骨盆的研究是有针对性的，所以在这两章中，我们会对骨盆的内在运动和外在运动加以区分，并分别进行详细说明。

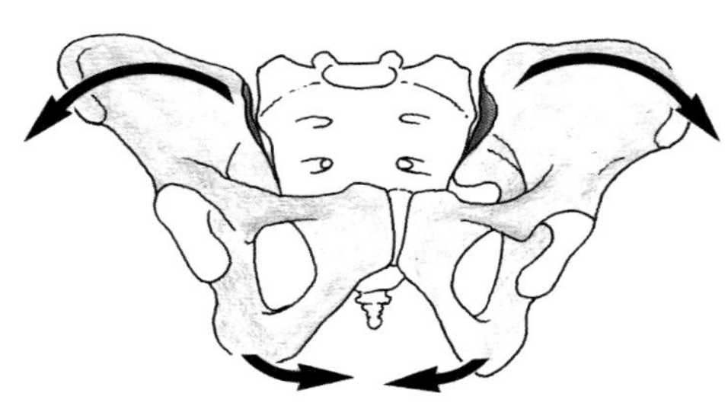

内在运动的例子：髂骨外展
（参见第66页）

骨盆的内在运动可由关节的运动引起。不过为了避免混淆，我们在后续章节中再对此进行研究。

第3、4章中，我们只探讨骨盆运动的过程，不考虑导致骨盆运动的原因（具体原因将在第5章中讨论）。此外，我们还讨论分娩过程中阻碍骨盆相关运动的情况。

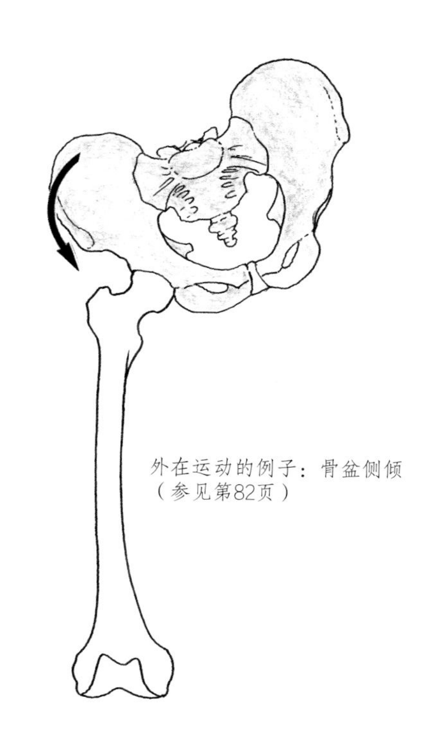

外在运动的例子：骨盆侧倾
（参见第82页）

书中提到的骨盆运动不是从体态学（骨盆在站姿下的平衡状态）或骨科学的角度探讨，而是在分娩活动这一特殊背景下进行探讨的。分娩过程中的骨盆骨骼具有较高灵活性，这为骨盆带来不同寻常的活动性。

从矢状面上看骨盆的内在运动

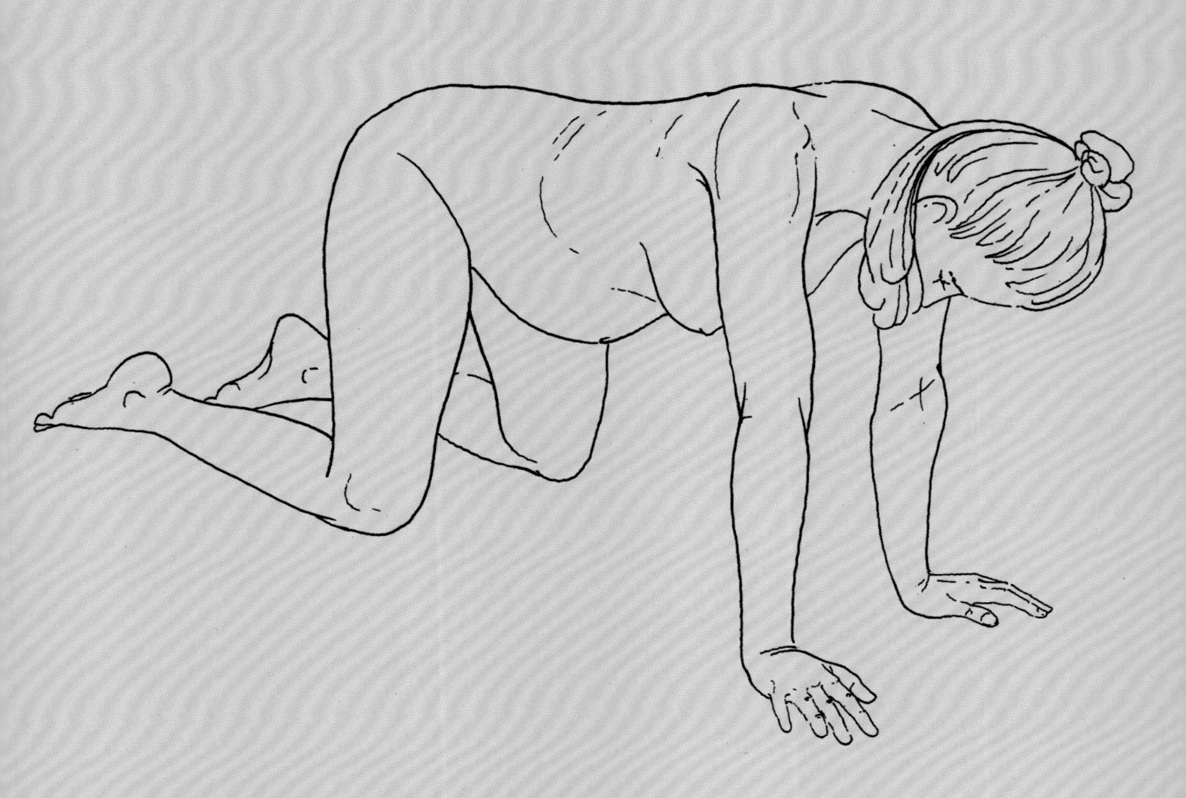

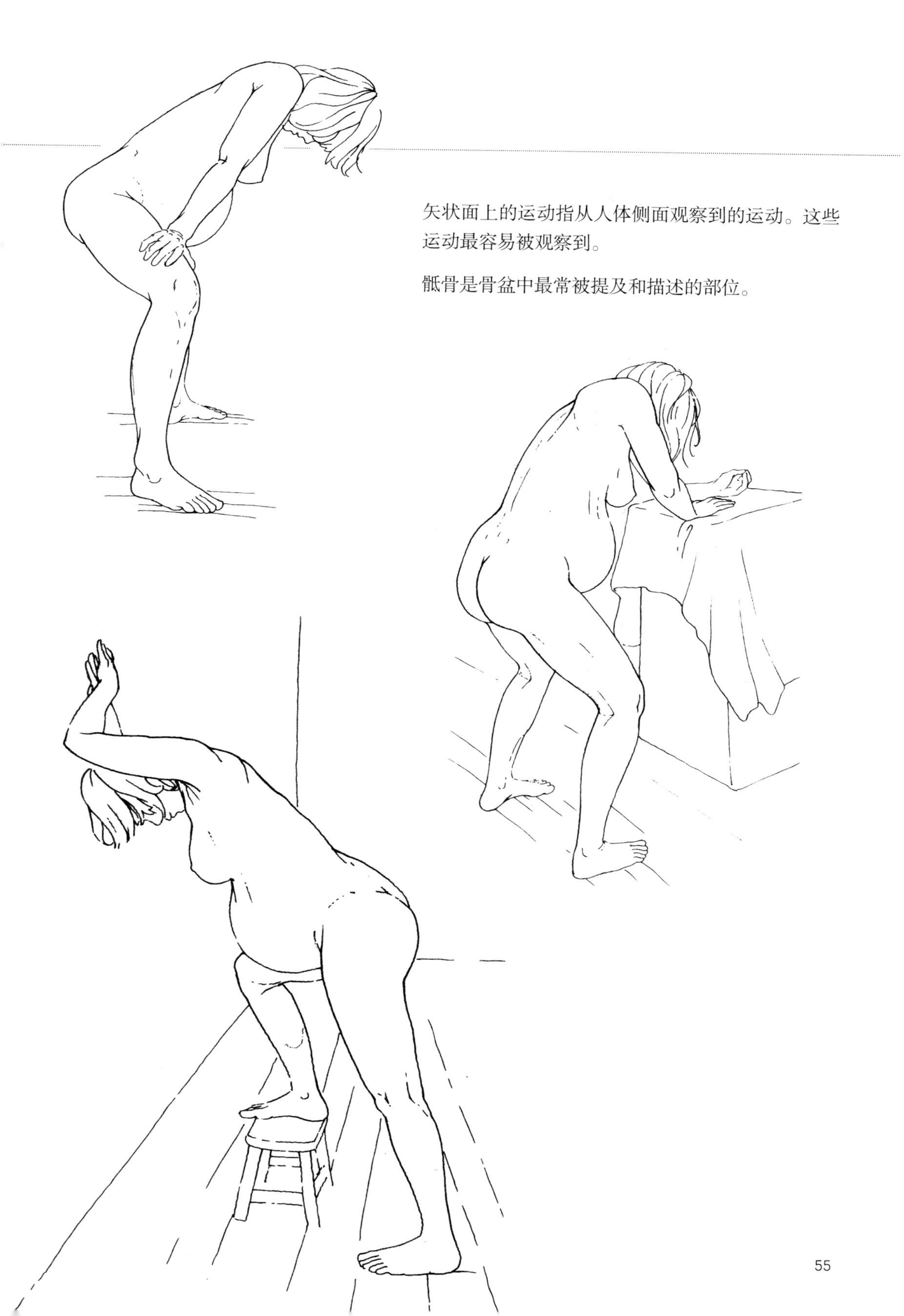

矢状面上的运动指从人体侧面观察到的运动。这些运动最容易被观察到。

骶骨是骨盆中最常被提及和描述的部位。

骶骨的回转运动

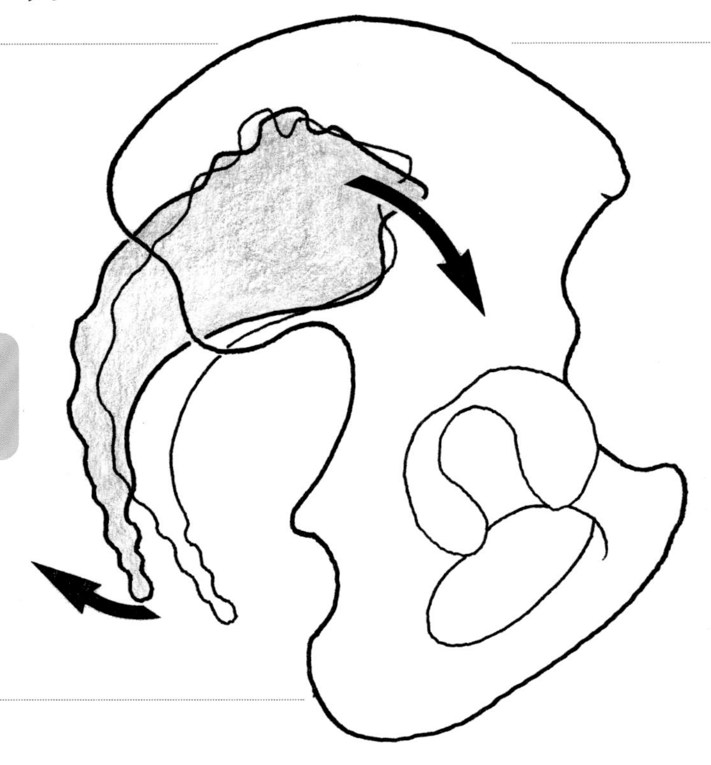

这一运动在产科相关书籍中都有所描述，它与骶骨运动有关，尤其是在分娩过程中。

在骶骨的回转运动中，骶骨上部向前倾斜，骶岬的位置略微降低，骶岬与耻骨的距离减小。

与此同时，尾骨的位置略微抬高，尾骨与耻骨的距离增大。

此运动主要发生在骶髂关节上。

骶骨的回转运动有利于胎儿的娩出（对应胎头通过霍季氏第3和第4平面），因为此运动会增大骨盆下口。

产妇骨盆下部（相当于骶骨下部）受到支撑则会阻碍骶骨回转。因此，在胎儿娩出阶段，产妇应注意避免尾骨和骶骨的下半部分受到支撑：若产妇处于仰卧位，要注意避开分娩台；若产妇处于坐立位，则应注意不要弓背向后将重心放在骶骨下半部分上*。

“回转”一词可用来描述此处提及的运动，也可指骶骨在两髂骨之间的通常位置（略微向前倾斜）。

*如果分娩后期产妇处于坐立位，这一点尤为重要。

骶骨的回转运动

+

为了更好地显示骶骨的回转运动，图中放大了运动幅度。

侧视图（立位）

骶岬向前运动，尾骨向后运动。

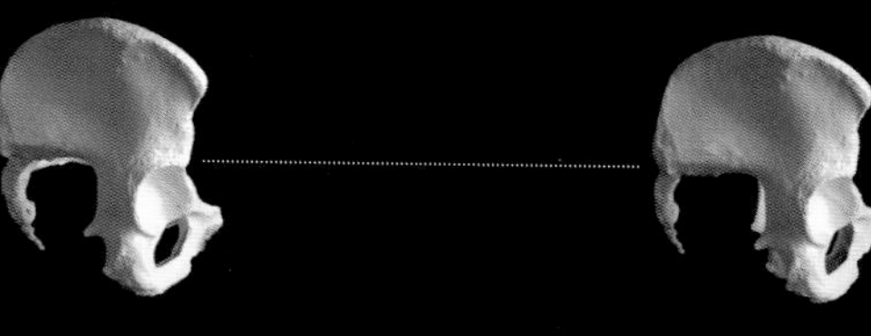
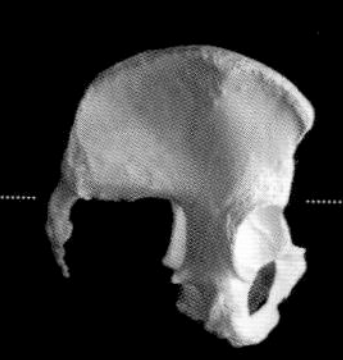

侧视图（移除右侧髋骨）

骶岬向前运动，尾骨向后运动。

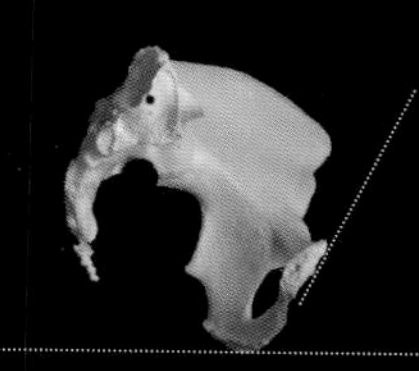
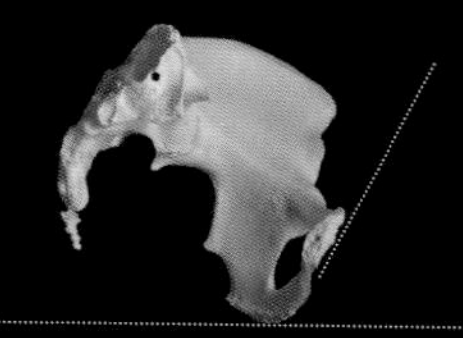
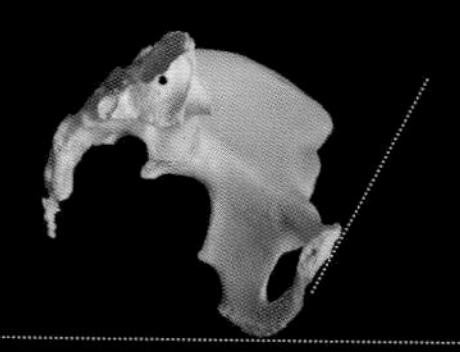

仰视图（仰卧位）

尾骨与耻骨距离增大。

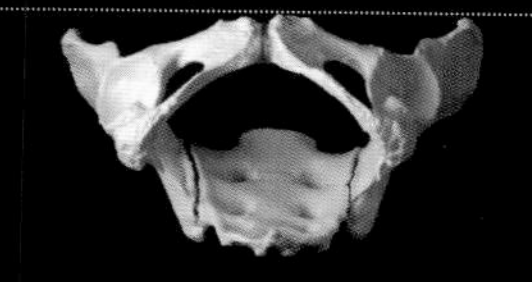
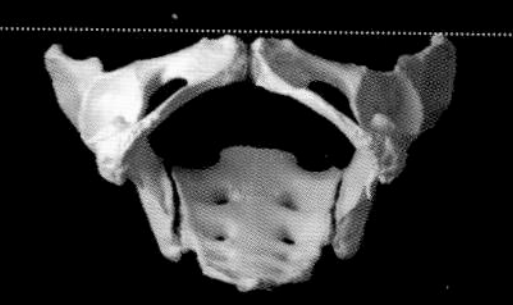
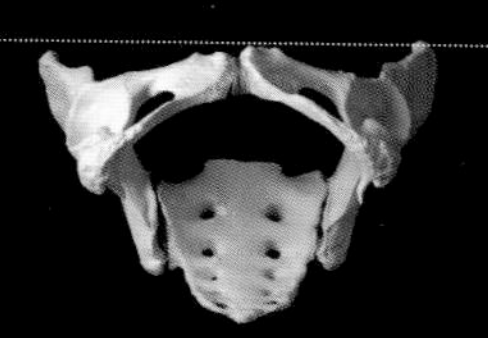

仰视图（俯卧位）

尾骨向后运动，骨盆下口前后径增大。

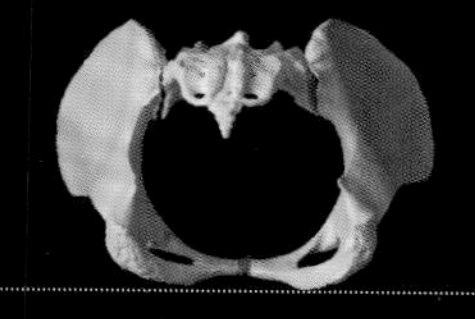
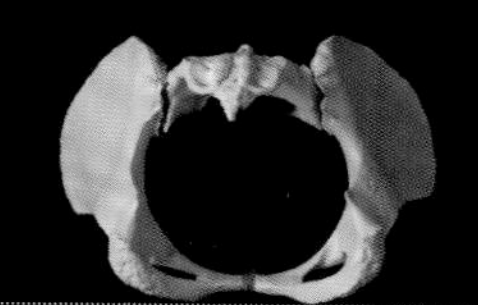
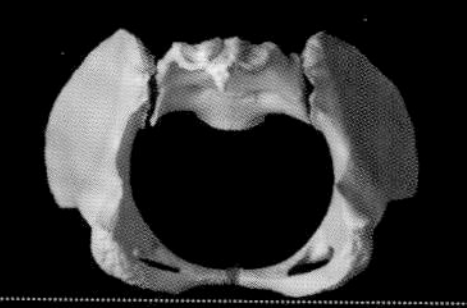

俯视图（俯视角度）

骶岬与耻骨距离减小。

骶骨上部前倾，骨盆上口前后径减小。

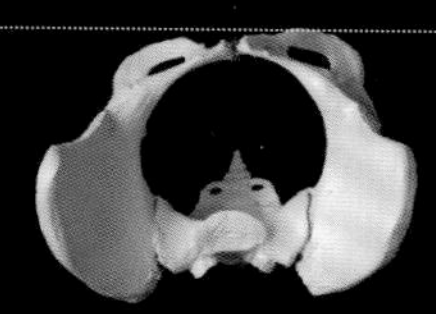
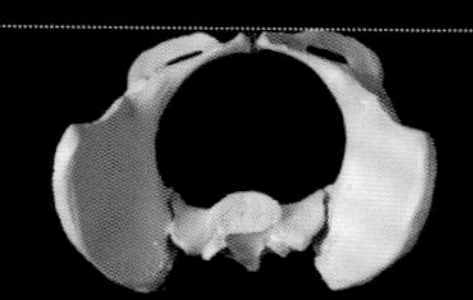
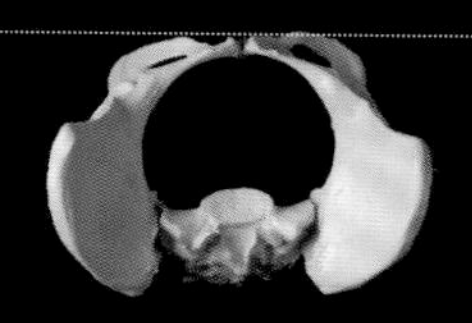

髂骨的回转运动

骶骨运动会导致盆腔形态发生变化，同样的变化也可由髂骨运动引起。

+

为了更易于理解，我们假设骶骨固定不动，两块髂骨以对称的方式运动。

在髂骨的回转运动过程中，髂骨相对于骶骨移动，髂前上棘向后转动，坐骨向前转动。

于是，耻骨与骶岬距离减小，而耻骨与尾骨距离增大，正如在骶骨的回转运动中一样。

髂骨的回转运动同样发生在骶髂关节上，并且会增大尾骨与耻骨的距离。

在分娩后期，即胎儿娩出阶段，髂骨的回转运动发挥重要作用，因为它能增大骨盆下口平面。

当胎儿从中骨盆平面（对应霍季氏第2和第3平面）通过时，此运动同样可发挥作用（虽然作用有限）：如果坐骨棘阻碍胎儿通过，这一运动可以使一侧（甚至是两侧）坐骨棘的阻碍减小。

详情请参见第100页、第121页、第141页和第143页。

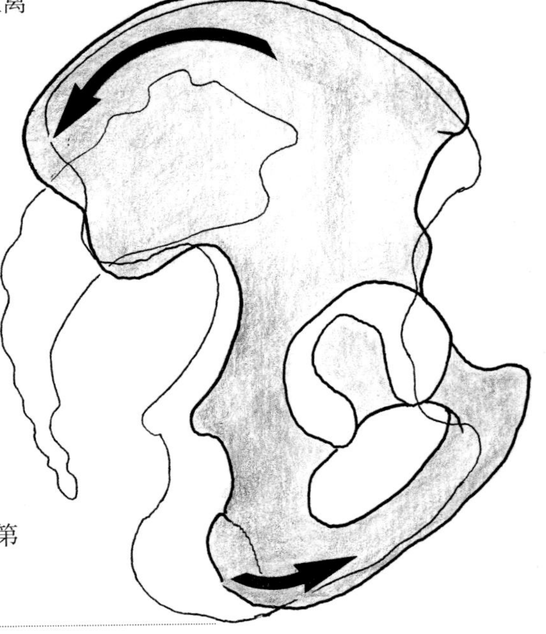

!

切莫混淆髂骨的回转运动和骨盆后倾：前者发生在骶髂关节上，是骨盆骨骼间的相对位移；后者髂骨的运动方向虽然与前者相同，但后者发生在髋关节上。骨盆后倾不会导致骨盆形态或盆腔体积的变化。

髂骨的回转运动

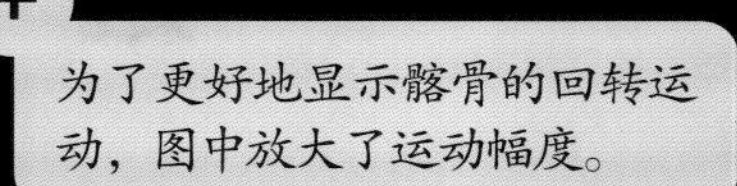

侧视图（立位）

坐骨向前运动，髂前上棘向后运动。

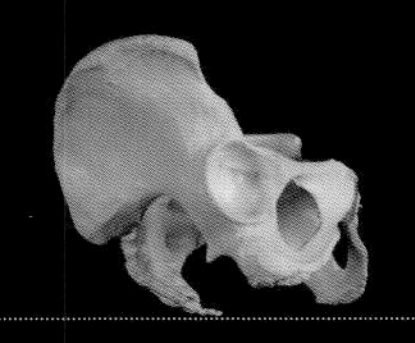 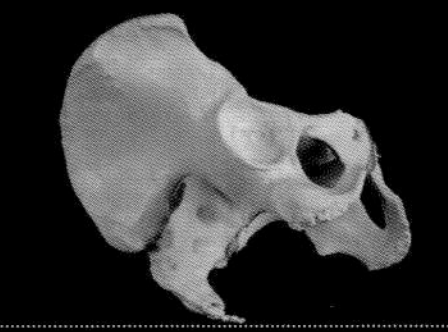 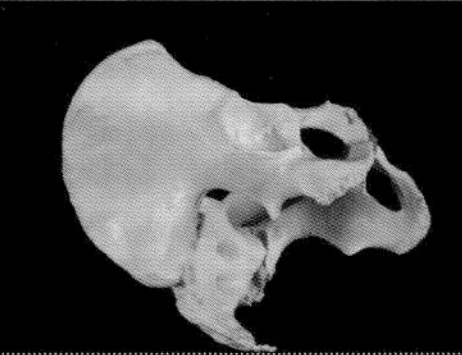

侧视图（移除右侧髋骨）

坐骨向前运动，髂前上棘向后运动。

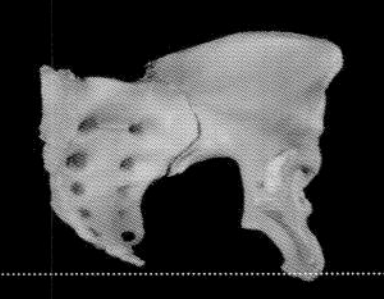 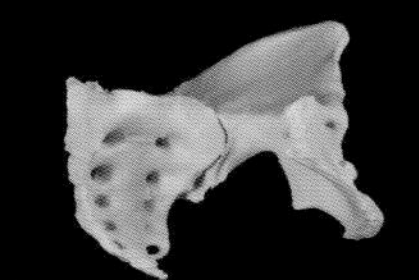 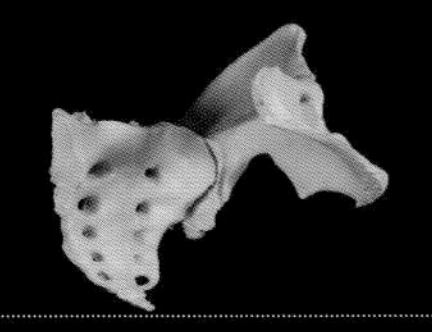

仰视图（仰卧位）

耻骨与尾骨的距离增大。

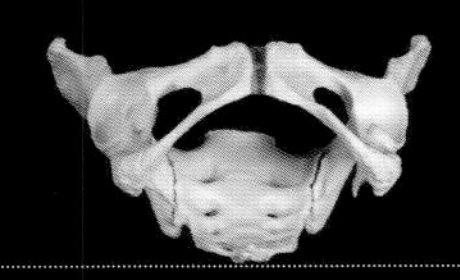 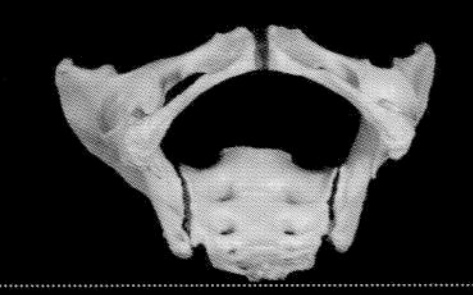 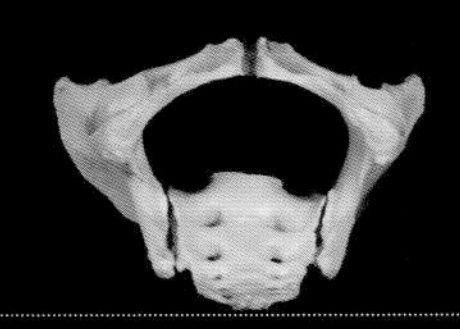

仰视图（俯卧位）

骨盆下口前后径增大。

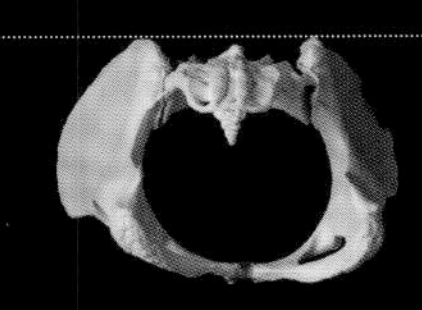 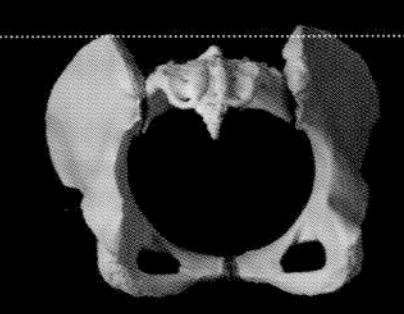 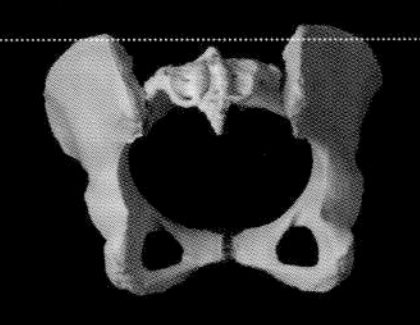

顶视图（俯视角度）

耻骨与骶岬距离减小。

髂骨上端后倾，骨盆上口前后径减小（由于投射面的关系，图中这一变化不明显）。

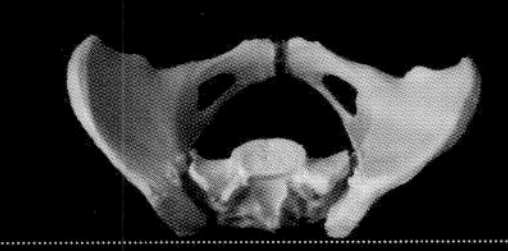 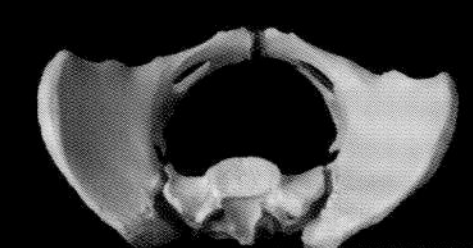 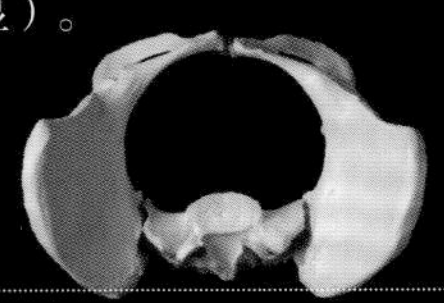

骶骨的反转运动

在此运动中，骶骨上部向后倾斜。骶岬的位置略有上升，骶岬与耻骨的距离增大。

与此相反，尾骨与耻骨的距离减小，尾骨的位置略有下降。

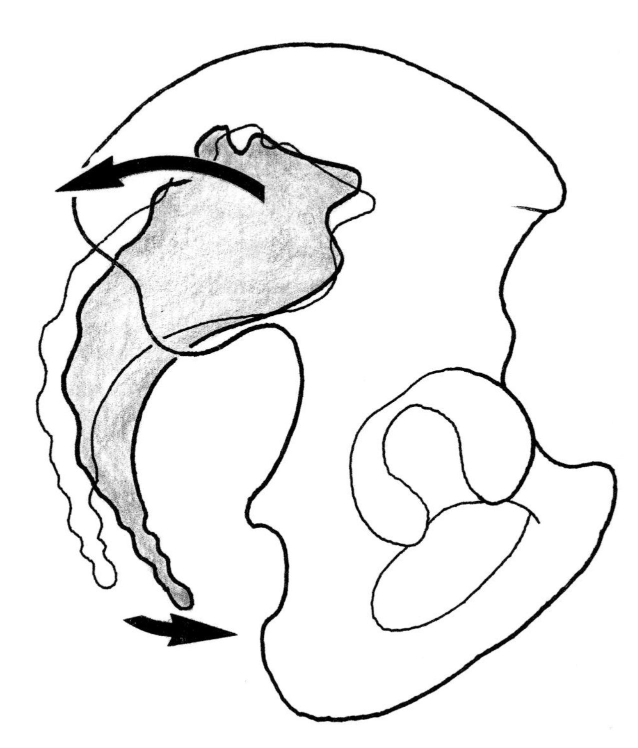

+ 这一运动同样在相关产科书籍中有所描述，它也与骶骨运动有关，尤其是在分娩过程中。

在子宫颈口扩张初期，即胎头入盆阶段（对应胎头通过霍季氏第1平面），骶骨的反转运动发挥重要作用。它能增大骨盆上口前后径，便于胎儿主动“钻行”以寻找通道。

要想了解如何主动促进或引发骶骨的反转运动，请参见第93页、第103页和第109页。

骶骨的反转运动

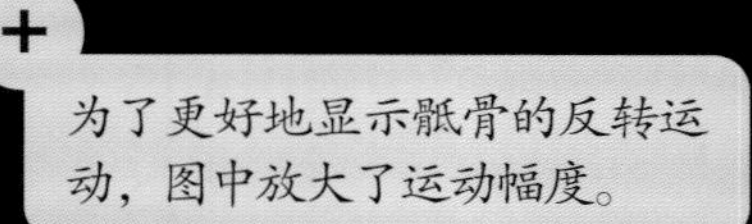

侧视图（立位）

骶岬向后运动，尾骨向前运动。

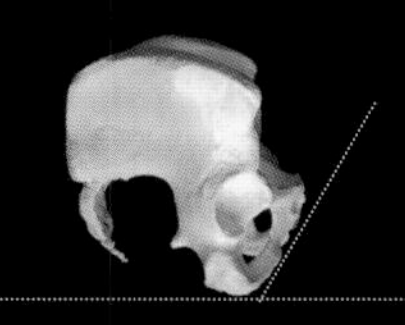 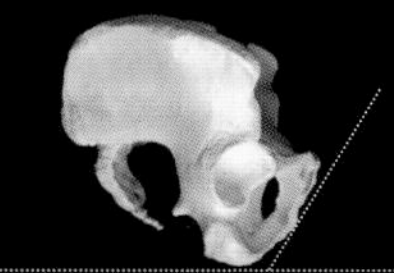 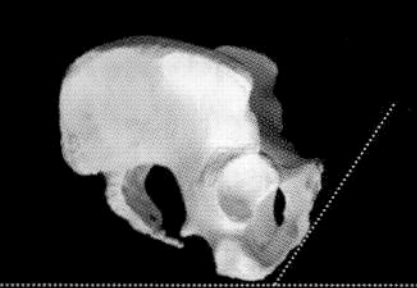

侧视图（移除右侧髋骨）

骶岬向后运动，尾骨向前运动。

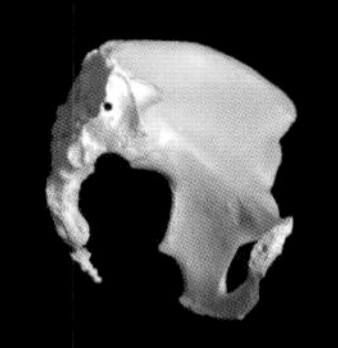 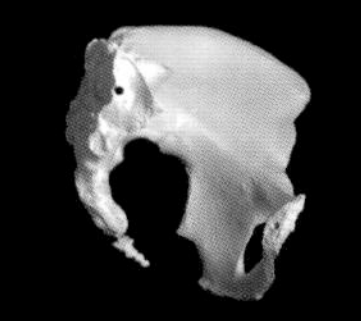 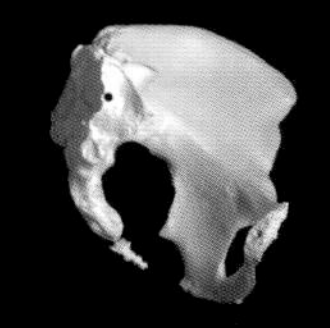

仰视图（仰卧位）

尾骨与耻骨的距离减小。

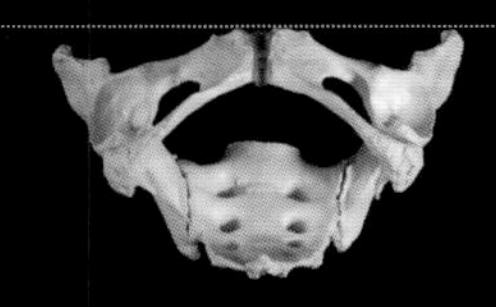 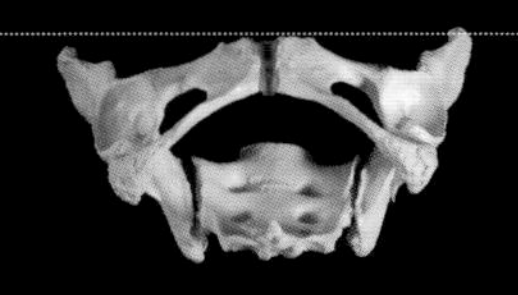 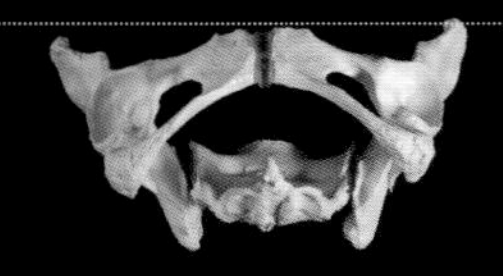

仰视图（俯卧位）

尾骨向前运动，骨盆下口前后径减小。

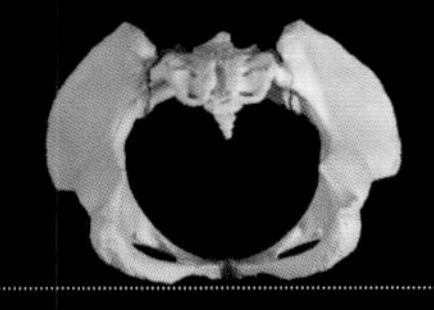 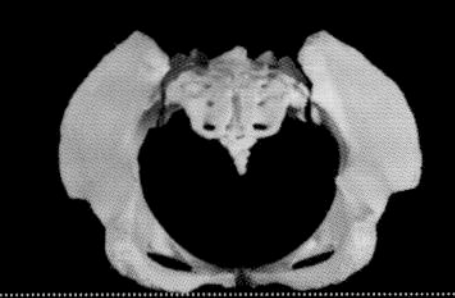 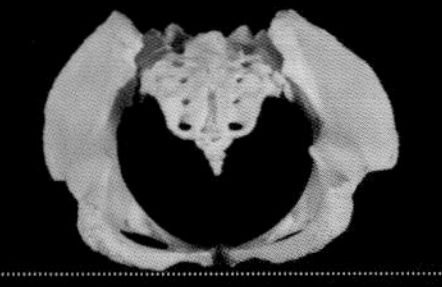

俯视图（俯视角度）

骶岬与耻骨的距离增大。

骶骨上部后倾，骨盆上口前后径增大。

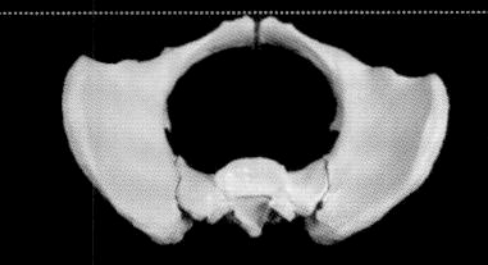 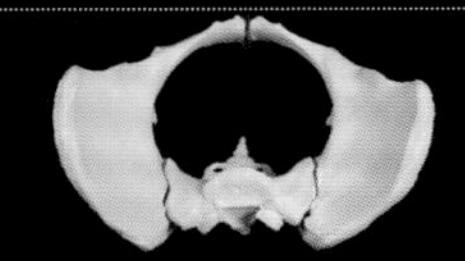 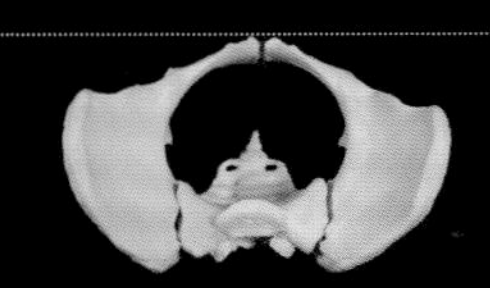

髂骨的反转运动

位于骶骨两侧的髂骨的运动也可能导致骨盆形态的变化。

+

为了更易于理解，我们首先想象骶骨固定不动，两块髂骨以对称的方式运动。

在髂骨的反转运动中，髂骨相对于骶骨移动。髂前上棘向前移动，坐骨向后移动。

就像在骶骨的反转运动中一样，耻骨与骶岬的距离增大，耻骨与尾骨的距离减小。

这一运动主要发生在骶髂关节，并且同样会增大骶岬与耻骨之间的距离，也就是说，它会增大骨盆上口的前后径。

在子宫颈口扩张初期，即胎头入盆阶段（对应胎头通过霍季氏第1平面），骶骨的反转运动发挥重要作用。它能增大骨盆上口前后径，便于胎儿主动“钻行”以寻找通道。

要想了解如何通过髋关节伸展引发髂骨的反转运动，请参阅第101页。

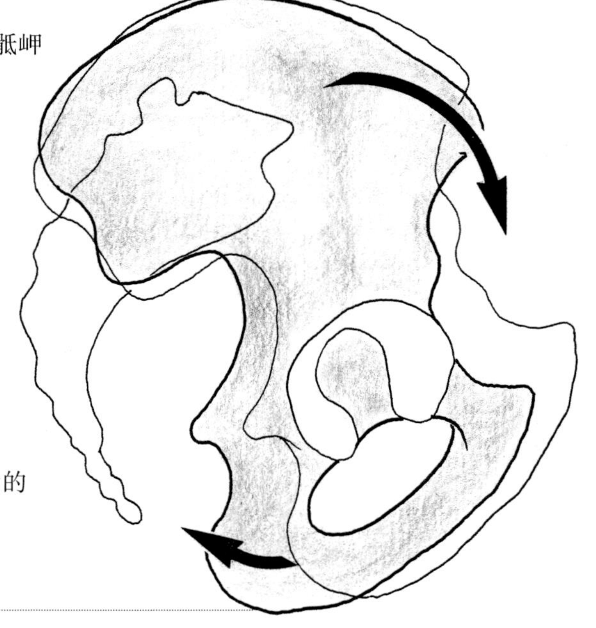

!

切莫混淆髂骨的反转运动和骨盆前倾：前者发生在骶髂关节上，是骨盆骨骼的相对位移；后者髂骨的运动方向虽然与前者相同，但后者发生在髋关节上。骨盆前倾不会导致骨盆形态和盆腔体积的变化。

髂骨的反转运动

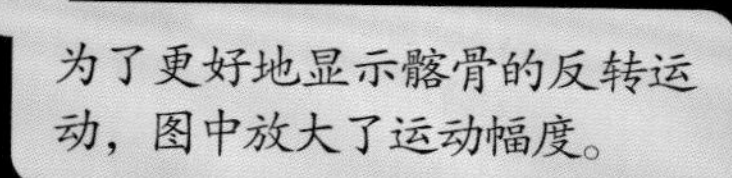

侧视图（立位）

坐骨向后运动，髂前上棘向前运动。

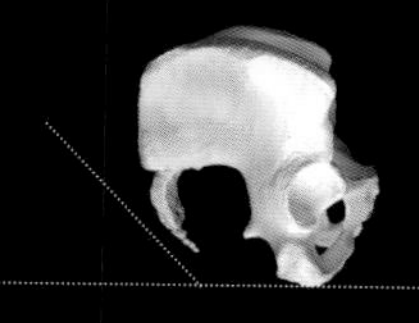 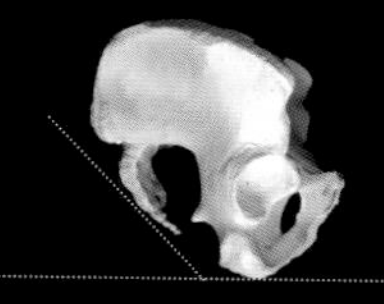 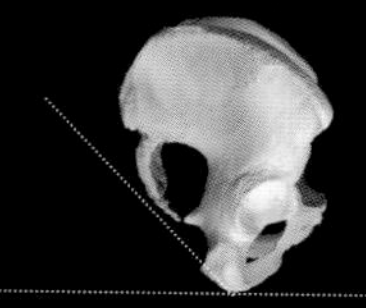

侧视图（移除右侧髋骨）

坐骨向后运动，髂前上棘向前运动。

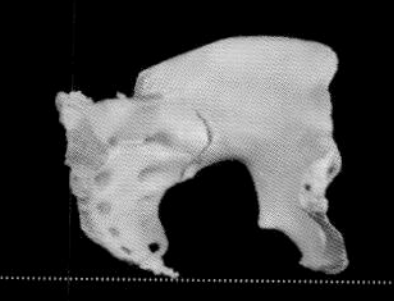 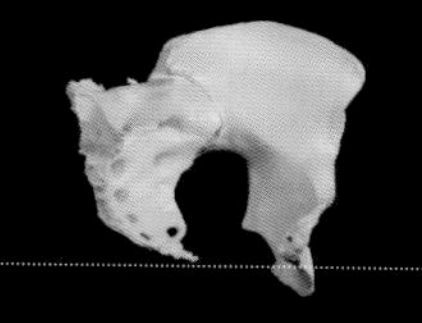 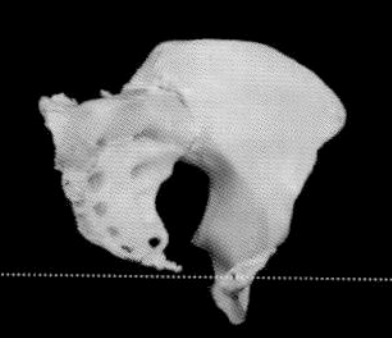

仰视图（仰卧位）

耻骨与尾骨的距离减小。

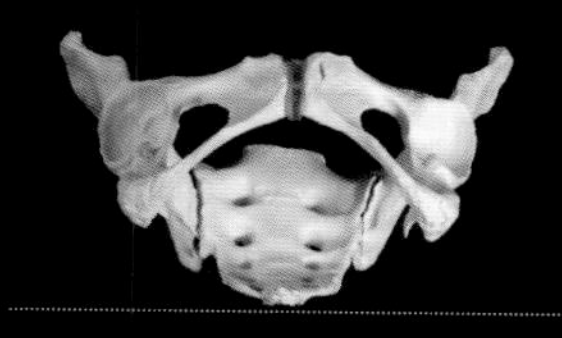 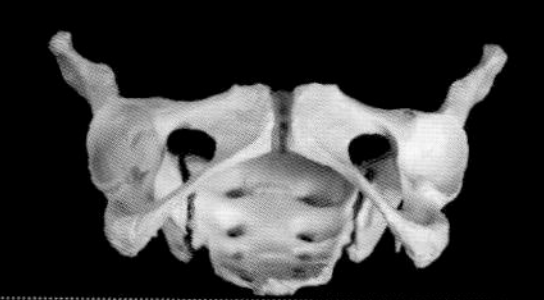 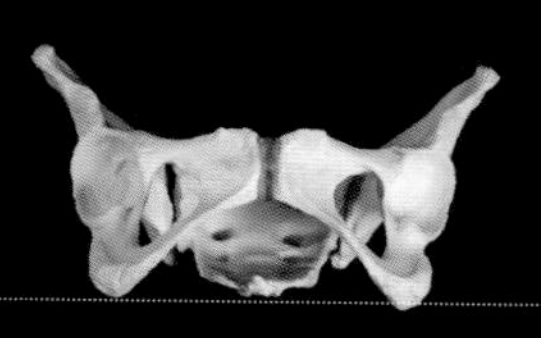

仰视图（俯卧位）

坐骨向后运动，骨盆下口前后径减小。

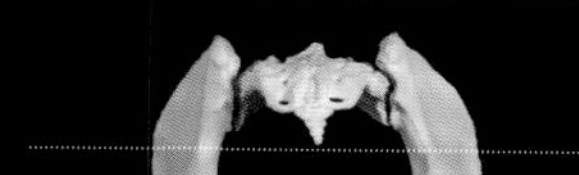 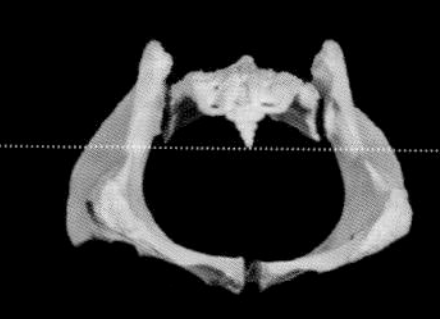 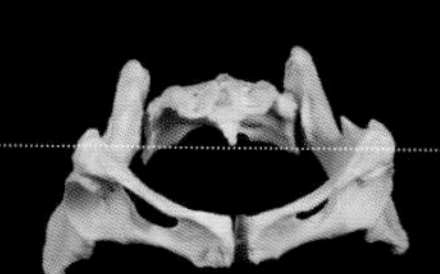

俯视图（俯视角度）

耻骨与骶岬的距离增大。

骨盆上口前后径增大。

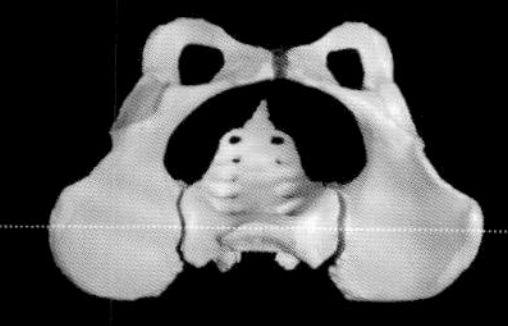 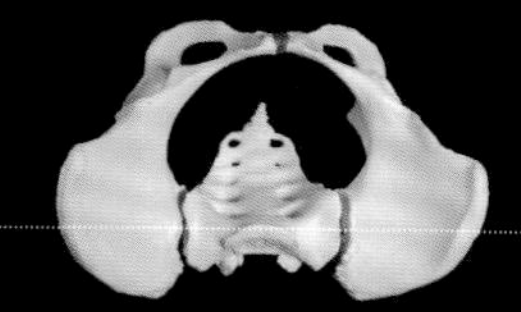 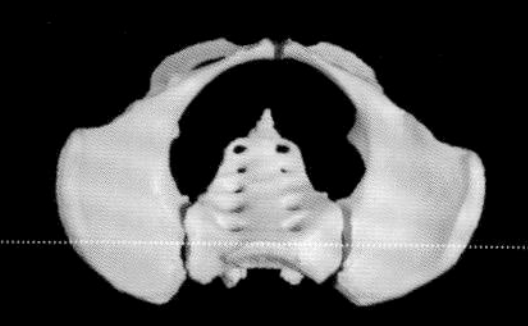

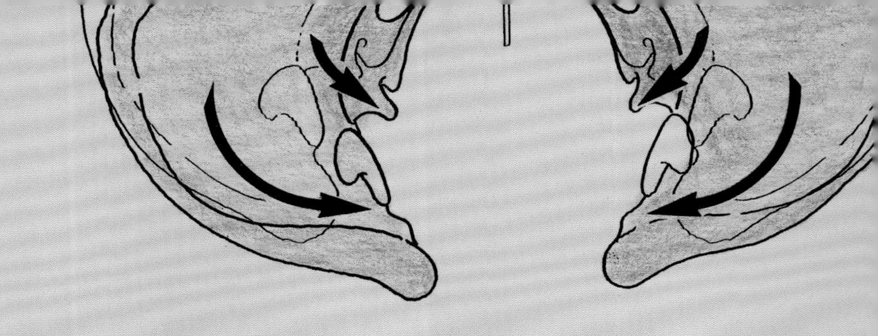

从冠状面和
水平面上看
骨盆的内在运动

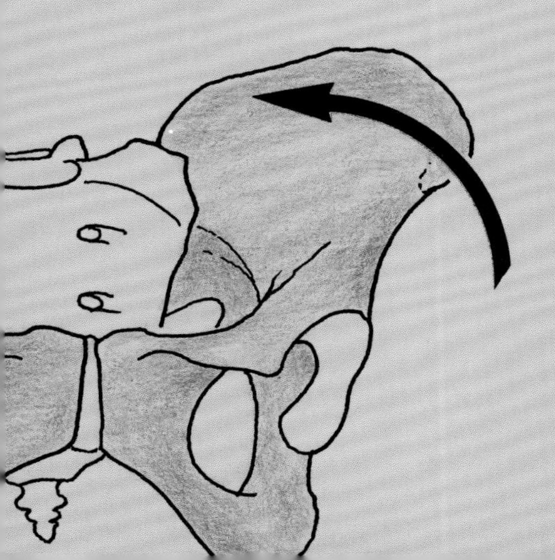

概述

+

我们将在接下来的4页中详细了解骨盆在冠状面和水平面上的运动。如果你已知道了这部分知识，可以直接跳转到第70页。

很多人对我们接下来将要介绍的骨盆运动并不了解，然而这些运动对分娩来说十分重要，因为它们也会引起盆腔形态的变化，但与之前介绍的运动有很大差异。

!

本节的运动看起来都十分相似。但是，我们必须学会准确地区分它们，因为它们产生的效果是不同的，有时甚至起相反效果。

+

为了更易于理解，我们假设骶骨固定不动，两块髂骨以对称的方式运动。

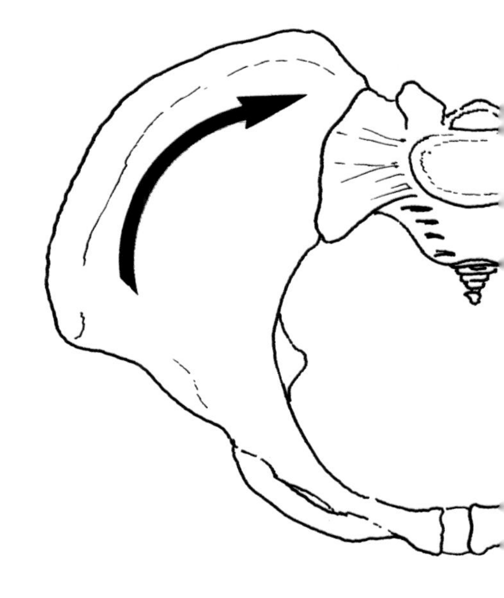

从冠状面上看髂骨外展

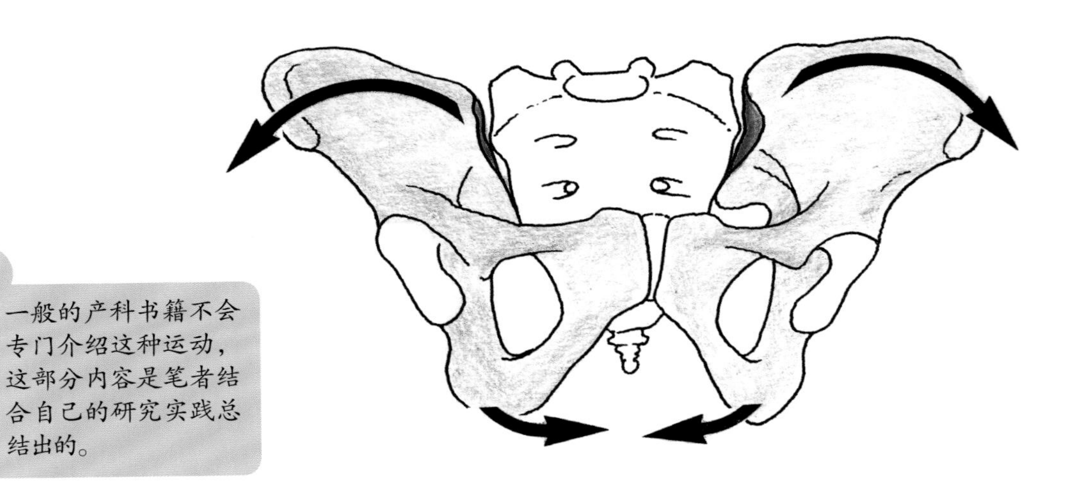

一般的产科书籍不会专门介绍这种运动，这部分内容是笔者结合自己的研究实践总结出的。

在此运动中，髂骨相对于骶骨移动。髂前上棘向外侧移动，坐骨则向中间收拢。

髂骨外展同时发生于骶髂关节和耻骨联合上：

- 骶骨和髂骨上方相远离，下方相靠近；
- 纤维软骨上部被拉伸，下部被压缩。

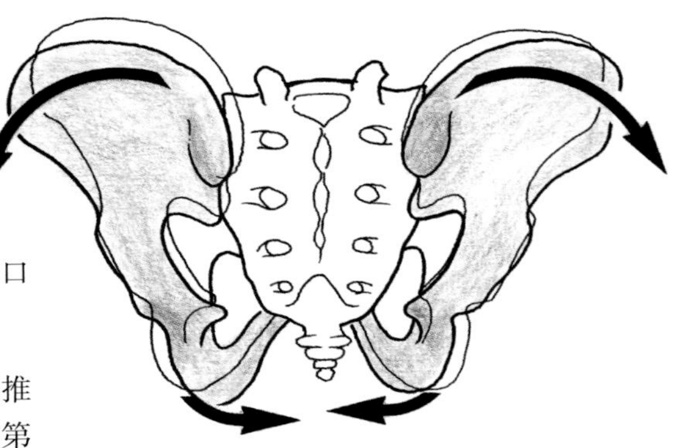

髂骨外展在胎头入盆时发挥重要作用，它可以使髂骨弓状线彼此分离，增大骨盆上口左右径。

要想了解如何通过股骨的牵拉和支撑物的推力来促进或引发这种运动，请参阅第95页和第104页。

第66～67页内容详细介绍了骨盆在冠状面上的内在运动。如果你已知道了这部分内容，可以直接跳转到第70页。

从冠状面上看髂骨内收

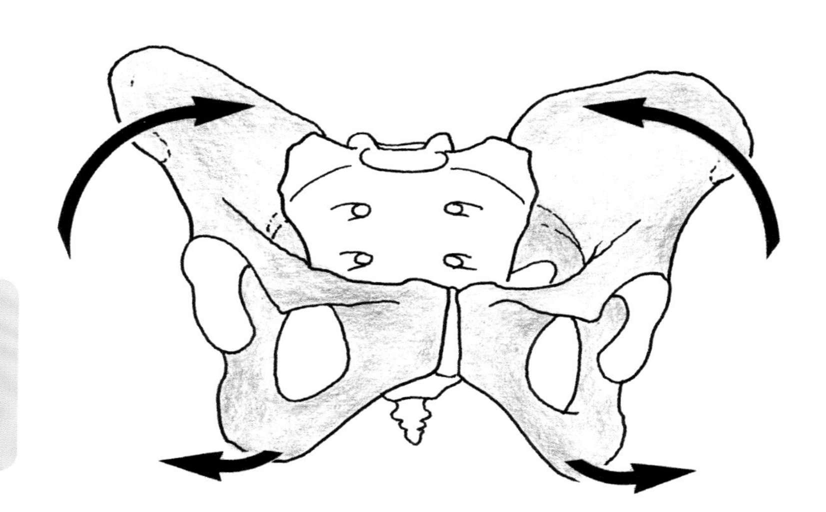

+

一般的产科书籍不会专门介绍这种运动，这部分内容是笔者结合自己的研究实践总结出的。

在此运动中，髂骨相对于骶骨移动，髂前上棘向中间收拢，坐骨则向外移动。

髂骨内收同时发生于骶髂关节和耻骨联合上：
· 骶骨和髂骨上方相靠近，下方相远离；
· 纤维软骨上部被压缩，而下部被拉伸。

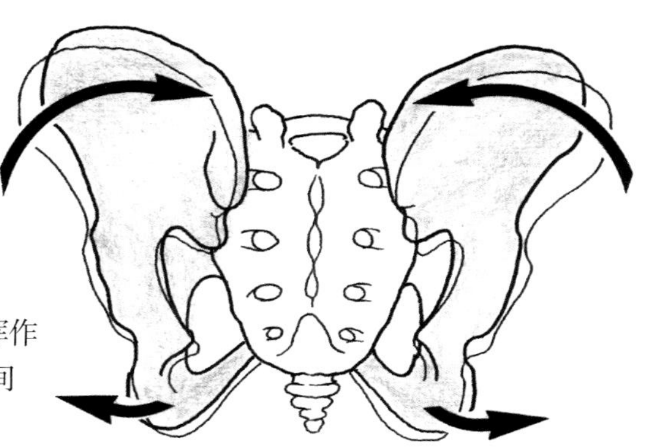

在分娩后期，即胎儿娩出阶段，髂骨内收发挥重要作用，它会使坐骨分离，耻骨弓角度变大。

当胎头通过霍季氏第3平面时，此运动也能发挥作用（虽然作用不大），因为它可以使坐骨棘间距变大。

要想了解如何通过股骨的牵拉和外界施加于髂嵴的推力来促进或引发这种运动，请参阅第94页和第110页。

从水平面上看髂骨旋内

第68～69页内容详细介绍了骨盆在水平面上的内在运动。如果你已了解了这部分内容，可以直接跳转到第70页。

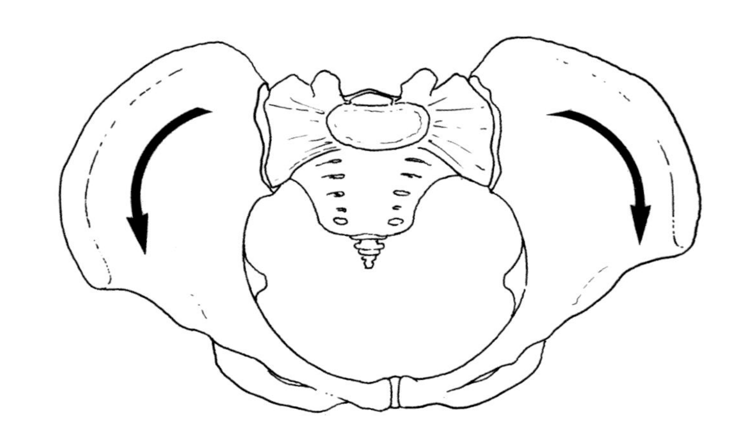

在此运动中，髂骨围绕耻骨中心的垂直轴线转动。

髂前上棘向内收拢，髂后上棘向外展开。

此运动同时发生于骶髂关节和耻骨联合上：

- 骶髂关节分离（尤其是后部）；
- 在耻骨联合中，纤维软骨整体被压缩。

在胎儿通过中骨盆平面（对应霍季氏第3和第4平面）时，髂骨旋内发挥重要作用，因为它会使坐骨棘相远离，坐骨棘距离增加。

此运动的作用还体现在胎头入盆阶段，髂骨旋内使左右髂骨间距离增大，从而促进骶骨的反转运动。

要想了解如何通过股骨的牵拉促进甚至引发髂骨旋内，请参阅第96页。

一般的产科书籍中不会专门介绍这种运动，这部分内容是笔者结合自己的研究实践总结出的。

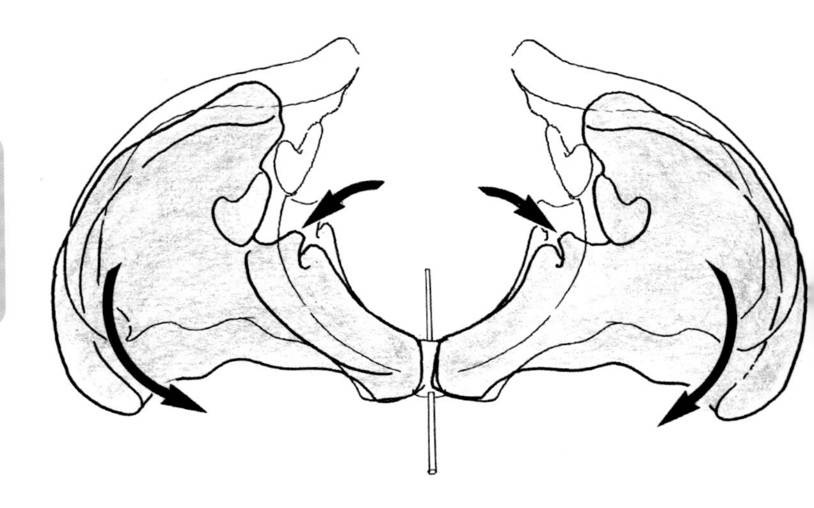

从水平面上看髂骨旋外

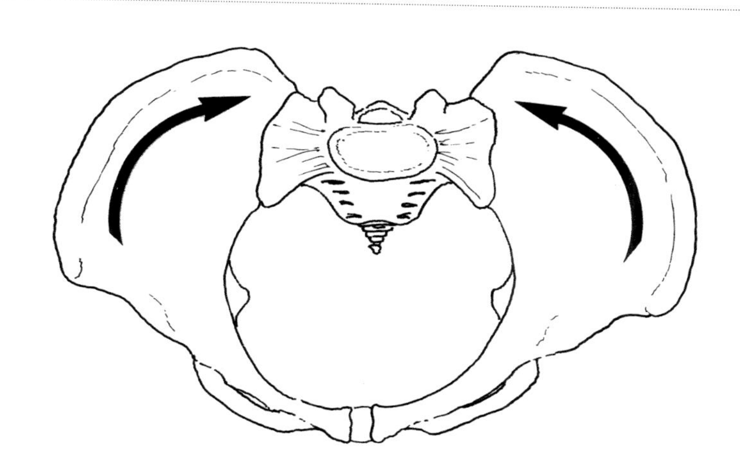

在此运动中，髂骨围绕耻骨中心的垂直轴线转动，髂前上棘向外展开，髂后上棘向内收拢。

此运动同时发生在骶髂关节和耻骨联合上：
· 髂骨向骶骨方向靠近；
· 纤维软骨整体被拉伸。

胎头通过中骨盆平面时，髂骨旋外和旋内的交替进行发挥重要作用（尽管髂骨旋外会使坐骨棘向骨盆内转动，坐骨棘间距减小）。坐骨棘的交替靠近和远离（特别是以不对称的方式进行），可以帮助胎儿“找到前进方向”。

要想了解如何通过股骨的牵拉引发髂骨旋外，请参阅第97页。

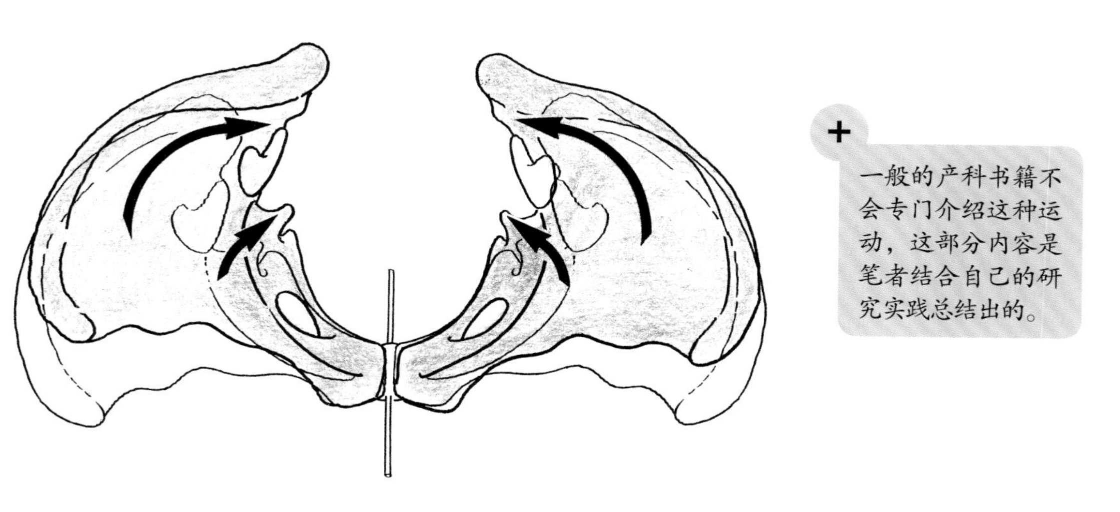

+

一般的产科书籍不会专门介绍这种运动，这部分内容是笔者结合自己的研究实践总结出的。

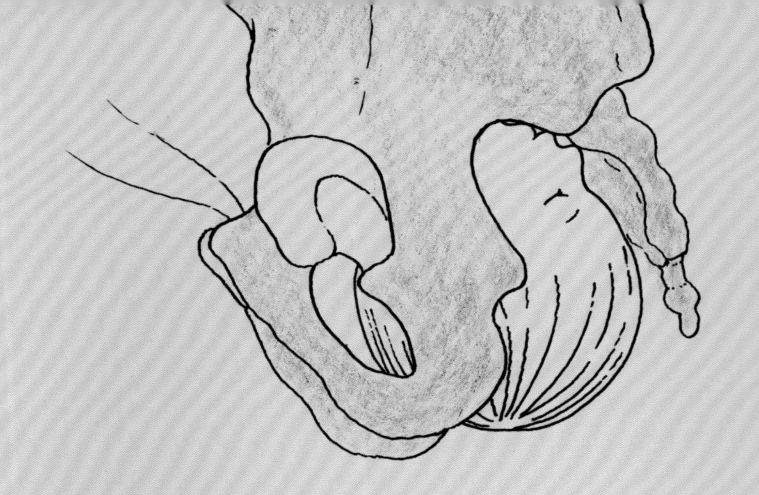

从冠状面
和水平面的结合
看骨盆的内在运动

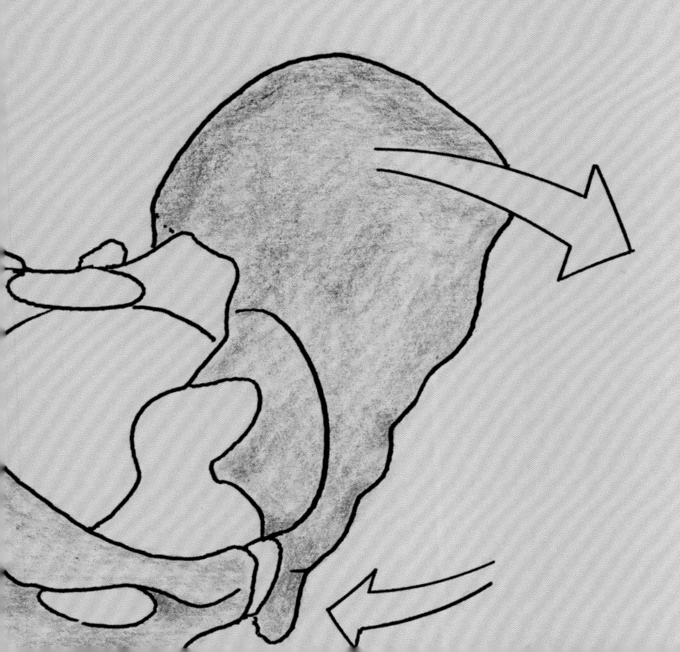

概述

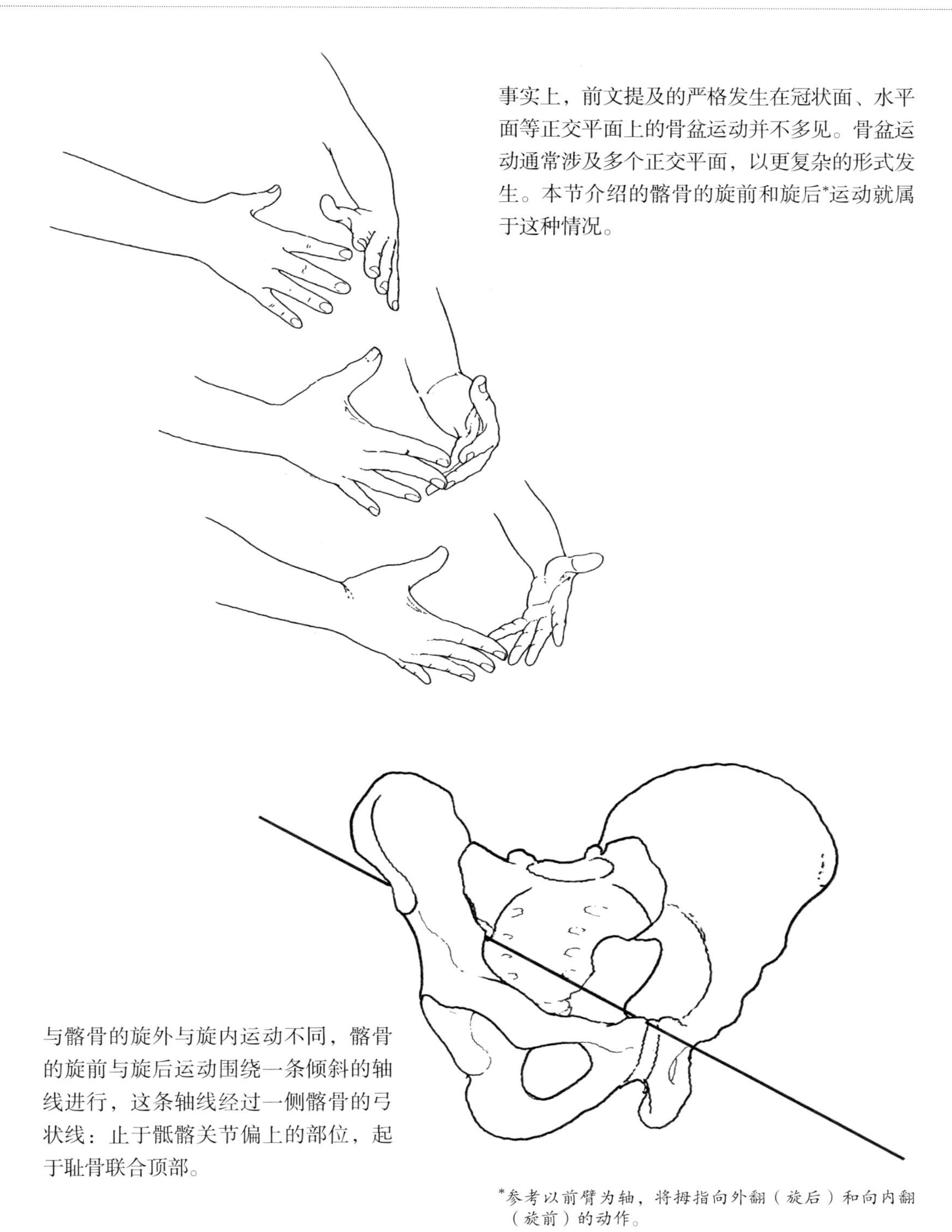

事实上，前文提及的严格发生在冠状面、水平面等正交平面上的骨盆运动并不多见。骨盆运动通常涉及多个正交平面，以更复杂的形式发生。本节介绍的髂骨的旋前和旋后*运动就属于这种情况。

与髂骨的旋外与旋内运动不同，髂骨的旋前与旋后运动围绕一条倾斜的轴线进行，这条轴线经过一侧髂骨的弓状线：止于骶髂关节偏上的部位，起于耻骨联合顶部。

*参考以前臂为轴，将拇指向外翻（旋后）和向内翻（旋前）的动作。

髂骨旋后

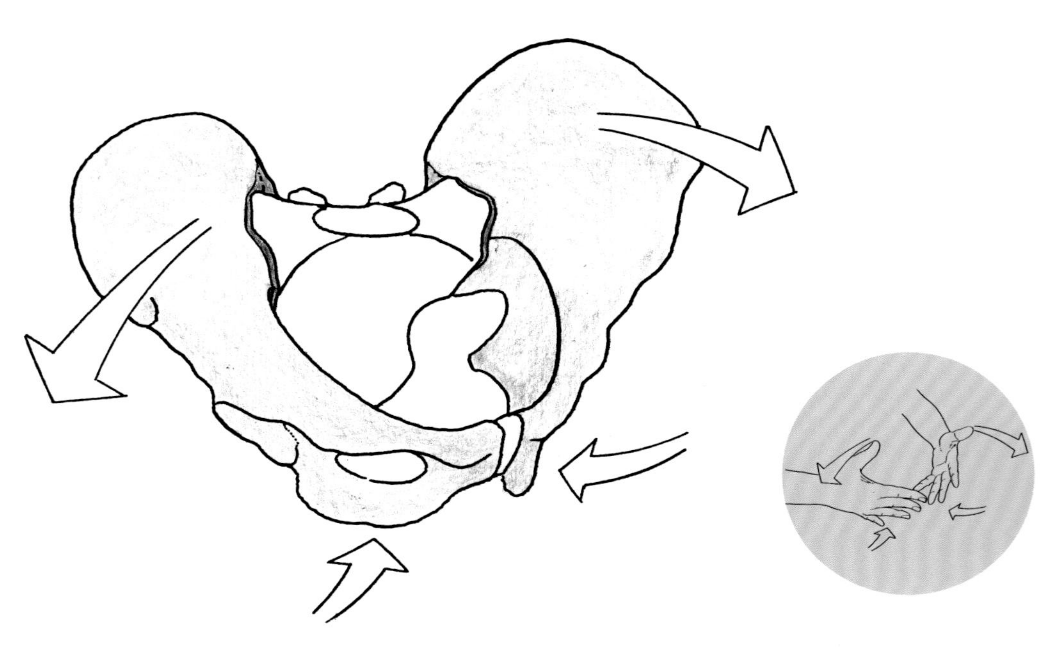

在此运动中，髂骨围绕前页提及的倾斜的轴线旋转。髂前上棘向外展开，同时略微向前移动，坐骨向内收拢并略微向后移动。

此运动同时发生于骶髂关节和耻骨联合上：
· 髂骨与骶骨分离（尤其是上部）；
· 纤维软骨顶部被拉伸，底部被压缩。

在胎头通过骨盆上口（对应霍季氏第1平面）时，髂骨旋后发挥重要作用，它会使髂骨弓状线彼此远离。

髂骨旋后结合旋前，且二者以左右不对称的方式交替进行，十分有利于胎儿的“钻行”（参见第120页、第125页、第127页和第134页），可以促进胎儿从骨盆上口下滑至中骨盆平面及骨盆下口，尤其是在产妇实施了硬膜外麻醉的情况下。

要想了解如何通过髋关节屈曲或旋外产生的牵拉力引发髂骨旋后，请参阅第99页和第142页。

髂骨旋前

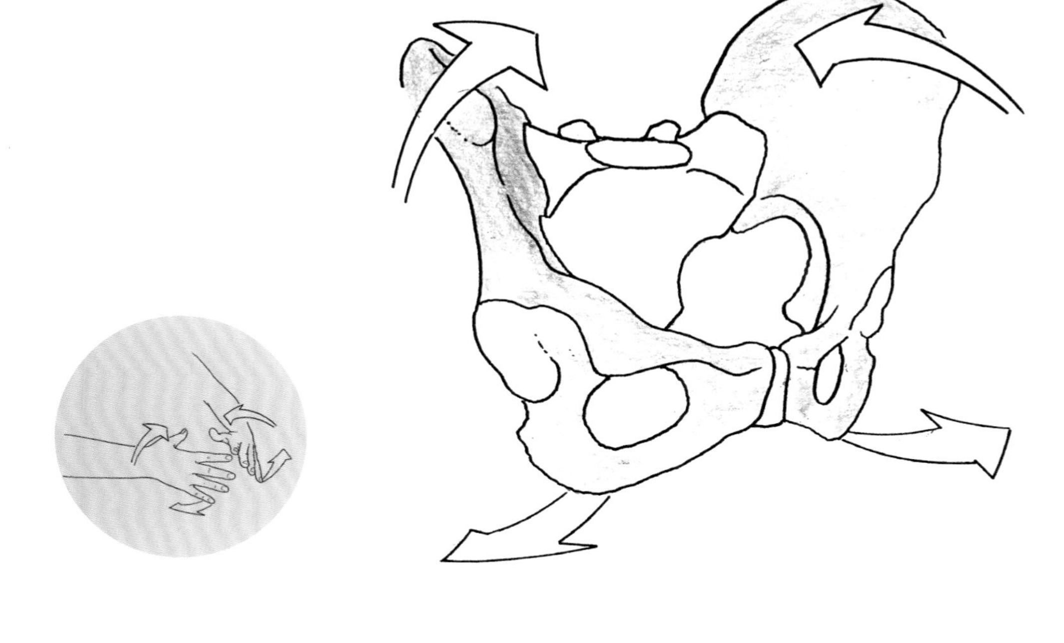

在此运动中，髂骨围绕前文提及的倾斜轴旋转。髂前上棘向内收拢，同时略微向后移动，坐骨外展并略微向前移动。

此运动同时发生于骶髂关节和耻骨联合上：

· 髂骨与骶骨相远离（尤其是下部）；

· 纤维软骨顶部被压缩，底部被拉伸。

胎头通过中骨盆平面及骨盆下口时，髂骨旋前发挥重要的作用，它会使两侧坐骨棘及两侧坐骨在冠状面和水平面上的距离增大。

+

一般的产科书籍不会专门介绍这两个运动，关于这两个运动的内容是笔者结合自己的研究实践总结出的。

分娩的四个阶段和相应的骨盆运动

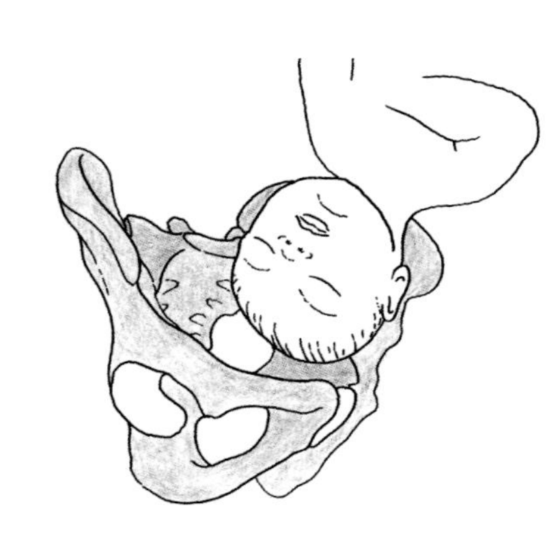

第1阶段前：胎头可自由活动，胎头位于骨盆上口上方。

此时，骨盆应进行何种运动呢？

骨盆应准备好容纳胎儿，其顶部需要打开。

——如果产妇处于静止状态

可以通过以下方式促进骶骨或髂骨的反转运动：

· 放松背部肌肉；

· 避免压迫骶骨上部。

最好采取能使重力发挥积极作用的姿势（比如直立）。

——如果产妇处于运动状态

可以从“骨盆运动的三种主导姿势”（参见第8章）中选择几种骨盆处于自由状态的运动来实践，比如小幅度的倾斜和平摆（参见第7章）。

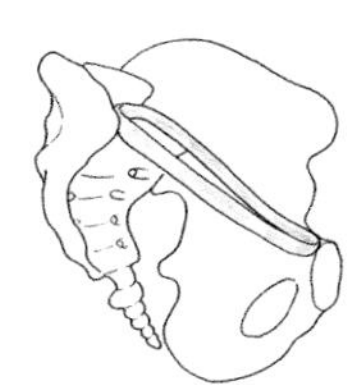

第1阶段：胎头通过骨盆上口。

此时，骨盆应进行何种运动呢？

应尽力增大骨盆上口：

· 使骶骨或髂骨进行反转运动；

· 使髂骨弓状线相远离以增大骨盆上口左右径（通过髂骨外展和/或髂骨旋后实现）。

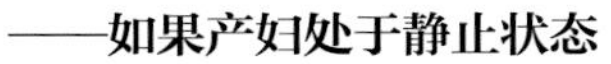

——如果产妇处于静止状态

可以通过以下方式促进骶骨或髂骨的反转运动：

· 放松背部肌肉；

· 避免压迫骶骨上部；

· 热敷骶骨及其周围。

可以根据需要改变姿势。

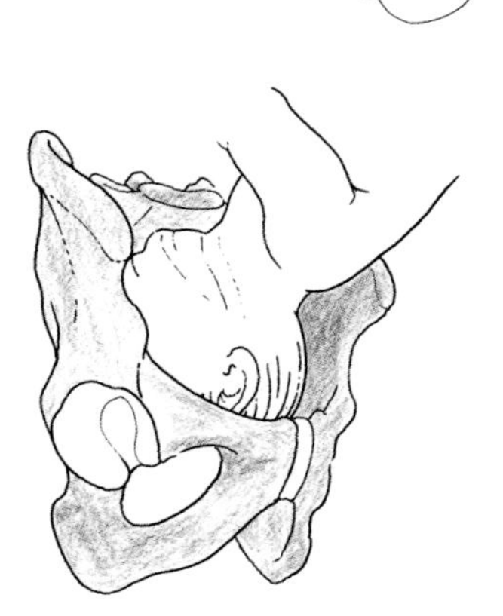

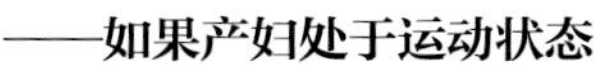

——如果产妇处于运动状态

可以从“骨盆运动的三种主导姿势”（参见第8章）中选择几种骨盆处于自由状态的运动来实践，比如平摆运动（参见第7章）。

第2阶段：胎头通过骨盆上口和坐骨棘之间的区域。

此时，骨盆应进行何种运动呢?

应增加中骨盆平面后外侧面的宽度，坐骨棘应该彼此远离并向外展开（也就是说，髂骨进行回转运动，同时结合髂骨的旋内或旋前运动）。

——如果产妇处于静止状态

首先需避免采取仰卧姿势，应采取侧卧位或俯卧位。

使股骨先向内旋转再向外旋转，并交替进行以下运动：以不对称方式摆放下肢，进行骨盆的倾斜运动以及平摆运动，旨在使坐骨棘运动。

——如果产妇处于运动状态

可以从“骨盆运动的三种主导姿势”（参见第8章）中选择几种运动来实践，比如股骨先向内旋转，再向外旋转，或以不对称的方式摆放下肢，目的依然是使坐骨棘运动。

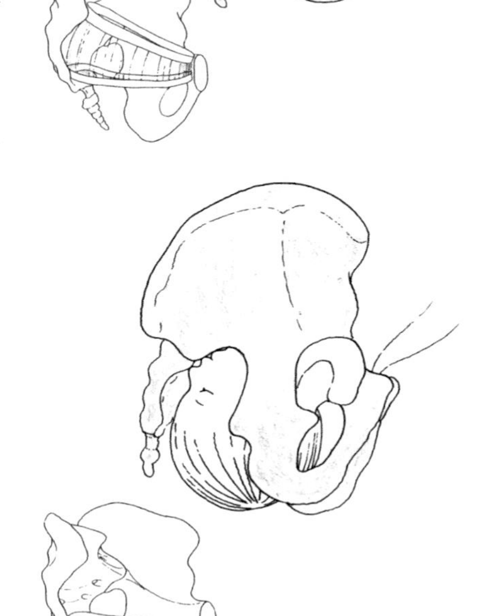

第3阶段：胎头通过坐骨棘平面。

此时，骨盆应进行何种运动呢?

应尽力增大中骨盆平面，尤其是增大前后径。

——如果产妇处于静止状态

可以通过以下方式促进骨盆下部的开放：

· 采取侧卧位；

· 采取俯卧位，使髋关节大幅度屈曲，股骨向内旋转。

——如果产妇处于运动状态

可以从“骨盆运动的三种主导姿势”（参见第8章）中选择几种运动来实践，注意保持股骨向内旋转，并以不对称的方式摆放下肢，旨在使两侧坐骨棘及两侧坐骨结节的距离增大。

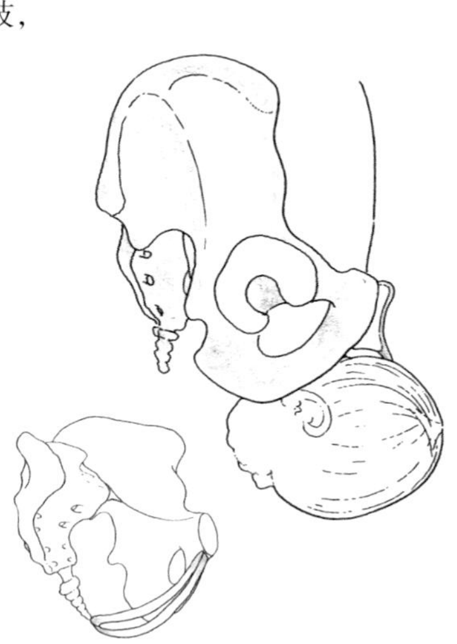

第4阶段：胎头通过耻骨弓。

此时，骨盆应进行何种运动呢?

应尽量扩大骨盆下口，尤其要增大前后径。

具体来说，应避免压迫骶骨下部。产妇可以采取屈曲一侧或两侧髋关节的姿势，并结合髂骨外展及旋内；也可以采取站立式，上半身可依靠悬挂物进行支撑，重要的是使骨盆处于自由状态，盆腔形态发生变化。

4 骨盆的外在运动

本章着重阐述由骨盆周围区域（如位于骨盆上方的腰椎及位于骨盆下方的股骨）引发的骨盆运动。

腰椎运动可以带动骨盆运动

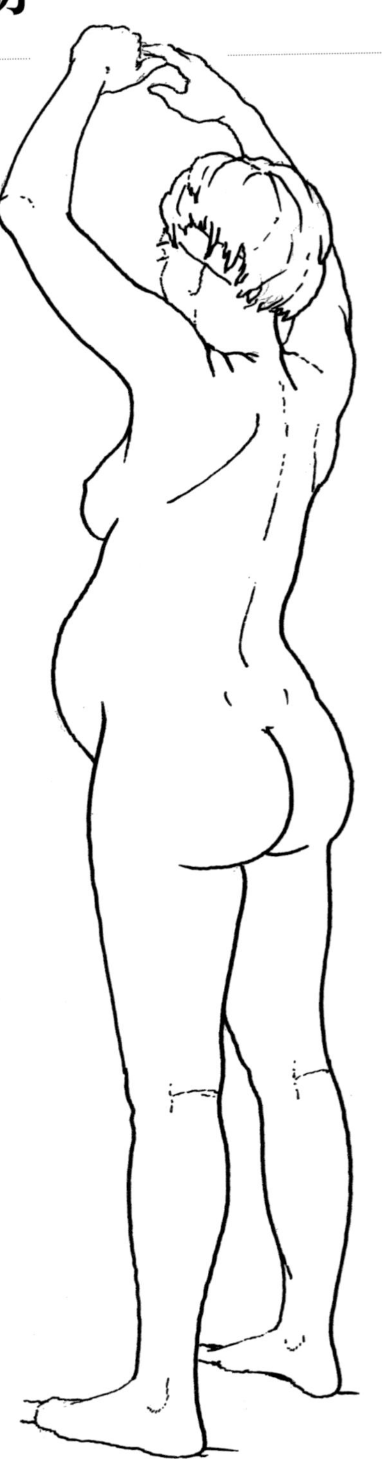

在骶骨和第5腰椎间，腰椎主要向后移动。骶骨底会向前倾斜，尾骨向后抬起（类似骶骨的回转运动）。

腰椎的反向运动（第5腰椎向前倾斜，或者说骶骨带动尾骨向前移动）不容易发生，因为椎间盘的形状（前部比后部厚）不利于这种运动的发生。

腰椎的横向运动几乎不可能发生，因为腰骶韧带会阻碍这种运动。腰椎的旋转运动也几乎不可能发生，因为此处的骨结构如关节突等不允许。

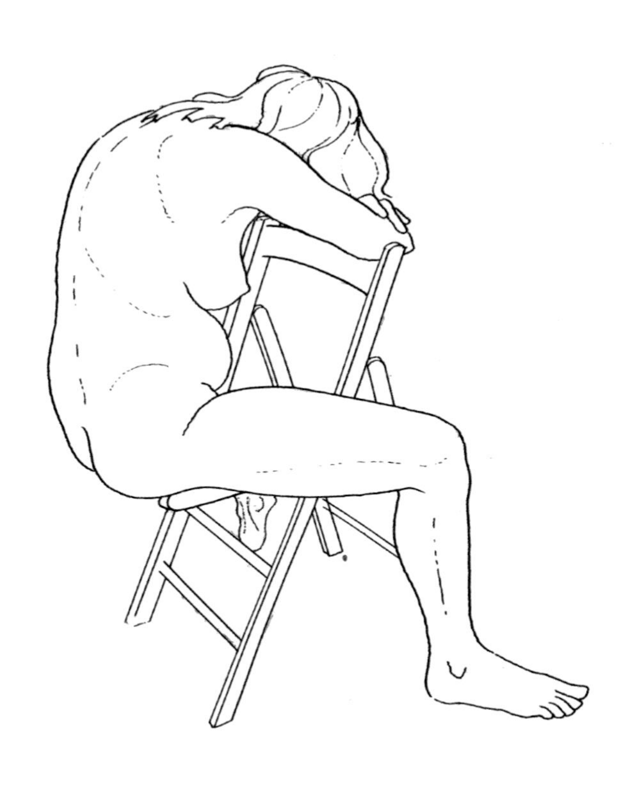

髋部发力带动骨盆运动

股骨可以向各个方向运动*

髋关节属于球窝关节，股骨可以向各个方向运动。

分娩时，股骨需要进行不寻常的运动，比如那些平时很少做的运动，或者要比平时运动的幅度更大，等等。

髋骨也可以向各个方向运动*

对分娩而言更为重要的是，所有用股骨发力带动的运动也可由髋骨发力带动。因此可以说，位于股骨头上的髋骨可以向各个方向运动。这对盆腔形态的改变至关重要。

在接下来的几页中，髋部运动的顺序都是先从骨盆的角度再到股骨的运动进行介绍的。

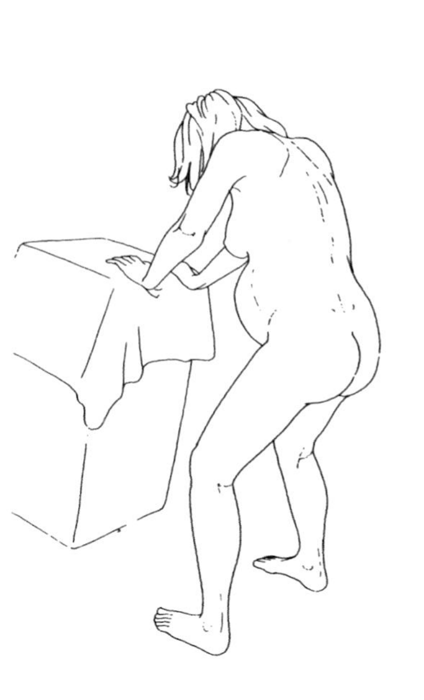

为了在分娩过程中调整骨盆形态以利于胎儿通过，产妇应采取能够提高髋骨活动性、最有效的分娩姿势，我们称其为“自由骨盆”姿势。例如：

- 侧卧式（参见第123～127页）；
- 跪立式（参见第133～135页）；
- 站立式（参见第137～139页）；
- 坐在瑜伽球上（参见第131页）。

你可以在第6章中找到这些内容。

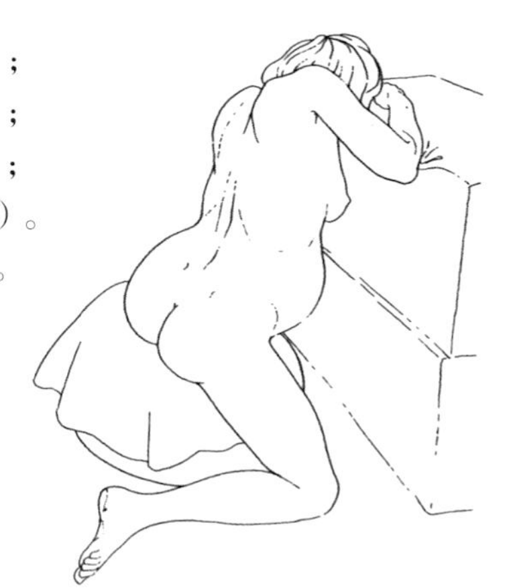

*前提是关节没有被韧带或肌肉所束缚。

骨盆前倾和后倾

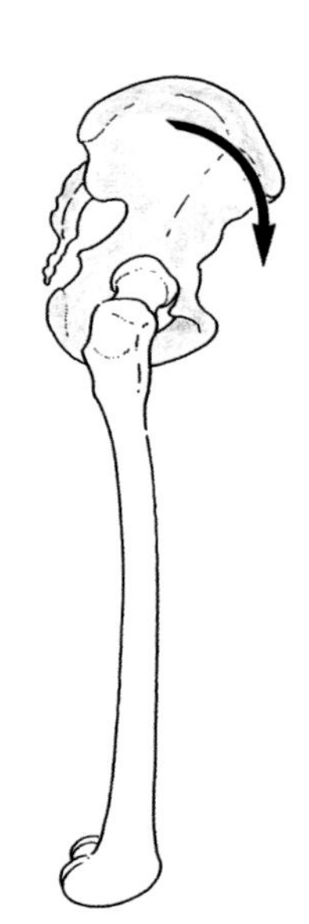

骨盆前倾指骨盆整体相对于髋关节向前倾斜。

以髂前上棘的运动方向为参考。

在骨盆前倾的过程中，髂前上棘向前下方运动，
坐骨向后上方运动。

骨盆后倾指骨盆整体相对于髋关节向后倾斜。

同样以髂前上棘的运动方向为参考。

在骨盆后倾的过程中，髂前上棘向后上方运动，
坐骨向前下方运动。

在分娩的准备阶段，产妇可以使骨盆进行上述运动。但需要注意的是，骨盆前倾①和后倾②只涉及髋关节的运动，而不涉及骨盆骨骼间的相对位移。

如果运动幅度较小，骨盆前倾和后倾不会直接导致盆腔形态的改变，但会改变骨盆开口的方向（参见第149页的“骨盆在股骨头上倾斜”）。

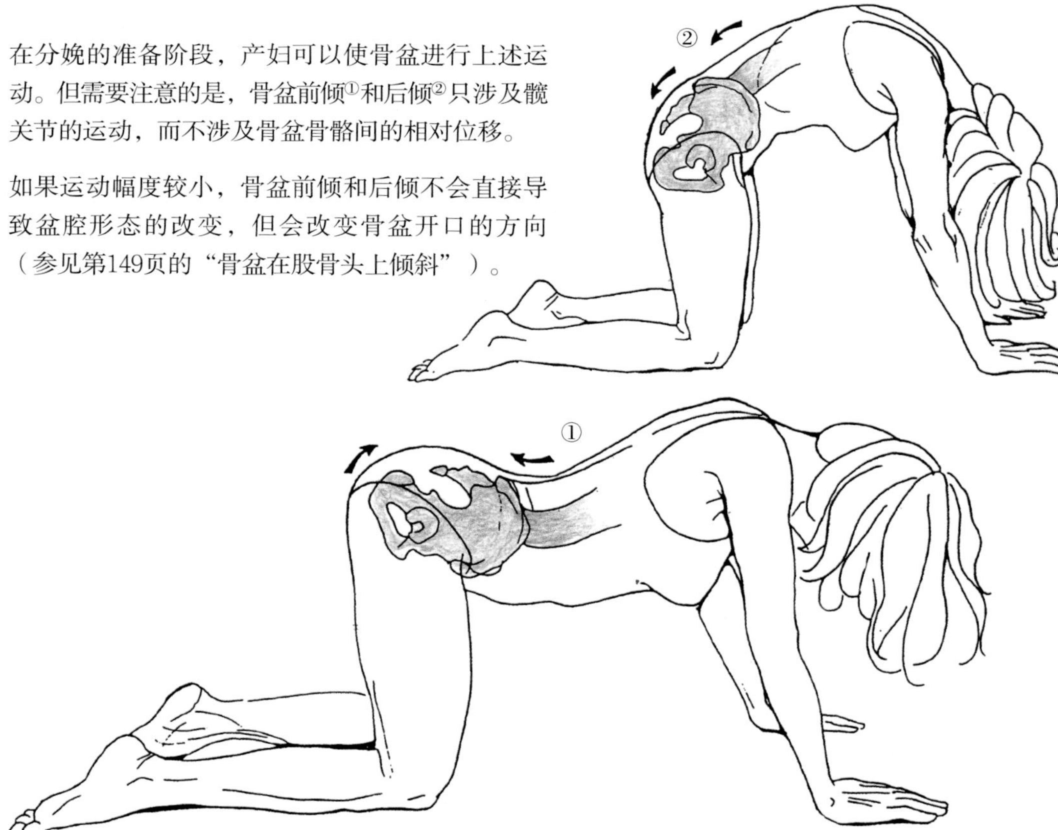

股骨前屈和后展

在髋臼内，股骨头可以向前或向后旋转，从而带动股骨前后摆动。

股骨可以：

- **前屈**，即向前弯曲，股骨相对身体折叠；
- **后展**，即向后展开，股骨相对身体打开。

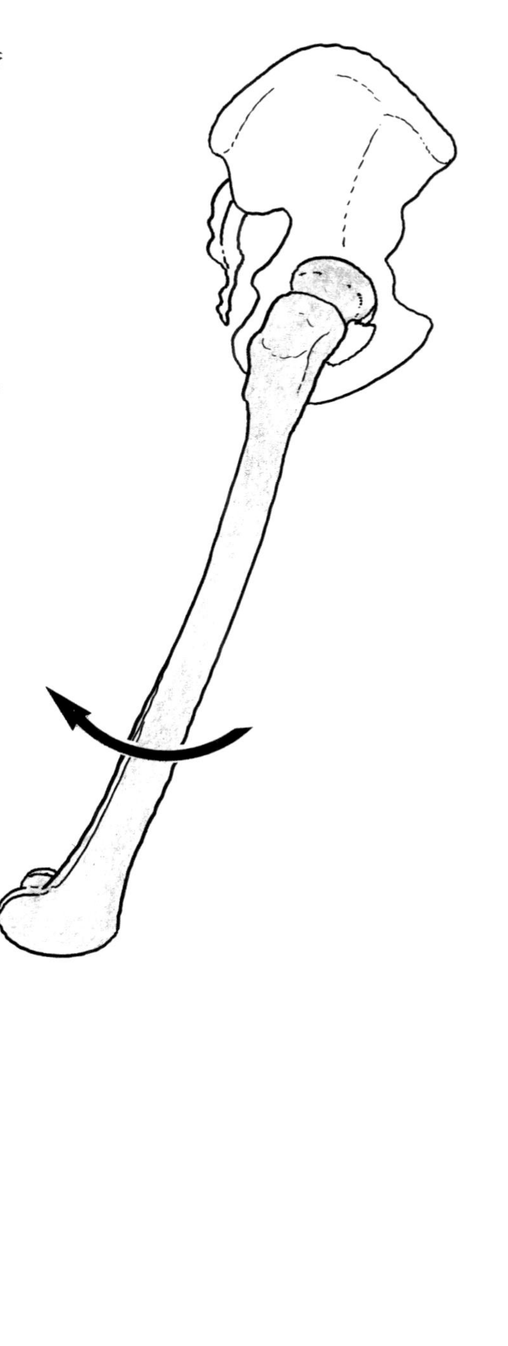

分娩时，股骨基本呈前屈状态，极少处于后展状态。

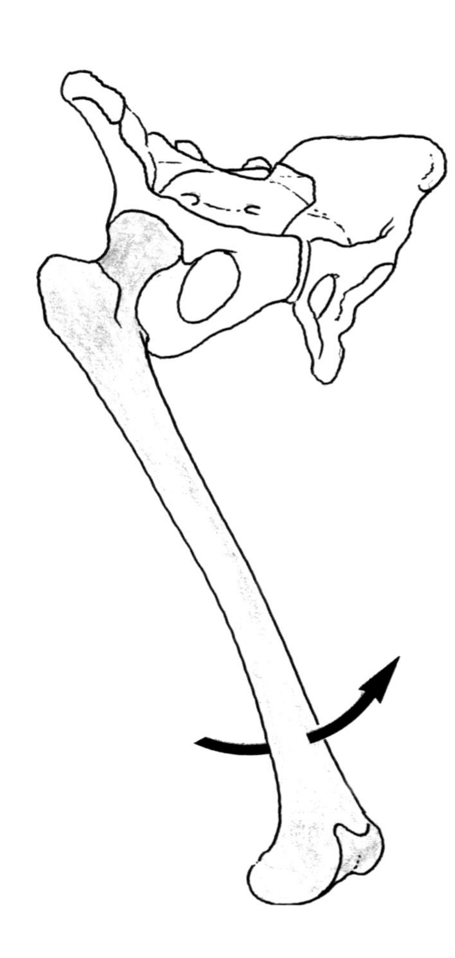

骨盆内侧倾和外侧倾

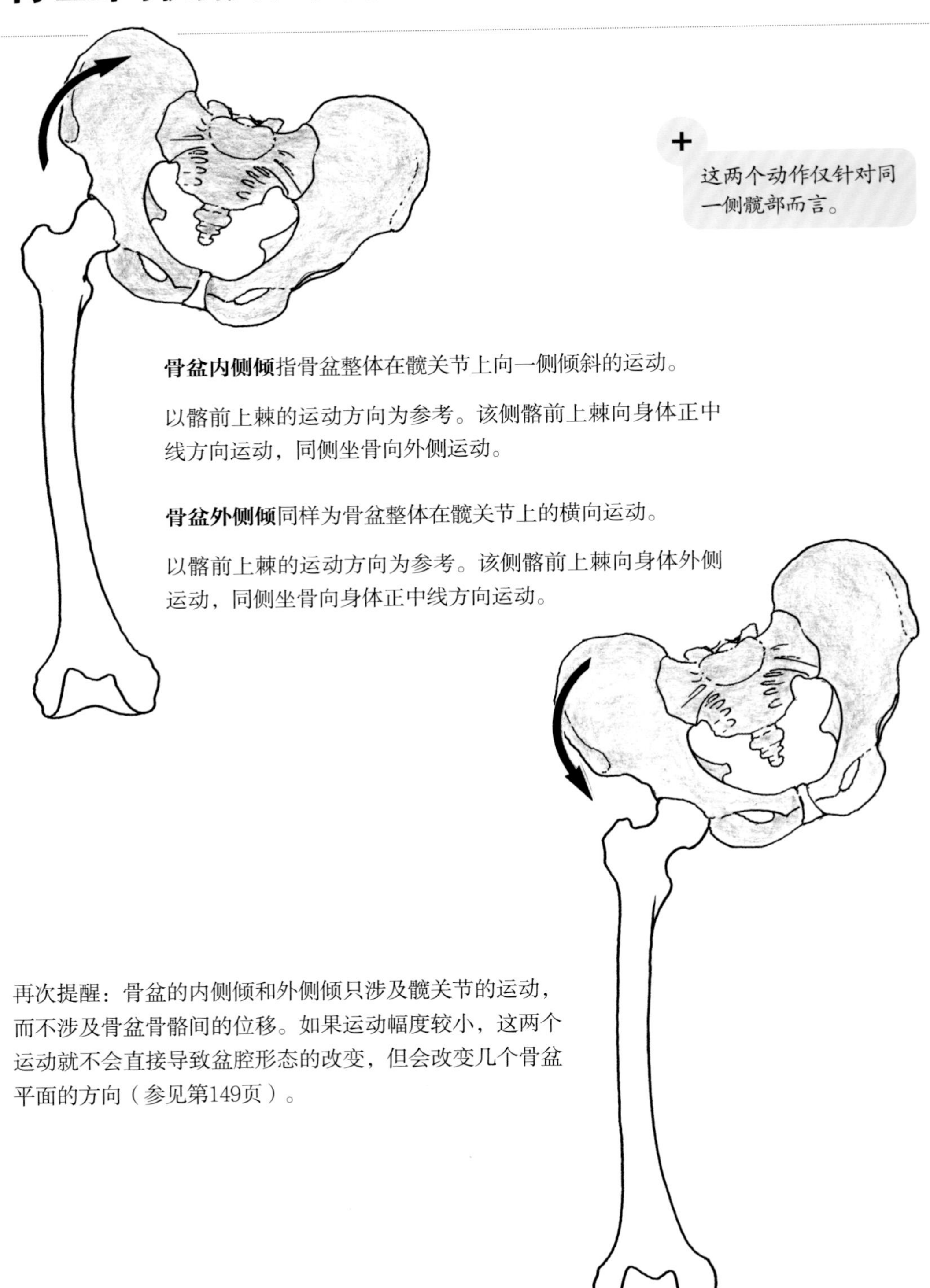

+

这两个动作仅针对同一侧髋部而言。

骨盆内侧倾指骨盆整体在髋关节上向一侧倾斜的运动。

以髂前上棘的运动方向为参考。该侧髂前上棘向身体正中线方向运动，同侧坐骨向外侧运动。

骨盆外侧倾同样为骨盆整体在髋关节上的横向运动。

以髂前上棘的运动方向为参考。该侧髂前上棘向身体外侧运动，同侧坐骨向身体正中线方向运动。

再次提醒：骨盆的内侧倾和外侧倾只涉及髋关节的运动，而不涉及骨盆骨骼间的位移。如果运动幅度较小，这两个运动就不会直接导致盆腔形态的改变，但会改变几个骨盆平面的方向（参见第149页）。

股骨外展与内收

在髋臼内，股骨头可以向两侧转动，从而带动股骨的侧向运动。

- **股骨外展**，股骨向远离身体正中线的方向摆动。
- **股骨内收**，股骨向靠近身体正中线的方向摆动。

分娩时

在胎头入盆阶段，这两种运动都可能出现（参见第7章和第8章）。

在胎儿娩出阶段，产妇应更多地采取髋关节外展（参见第94页）结合髋关节屈曲的动作。

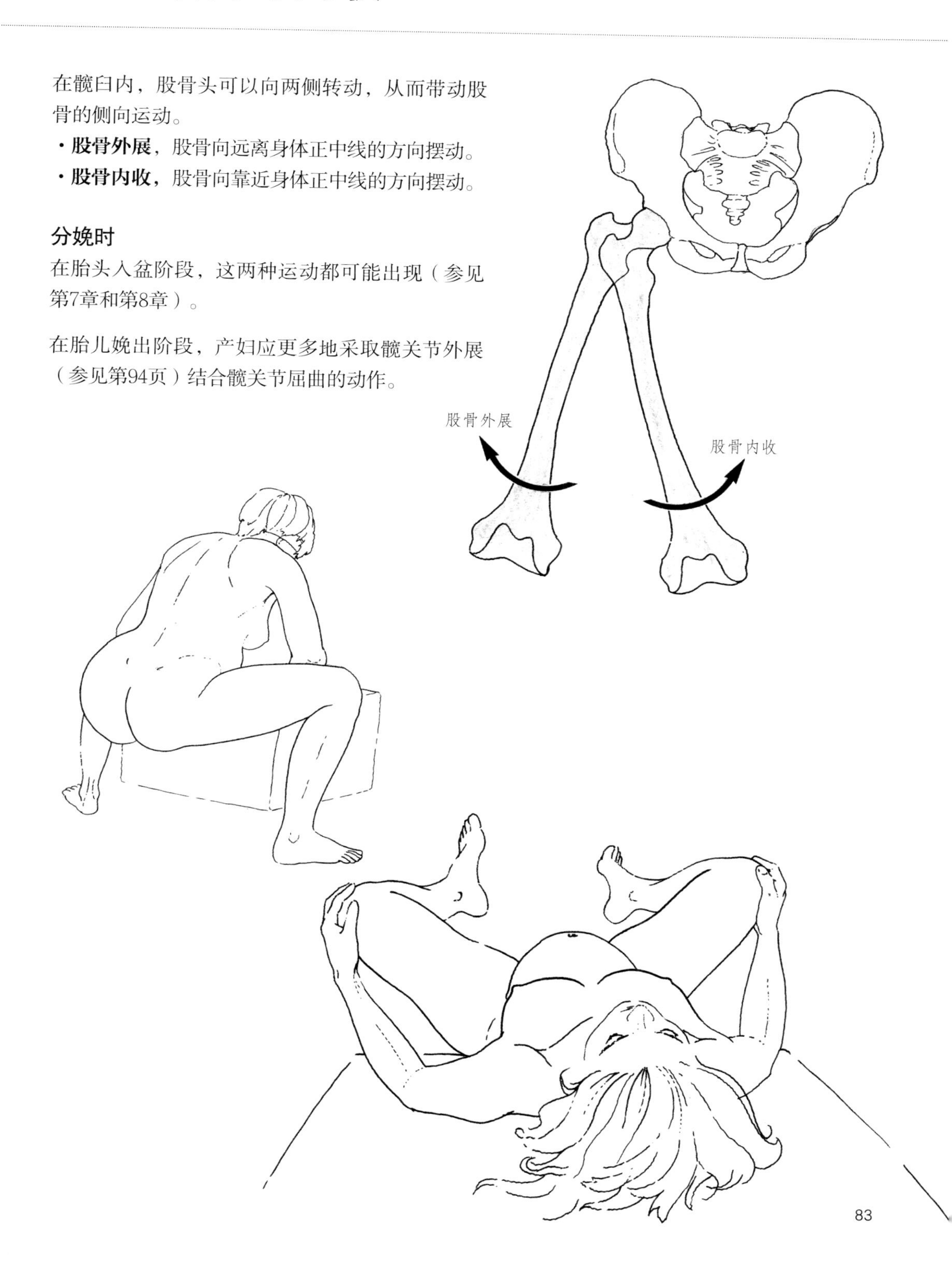

骨盆旋内和旋外

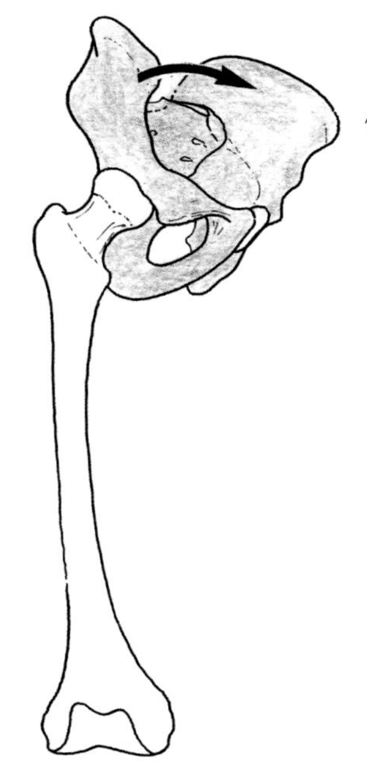

骨盆旋内

在水平面内，髂前上棘向身体内侧运动。

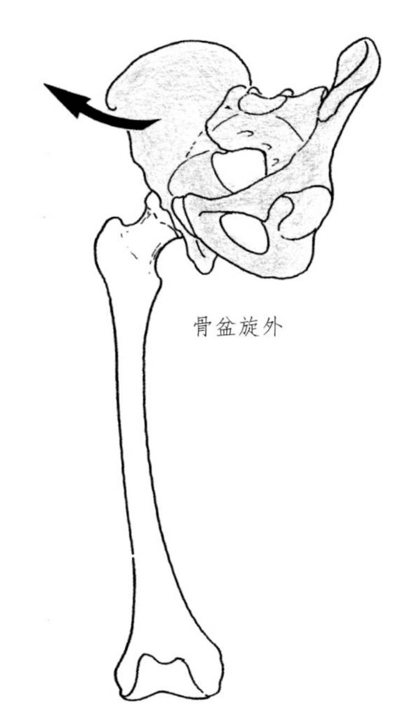

骨盆旋外

在水平面内，髂前上棘向身体外侧运动。

骨盆的旋内和旋外发生于髋关节处，而不是骨盆内部骨骼间。

如果运动幅度较小，这两种运动不会直接导致盆腔形态的改变，但会改变骨盆开口的指向。

股骨旋外和旋内

在髋臼内，股骨头可以旋转，从而带动股骨旋外和旋内。

· **股骨旋外**，大腿和膝盖向外侧旋转。

· **股骨旋内**，大腿和膝盖向内侧旋转。

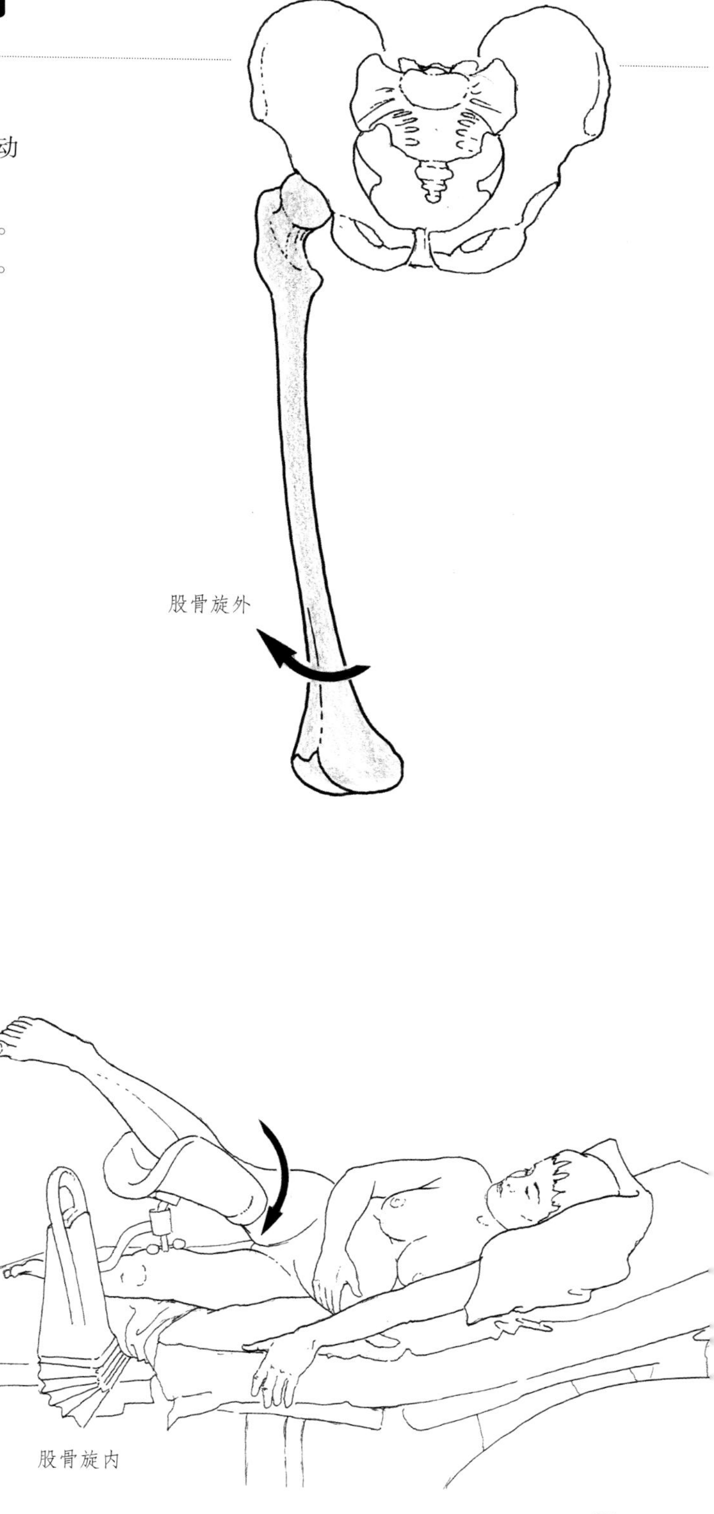

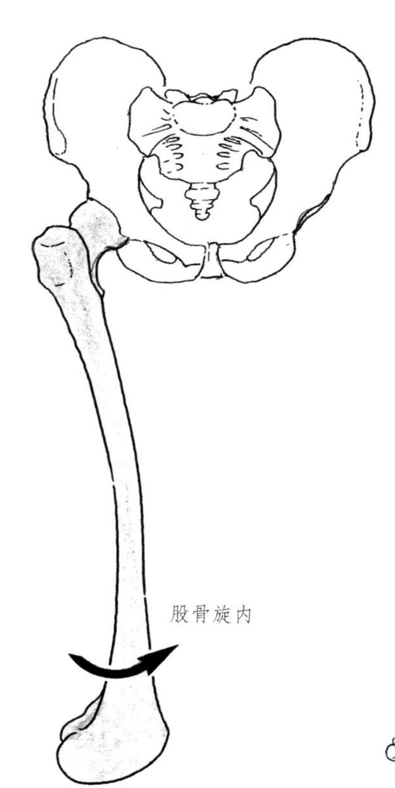

在分娩过程中，股骨旋转经常与髋关节屈曲相结合。如果动作达到一定幅度，会对盆腔形态产生很大影响（参见第96~99页）。

髋关节屈曲角度的估算方法

在分娩过程中，髋关节或多或少地处于屈曲状态。助产人员应该掌握快速估算髋关节屈曲角度的方法，因为我们可以根据髋关节的屈曲角度判断骨盆究竟是处于自由状态还是后倾状态。

可以观察上半身的延长线与股骨形成的夹角。

+

如果仅仅是某侧髂骨（而不是整个骨盆）参与的运动，这被称为该侧髂骨的回转或反转运动（参见第58页和第62页）。

示例

如果产妇仰卧（或者站立），双腿伸直，那么髋关节的屈曲角度几乎为0度。

如果产妇髋关节微屈，那么髋关节的屈曲角度约为45度。

如果产妇平躺，大腿抬起，与地面垂直，或者产妇坐立，大腿与地面平行，在这两种情况下，髋关节的屈曲角度约为90度。

髋关节的屈曲角度小于等于90度时，骨盆都处于自由状态。

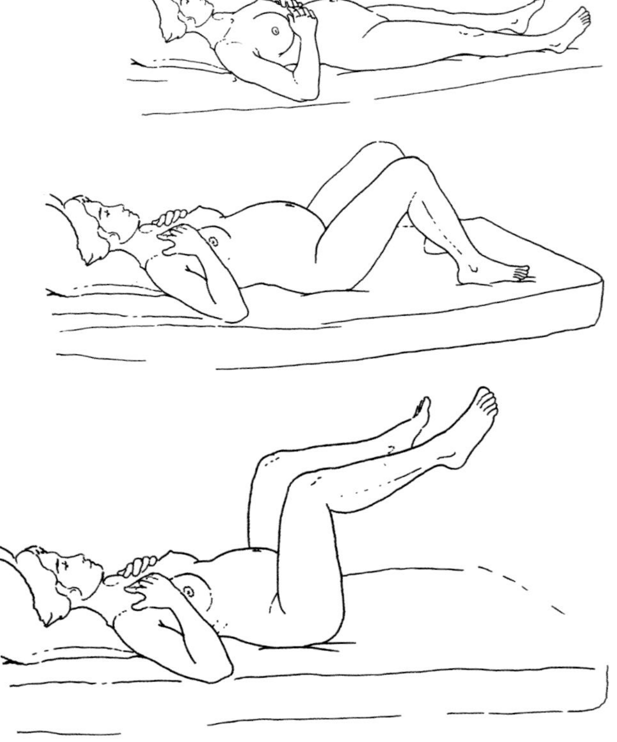

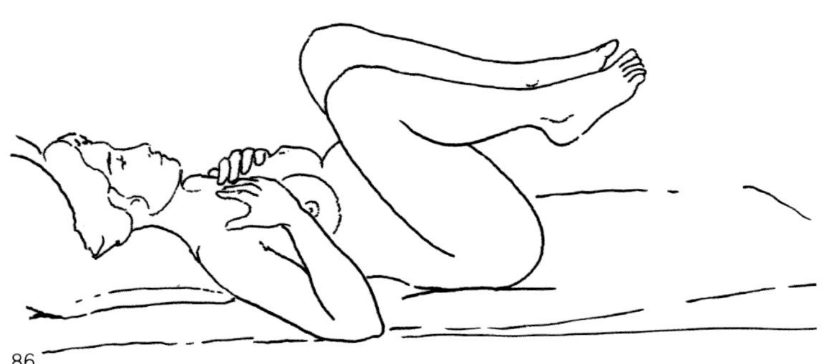

髋关节的屈曲角度大于90度时，骨盆处于后倾状态，髂骨则处于回转状态。

股骨旋转方向的判断方法

请注意，有几种情况可能导致判断股骨旋转方向时出现错误。

股骨旋内

当髋关节没有屈曲而膝关节屈曲时，观察脚的转动方向：

· 当脚向外转动时，股骨旋内；
· 当脚向内转动时，股骨旋外。

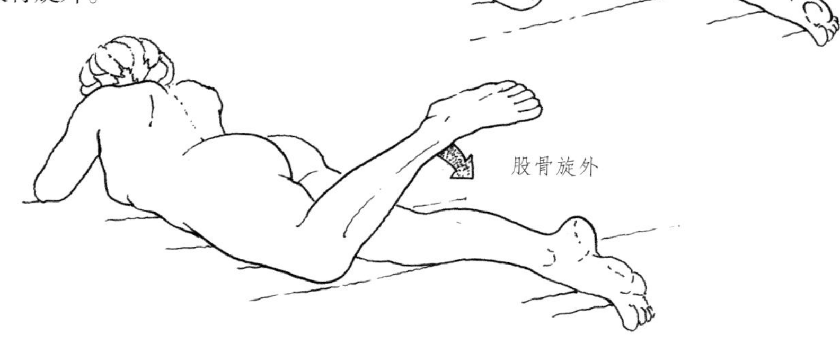

当髋关节和膝关节都屈曲时，观察脚的转动方向：

· 当脚向外转动时，股骨旋内；
· 当脚向内转动时，股骨旋外。

当髋关节屈曲或外展时，股骨会自发地向外旋转。

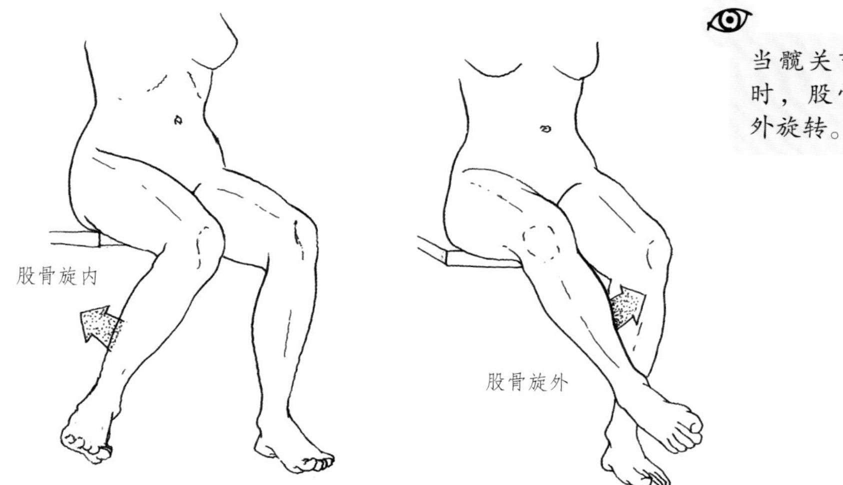

分娩时，髋关节屈曲通常与外展相结合，所以我们必须观察脚的转动方向。

· 当脚向外转动时，股骨旋内。
· 当脚向内转动时，股骨旋外。

请参见第120～121页、第134页、第138页和第142～143页。

5

分娩与骨盆形态的变化

在介绍了骨盆的各种运动后，本章将着重介绍引发这些运动的因素。

这部分内容主要针对希望深入研究骨盆运动方式的读者。

也可跳过此章，直接进行骨盆运动练习。

分娩时骨盆受到牵拉

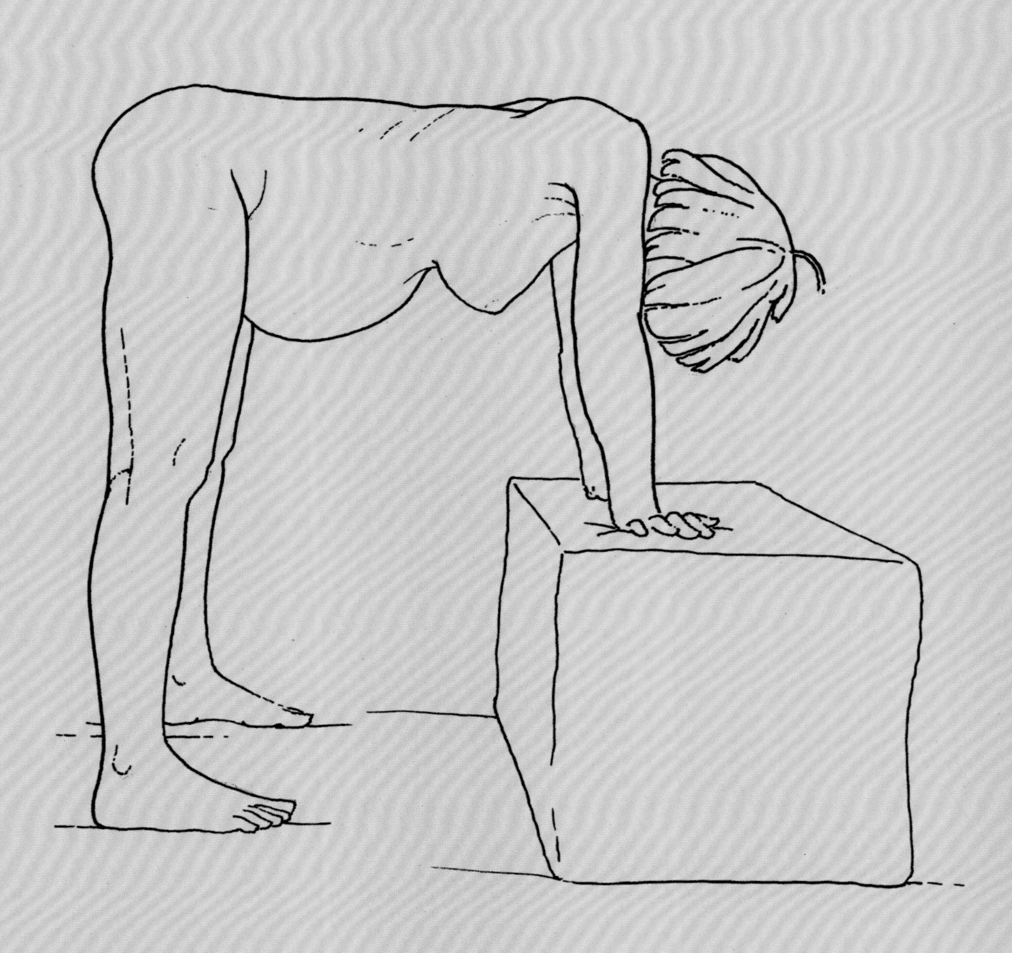

什么在牵拉骨盆

处于拉伸状态下的肌肉和韧带，以及处于收缩状态下的肌肉，都会牵拉骨盆。

在分娩过程中，助产人员往往要求产妇采取特殊的姿势，这些姿势往往会使相关的肌肉和韧带处于拉伸状态。

当肌肉和韧带处于**拉伸状态**时，它们会牵拉所附着的骨骼，从而引起骨盆的内在运动，改变骨盆形态。

相关肌肉的**收缩**也会牵拉骨盆，不过这种情况在分娩时比较少见。

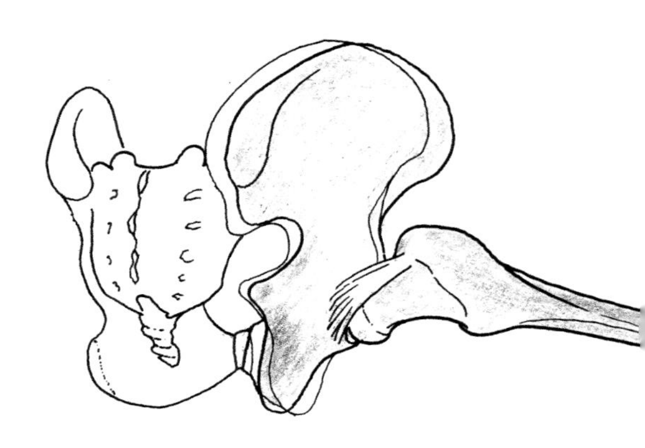

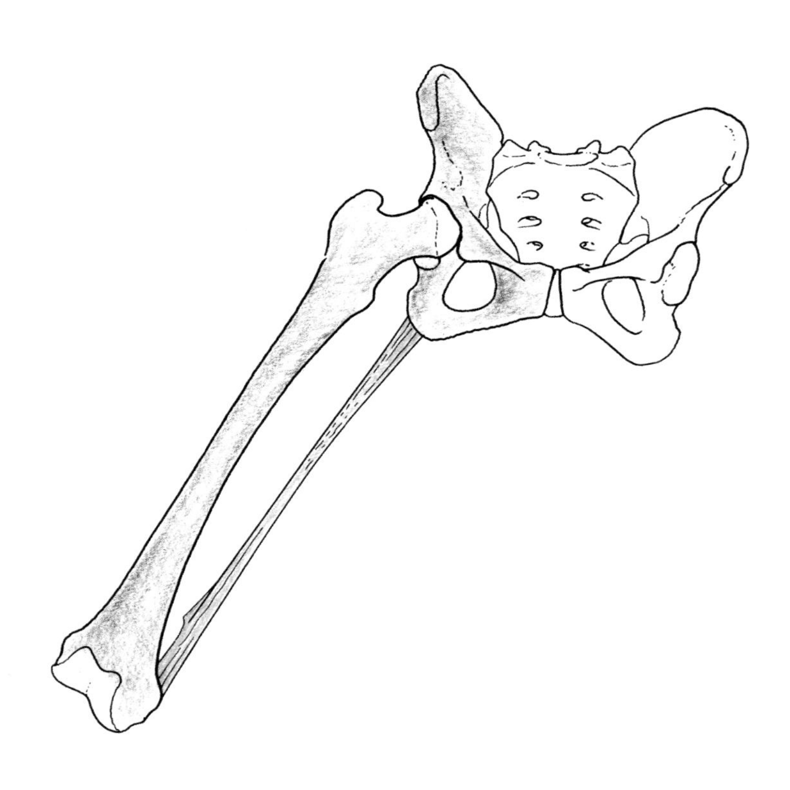

通过腰椎运动牵拉骨盆

腰椎大幅度屈曲会使骶骨因背部肌肉牵拉而进行回转运动。

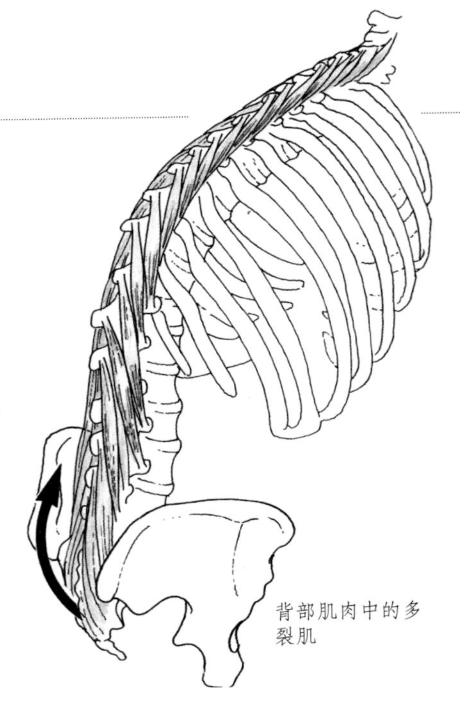
背部肌肉中的多裂肌

当脊柱（尤其是腰椎）大幅度屈曲时，脊柱后部肌群被拉伸，从而向上牵拉骶骨后部。尾骨也会因此向后上方运动，从而引发骶骨的回转运动。

以下三个姿势都可以上述方式使骶骨回转：

- 侧坐，背部弓起，双腿收于腹前；
- 蹲坐，背部弓起；
- 仰卧，髋关节屈曲。

总结

腰椎屈曲会使骶骨受到牵拉，从而引发骶骨的回转运动。腰椎屈曲在胎儿娩出阶段能发挥重要作用，因为它增大了骨盆下口的前后径。

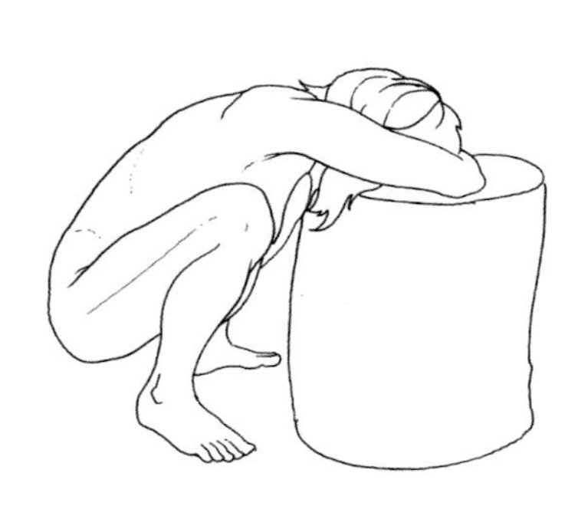

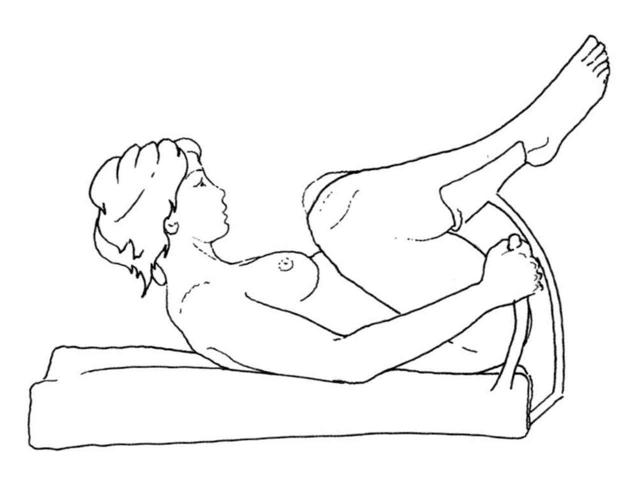

通过背部肌肉牵拉骨盆

背部肌肉收缩会引发骶骨的回转运动。
背部肌肉放松会促进骶骨的反转运动。

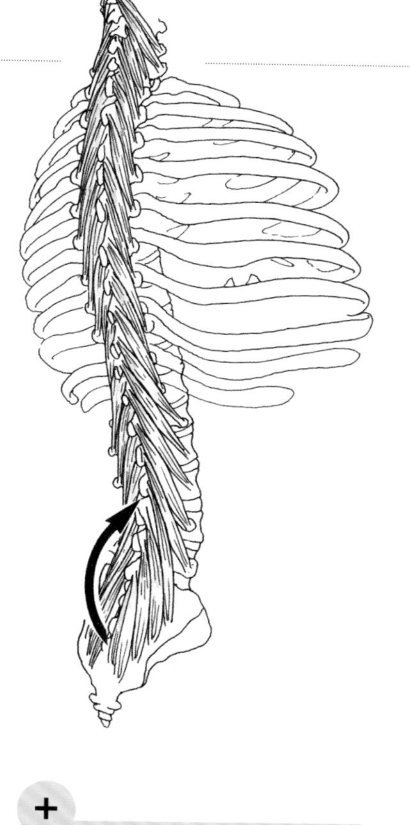

多裂肌位于骶骨和腰椎后方深处。多裂肌收缩会使脊柱后凸，从而引发骶骨的回转运动。这有助于增大骨盆下口，缩小骨盆上口。

在分娩初期，即胎头入盆阶段，放松多裂肌有助于骶骨底向后移动，促进骶骨的反转运动，骨盆上口前后径增大，有助于胎儿进入骨盆。

第8章中详细介绍了使多裂肌处于放松状态从而增大骨盆上口的姿势。

+

将手掌放在下背部，手掌的温度就足以使该处的肌肉放松。这是一个简单又有效的方法（参见第159页）。

总结

在胎头入盆阶段（对应胎头通过霍季氏第1平面），下背部肌肉的收缩可能会阻碍骶骨的反转运动。要想促进骶骨的反转运动，增大骨盆上口前后径，应采取相应的姿势以放松骶骨后部肌肉。

髋关节外展等同于髂骨内收

髋关节外展会使收肌牵拉髂骨，从而引起髂骨内收。

①

与分娩有关的主要收肌——大收肌

当髋关节大幅度外展时，大腿内侧肌肉处于紧绷状态并牵拉坐骨–耻骨支。

- 如果运动涉及整个骨盆，我们称其为**“骨盆内侧倾”**。
- 如果运动仅涉及一侧髂骨（甚至不涉及骶骨），则被称为“髂骨内收”①, ②。髋关节外展结合髋关节屈曲③，也会产生类似的效果。

②

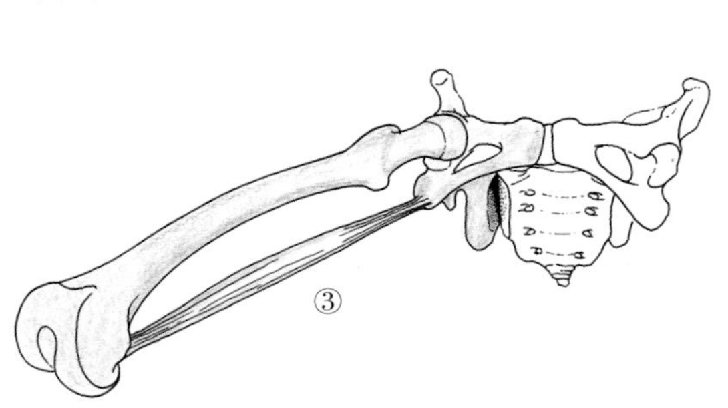

髋关节外展可以仅发生在身体一侧，也可以发生在身体两侧。它能增大骨盆下口左右径（并缩小骨盆上口）。因此，在胎儿娩出阶段，此运动能发挥重要作用。如果此运动与其反向运动交替进行，则有助于胎头入盆、胎儿“钻行”并找到娩出路径（参见第49页）。

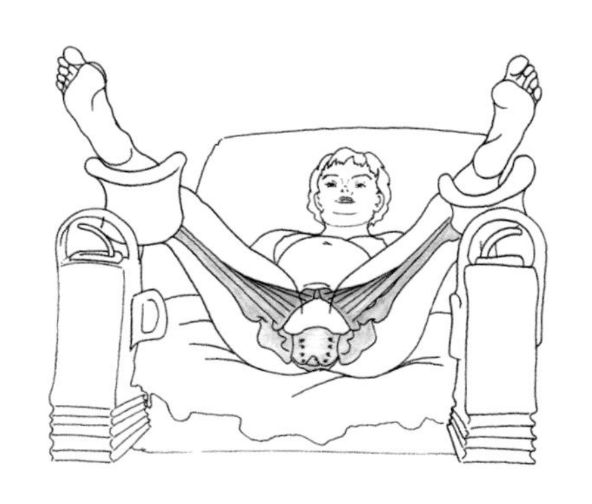

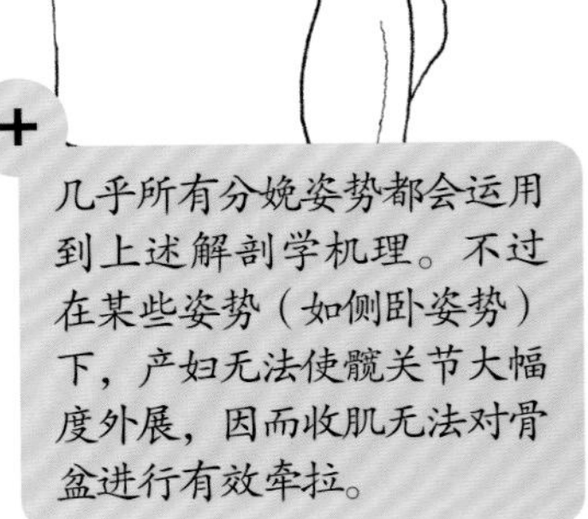

\+

几乎所有分娩姿势都会运用到上述解剖学机理。不过在某些姿势（如侧卧姿势）下，产妇无法使髋关节大幅度外展，因而收肌无法对骨盆进行有效牵拉。

髋关节内收等同于髂骨外展

髋关节内收会使展肌牵拉髂骨，从而引起髂骨外展。

髋关节内收时，位于其外侧的**外展肌**①，以及**髂骨-大转子韧带束**②处于拉伸状态，从而对髂骨产生牵拉作用。

- 如果运动涉及整个骨盆，我们称其为“骨盆外侧倾”。
- 如果运动仅涉及一侧髂骨（甚至不涉及骶骨），则被称为“髂骨外展”。髋关节内收结合髋关节屈曲，也会产生相同的效果。

该动作可以增大骨盆上口（并缩小骨盆下口），在胎头入盆阶段能发挥重要作用。

在“骨盆运动的三种主导姿势”中我们会再提到上述运动，尤其是有骨盆平摆运动时（参见第8章）。

图中1所示部位为最主要的外展肌——臀中肌

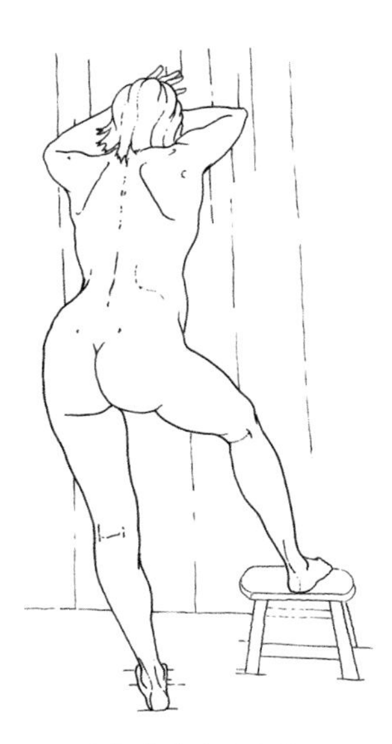

产妇保持站立姿势，左侧髂骨外展

股骨旋内和髂骨旋内

股骨旋内可以使相关肌肉和韧带处于拉伸状态，从而引起**髂骨旋内、坐骨棘相远离**。

股骨向内侧旋转时，**髋关节后侧韧带**（未画出）和**外旋肌**①拉伸，使**髂骨旋内**、**坐骨棘相远离**。即使是一侧股骨旋内，也能在胎儿即将娩出时（对应胎儿通过霍季氏第3和第4平面）发挥重要作用。

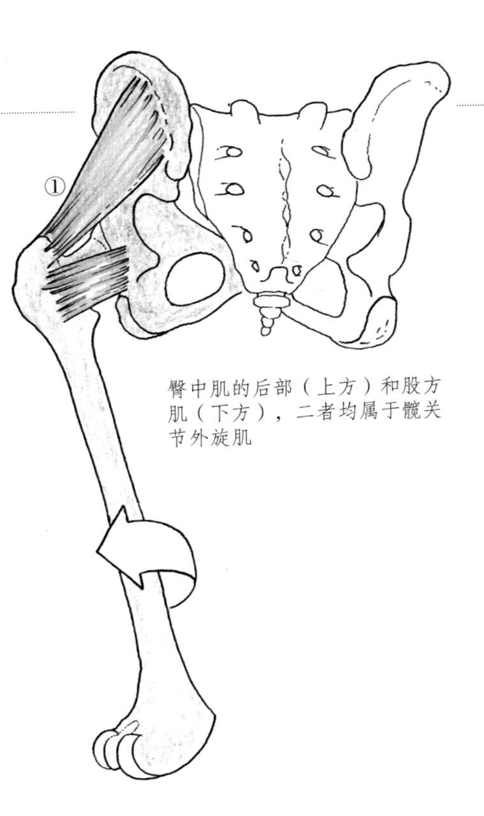

臀中肌的后部（上方）和股方肌（下方），二者均属于髋关节外旋肌

+ 分娩时，产妇采取站立姿势往往会引起此运动。

+ 髂骨旋内还会产生另一个效果：骶骨受压程度降低，骶骨底上部向后运动（即骶骨的反转运动）。这在胎头入盆阶段时能发挥重要作用。

产妇通过向内转动双脚来带动髂骨旋内

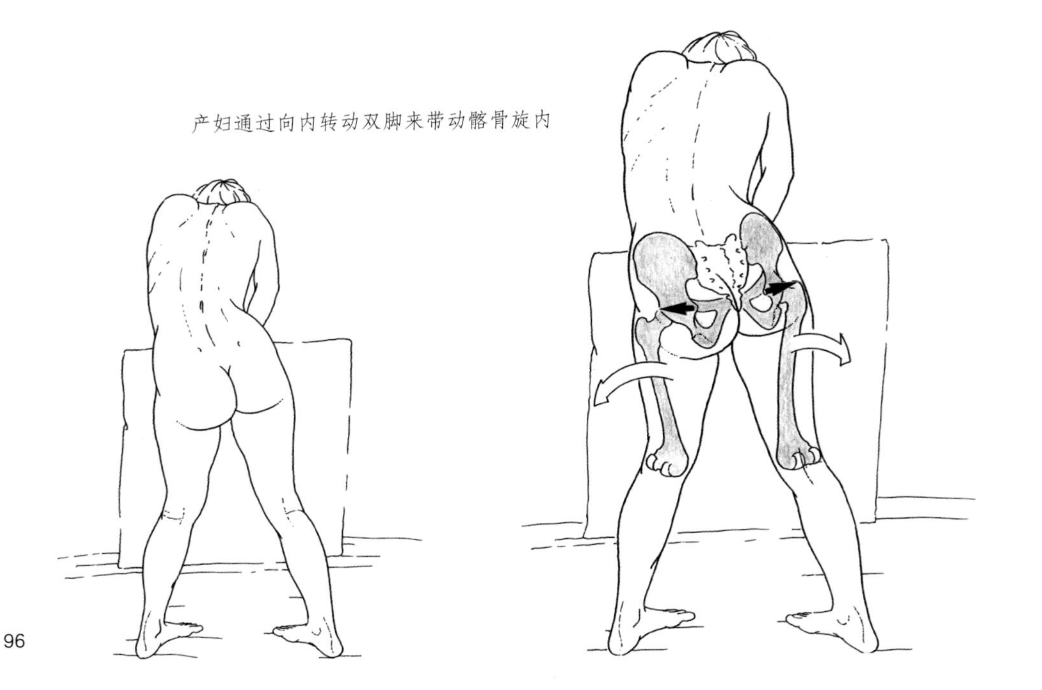

股骨旋外和髂骨旋外

股骨旋外可以使相关肌肉和韧带拉伸，从而引起**髂骨旋外、坐骨棘彼此靠近**。

股骨旋外时，**髋部前侧韧带**①和**髋部内旋肌**（未画出）拉伸，使**髂骨旋外、坐骨棘靠拢**。这一运动只有在与它的反向运动交替进行时，才有利于胎儿“钻行”，促进胎头通过霍季氏第2和第3平面。

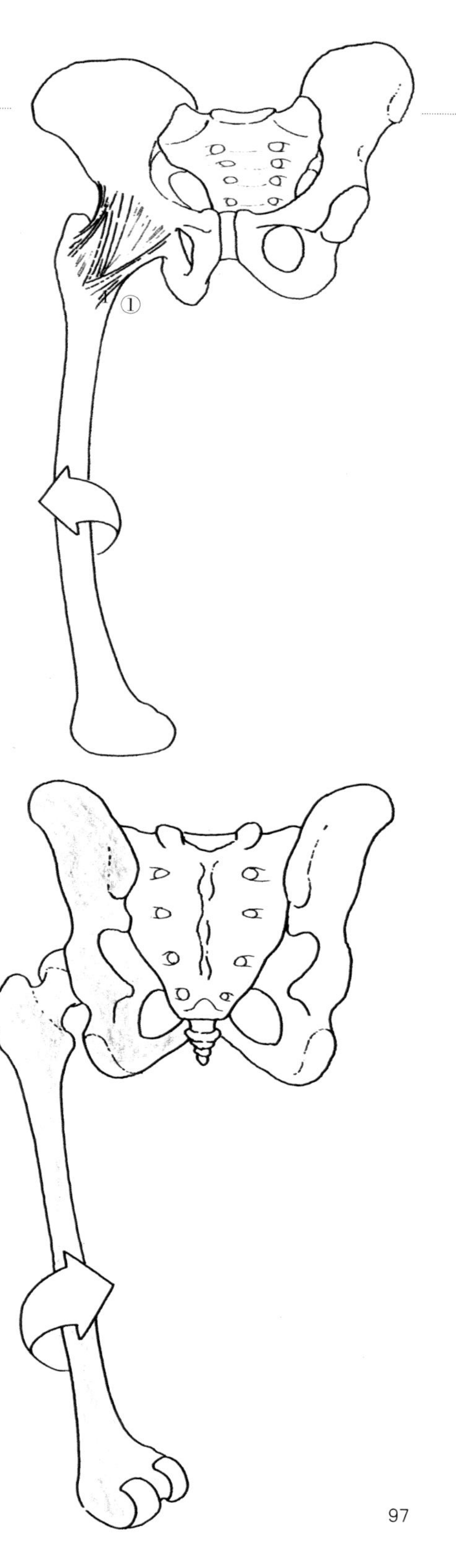

+

分娩时，产妇采取站立姿势往往会引起此运动。

+

髂骨旋外还会产生另一个效果：骶骨受压程度升高，骶骨上部向前运动（即骶骨的回转运动）。

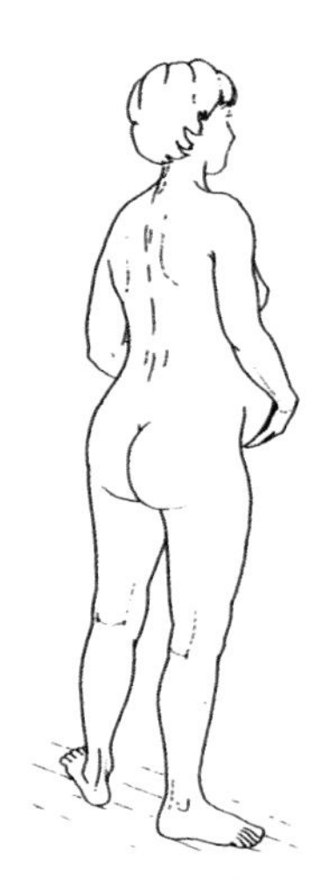

产妇通过向外旋转双脚来带动髂骨旋外

髋关节屈曲及股骨旋内引起髂骨旋前

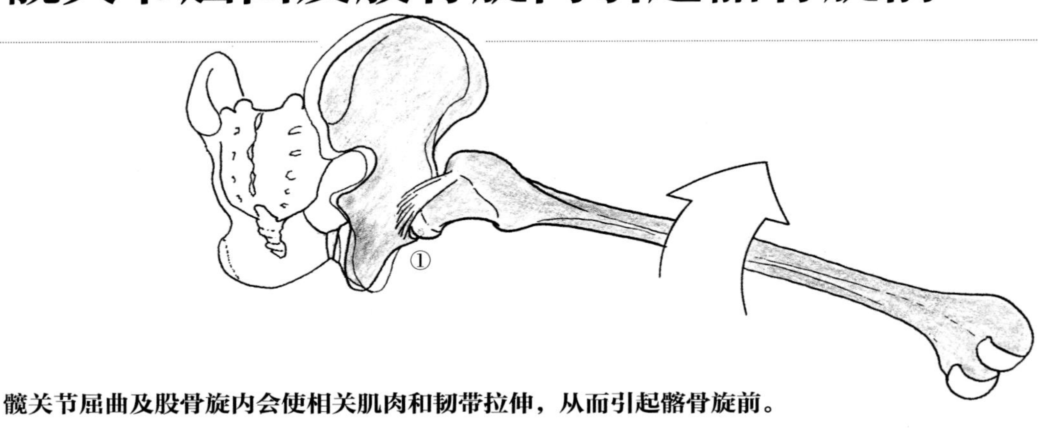

髋关节屈曲及股骨旋内会使相关肌肉和韧带拉伸，从而引起髂骨旋前。

当髋关节屈曲、股骨旋内时，**髋部后侧韧带**①和**前侧韧带之一**（未画出）会拉伸，从而引起髂骨旋前、坐骨棘相远离。

即使此运动仅发生在身体一侧，也能在胎儿即将娩出时发挥重要作用。

我们在第7和第8章中还会提及上述运动。

例如：

· 俯卧，髋关节屈曲，股骨旋内（参见第134页）；
· 站立，髋关节屈曲（参见第138页）；
· 坐在瑜伽球上（参见第164页）；
· 下蹲，双脚分开，双膝保持平行（参见第143页）；
· 侧卧，上侧腿屈曲并保持股骨旋内（参见第126页）。

髋关节屈曲及股骨旋外引起髂骨旋后

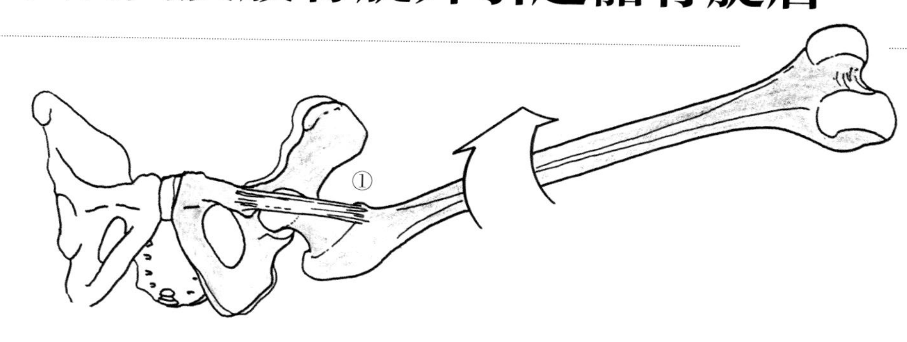

髋关节屈曲及股骨旋外会使相关肌肉和韧带拉伸，从而引起髂骨旋后。

髋关节屈曲、股骨外旋时，髋部**耻股韧带**①和髋部**内旋肌**（未画出）会绷紧，从而引起髂骨旋后（参见第72页）。

这一运动可以增大骨盆上口左右径，同时使坐骨棘彼此靠近。

即使此运动仅发生在身体一侧，也能在胎头入盆阶段发挥重要作用，尤其是股骨旋外与股骨旋内的运动交替进行，有助于胎儿迅速找到通过的路径。

我们在第7和第8章中还会提及上述运动。

例如：

· 俯卧，髋关节屈曲，股骨旋外（参见第134页）；
· 站立，髋关节半屈曲（参见第137页）；
· 坐在瑜伽球上（参见第164页）；
· 半坐半倚（参见第119页）；
· 侧卧，上侧腿屈曲并保持股骨旋外（参见第127页）。

+

在子宫颈口扩张初期，产妇往往会采取髋关节屈曲、股骨旋外的姿势（比如盘腿坐），以促进分娩（参见第119页）。

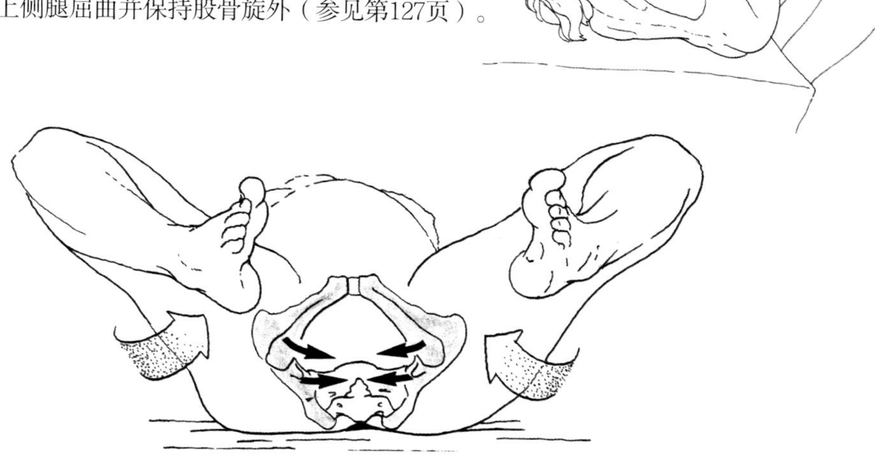

髋关节屈曲和骼骨的回转运动

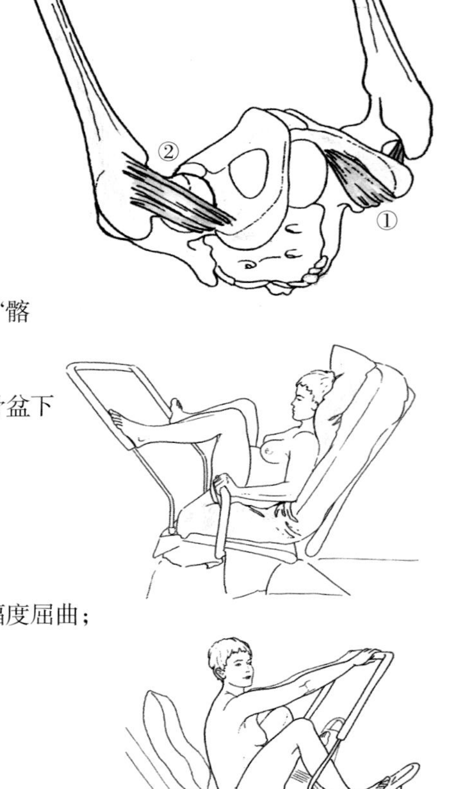

髋关节大幅度屈曲引发的骼骨回转运动

这是由于髋关节后侧的关节囊和韧带以及某些髋部后侧肌肉如臀大肌和臀中肌的一部分（参见第39页）、闭孔内肌①和股方肌②，会处于拉伸状态。

当髋关节屈曲角度大于90度时，髋部后侧韧带处于拉伸状态，从而牵拉骼骨，使坐骨向前运动。

· 如果运动涉及整个骨盆，就被称为“骨盆后倾”。
· 侧卧，髋部大幅度屈曲。
· 如果运动仅涉及骼骨（甚至不涉及骶骨），则被称为“骼骨的回转运动”（参见第58页）。

髋关节屈曲在胎儿娩出阶段能发挥重要作用，它会增大骨盆下口前后径（并缩小骨盆上口）。

产妇采取以下姿势会引起上述运动：
· 仰卧，髋关节大幅度屈曲；
· 侧卧，髋关节大幅度屈曲；
· 坐在分娩椅上，双脚置于脚撑上，髋关节和膝关节大幅度屈曲；
· 下蹲姿势。

以上姿势都需要屈膝。

髋关节屈曲和膝关节伸展引发的骼骨回转运动

髋关节屈曲（即使幅度较小）、膝关节伸展（即使不完全伸展）时，位于大腿后侧的腘绳肌会被拉伸，从而牵动坐骨向前移动，这与髋部后侧韧带所起的作用一样（参见上文和第125页）。

但在膝关节伸展的情况下，我们只需进行小幅度的髋关节屈曲，就能引发骼骨的回转运动。

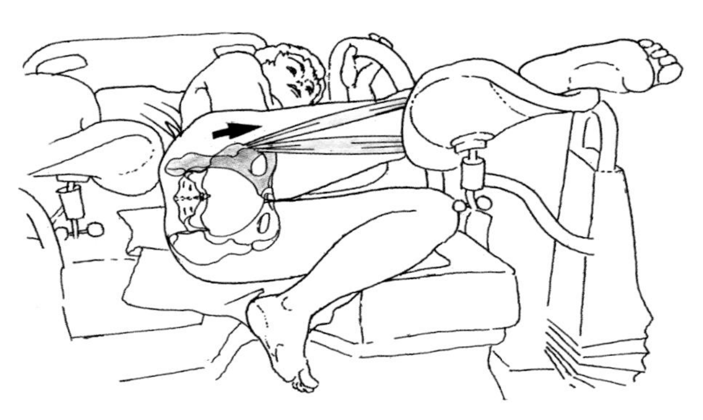

髋关节伸展和髂骨的反转运动

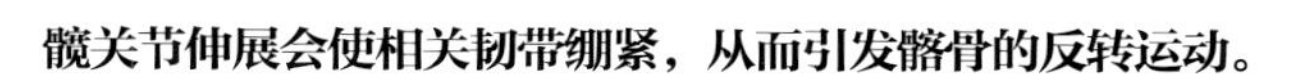

髋关节伸展会使相关韧带绷紧，从而引发髂骨的反转运动。

髋关节伸展会使髋部前侧韧带处于拉伸状态，从而牵拉髂骨，使坐骨向后移动。

· 如果运动涉及整个骨盆，就被称为“骨盆前倾”。
· 如果运动仅涉及髂骨（甚至不涉及骶骨），则被称为“髂骨的反转运动”（参见第62页）。

髋关节伸展在胎头入盆阶段能发挥重要作用，它会增大骨盆上口前后径（并缩小骨盆下口）。

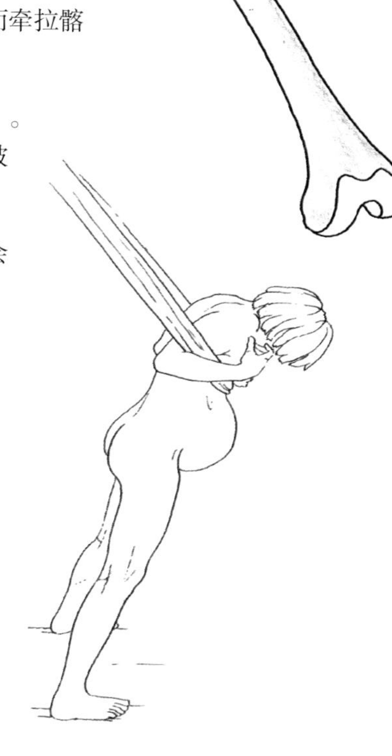

产妇采取以下姿势会引起上述运动：
· 仰卧，腿伸直，和身体位于同一平面；
· 站直；
· 侧卧，上侧腿伸展（参见第125页）。

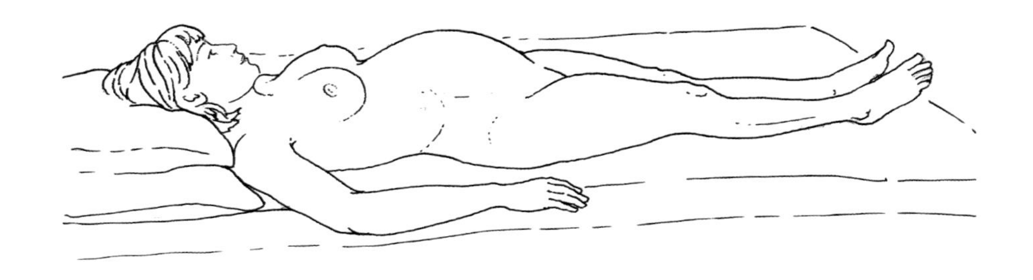

分娩中受到压迫的骨盆

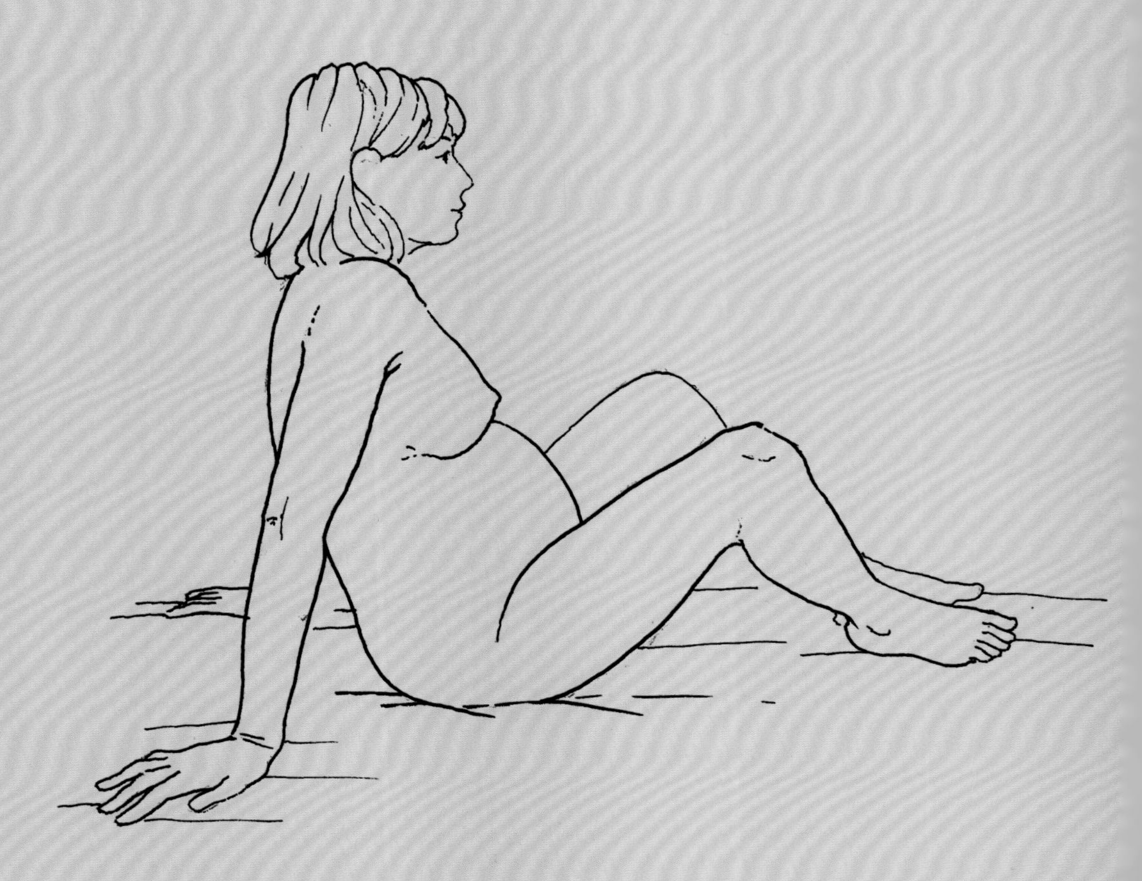

骶骨下部是否受到挤压

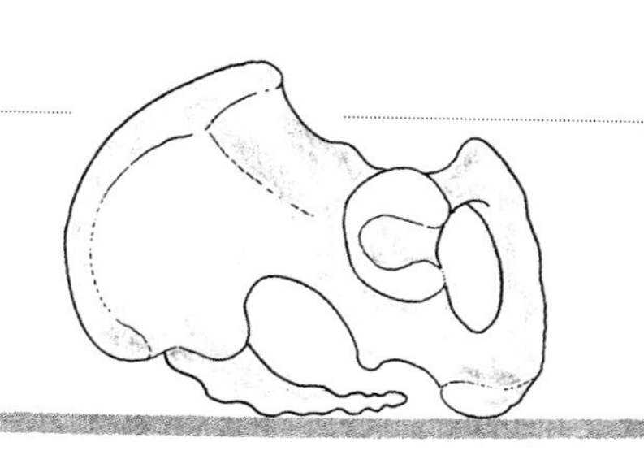

骶骨下部**受到挤压**会引发**骶骨的反转运动。**

如果骶骨下部**未受挤压**，则骶骨可以自由地进行**回转运动。**

如果骶骨下部受到较硬物品（比如较硬的床垫，或者分娩台、分娩椅的边缘，见下图）的支撑，则会引发骶骨的反转运动或者阻碍骶骨的回转运动。

在胎头入盆阶段，这种外界辅助很有用，因为它会增大骨盆上口前后径。不过，在胎儿娩出阶段，如果骶骨下部受到挤压，则会对分娩造成阻碍。此时应确保骶骨下部不受挤压，骶骨可以自由回转。

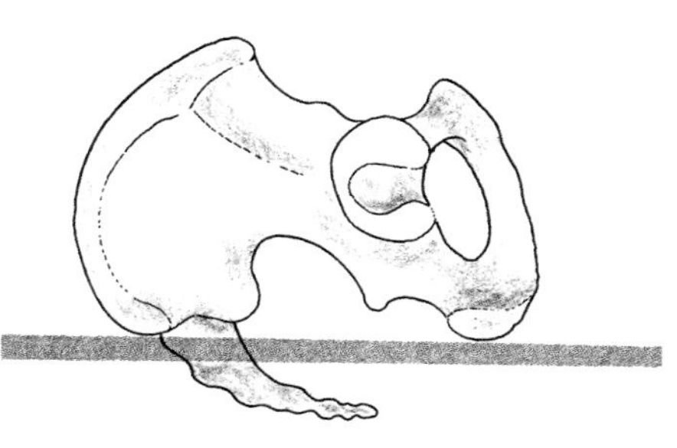

应该撤除分娩台上可能对骶骨造成挤压的部件。

如果无法做到，请使产妇骨盆下部悬空，或在骶骨下放置一些柔软的物品（比如凝胶垫或水垫等）。

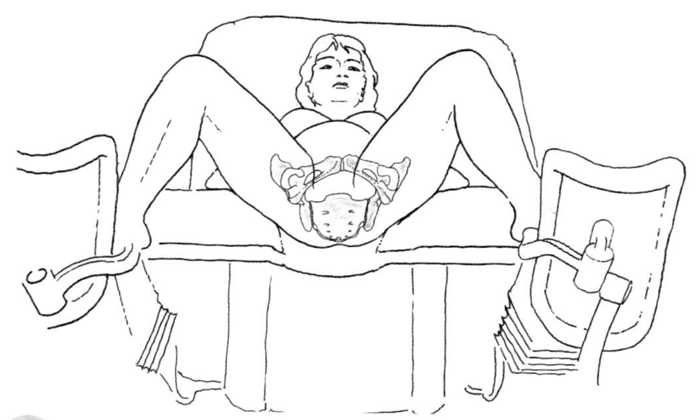

如果使用的是比较低的分娩椅，在产妇坐立时，骨盆会呈后倾状态。因此，如果使用低分娩椅的话，产妇须确保尾骨和骶骨下部不支撑在椅子上，否则骶骨的回转运动会受到阻碍。

建议分娩前进行练习以适应这种分娩椅。

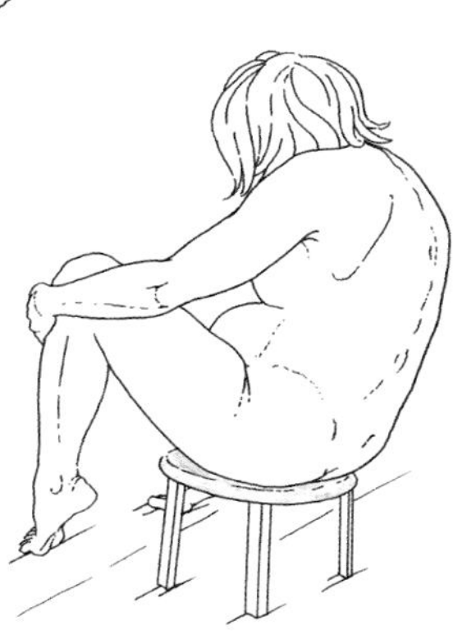

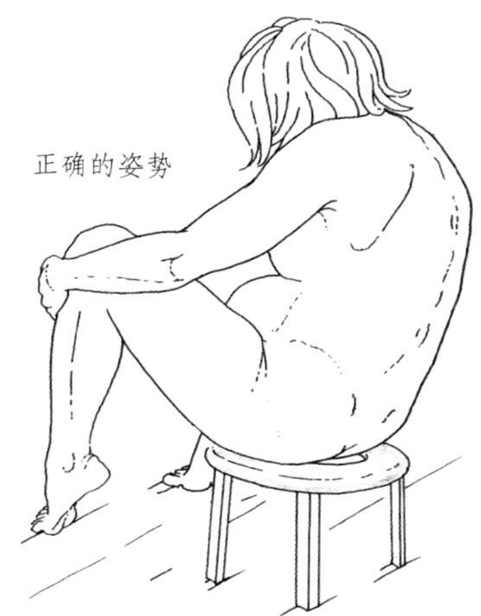

正确的姿势

以坐骨外侧为支撑

以坐骨外侧为支撑会引起**髂骨外展或旋后。**

如果产妇处于坐立位，以一侧臀部支撑在坚硬的表面（如坚硬的椅面或床面）上，这种情况下，她是以坐骨的外侧为支撑的。

坚硬的椅面或床面会使该侧髂骨外展或旋后（参见第66页和第72页），从而使骨盆上口左右径增大。

这一运动在胎头入盆阶段能发挥重要作用。

在分娩过程中，产妇采取某些不对称的坐立姿势会引起上述运动。

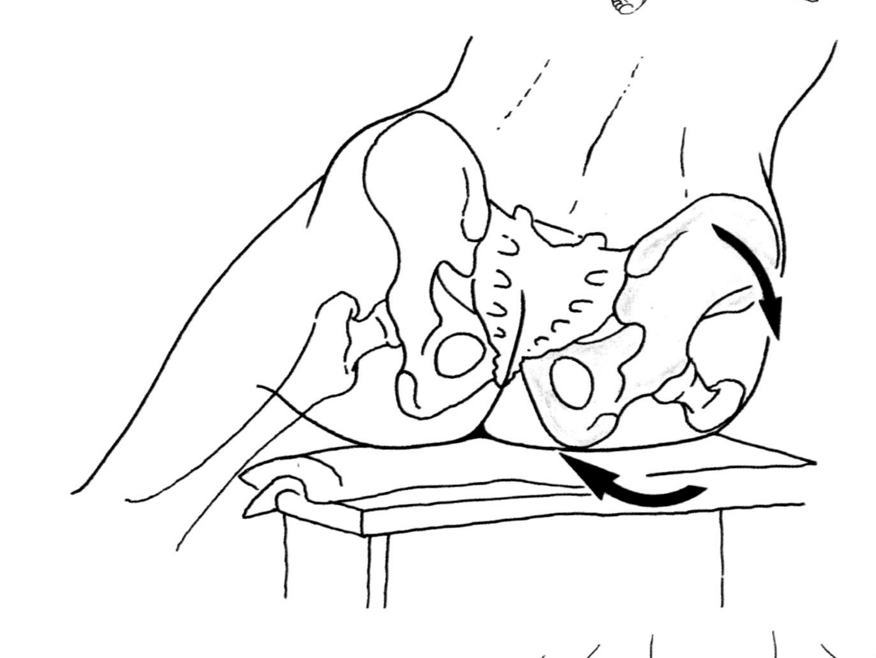

有时产妇希望坐在中空的座椅或马桶上。在这种姿势下，骨盆底部收拢、顶部打开，这种姿势可以在一定程度上减轻骶髂关节疼痛

以股骨大转子为支撑

当产妇以股骨大转子为支撑时，骨盆具有很好的活动性。

当产妇侧卧在比较硬的床上时，是股骨大转子在支撑着骨盆。

或者我们可以说，骨盆以髋关节为支撑（髋臼支撑在股骨头上）。

髋关节的特点是可向多个方向运动。

因此，在这个姿势下，产妇可以带动骨盆向各个方向运动，包括胎儿从一个平面进入另一个平面（例如从霍季氏第2平面到霍季氏第3平面）时。

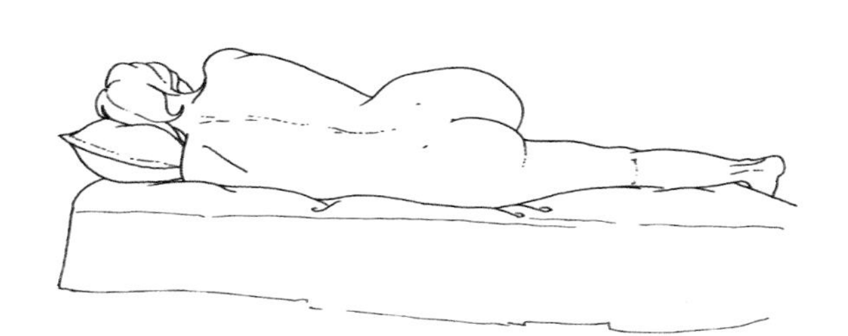

!

如果床面较软，与髂嵴直接接触，那么髂嵴的运动就会受到阻碍，骨盆的活动性将大大降低。此时，可以通过在股骨大转子下放置凝胶垫或水垫等来改善这种情况。

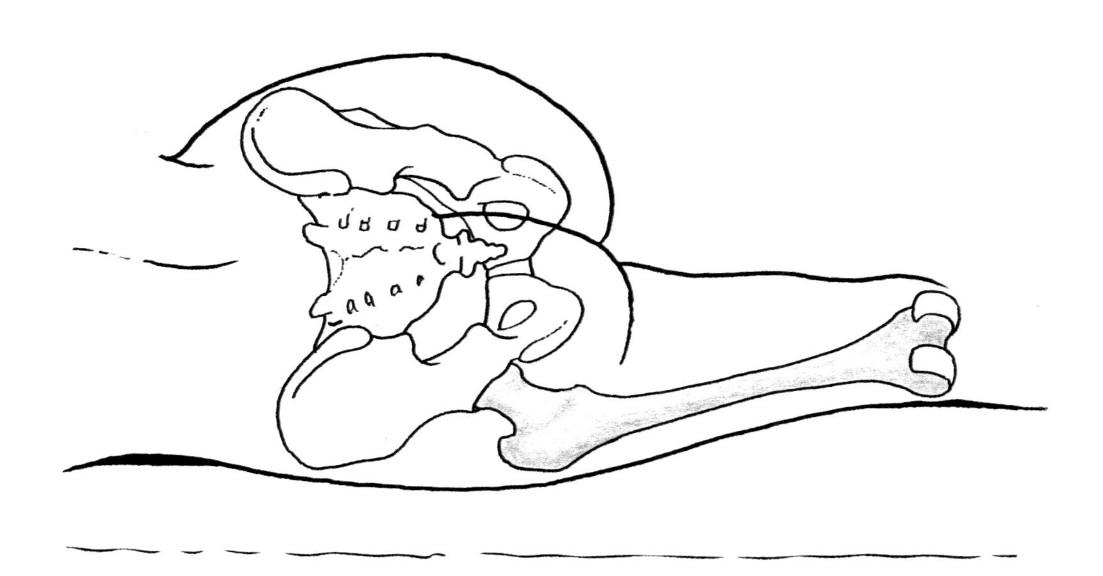

瑜伽球与骨盆的活动性

许多医院或分娩机构都配备大号瑜伽球（直径为60～80厘米），分娩时，产妇会坐在上面。

瑜伽球很软，不会对骨盆产生明显的作用力。同时，产妇坐在瑜伽球上，可以不断改变骨盆的受力情况。

骨盆在瑜伽球的支撑下可以灵活地运动。骨盆在方向上和形式上的灵活性可以同时产生“筛子”效应和“钻行”效应（参见第151页）。

因此，许多医院或分娩机构会将瑜伽球作为一种辅助分娩工具，尤其是在胎头通过霍季氏第1、第2和第3平面的阶段。

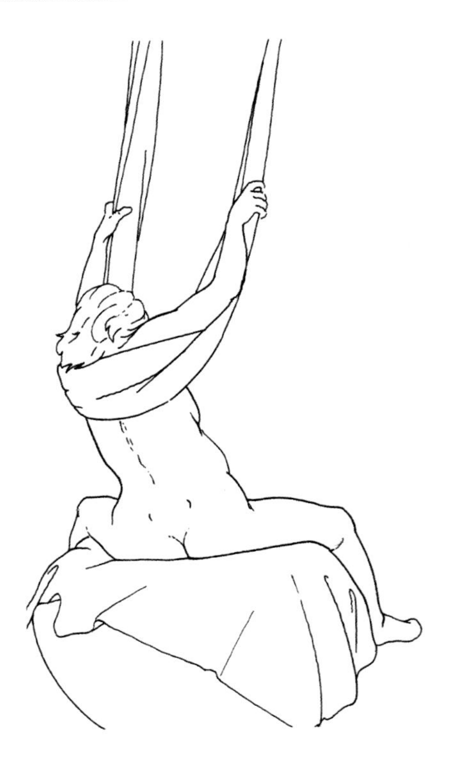

“

我在保健中心辅助产妇分娩时，将自己从课程中学到的理论知识付诸实践。产妇在分娩后告诉我，对她们最有帮助的是重视宫缩时的运动，无论是否借助工具（比如瑜伽球）。

——特雷莎·马丁内斯（助产士）

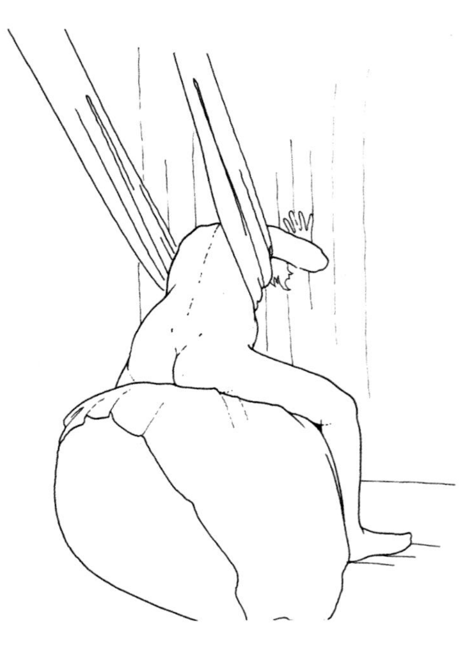

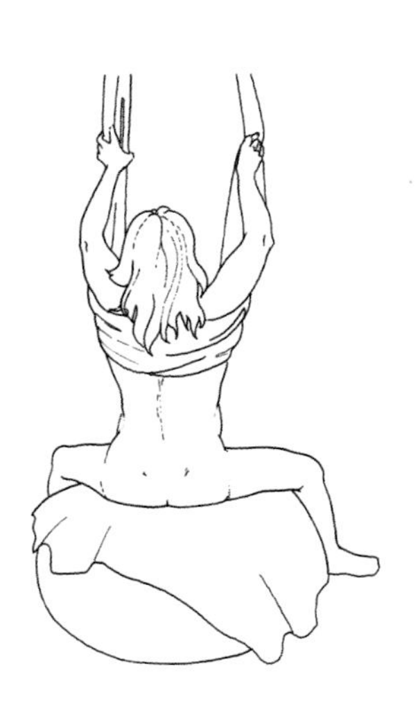

分娩时骨盆运动方向的改变

股骨通过髋臼支撑髋骨，也可以对髋骨施加推力，改变它的方向。这类似于一种中式杂技——转盘子，股骨就像杂技演员手中支撑和转动盘子的细木棍。

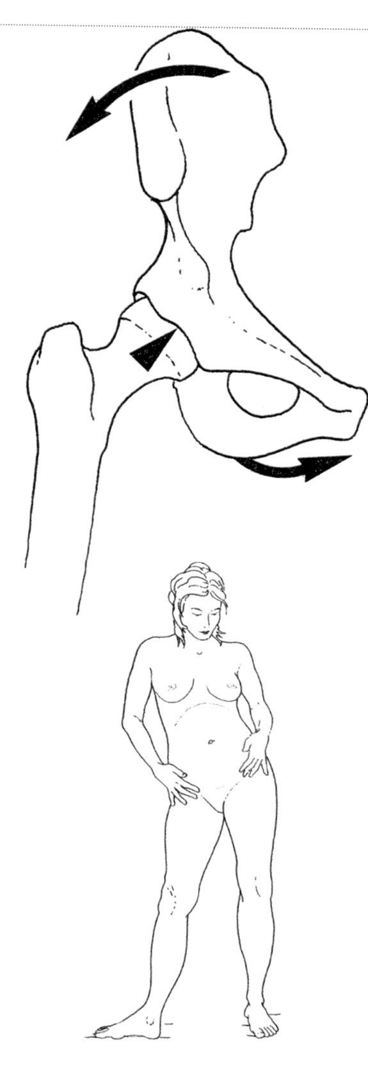

示例

- 股骨对髋臼上部施加垂直向上的推力，这会导致髂窝内摆、髂骨内收（参见第67页）。
- 股骨对髋臼施加斜向上的作用力，这会导致髂窝外摆、髂骨外展（参见第66页）。

如果我们屈膝站立或保持手膝着地的跪姿，就很容易实现上述运动。在这些情况下，骨盆可以自由改变方向，在腿部推力的作用下运动（然而当膝关节完全伸展、肌肉绷紧时，就不会产生上述效果）。

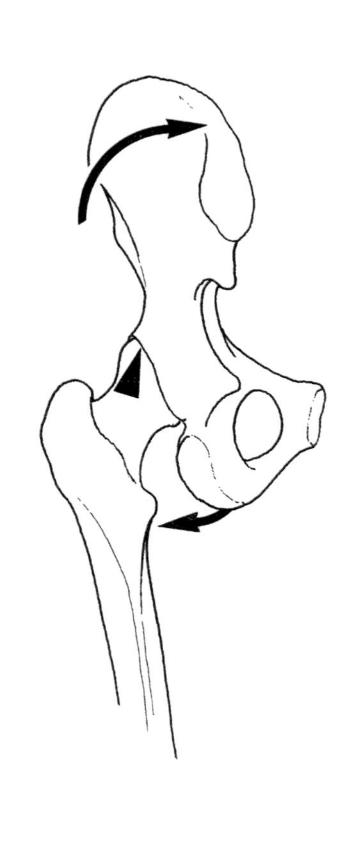

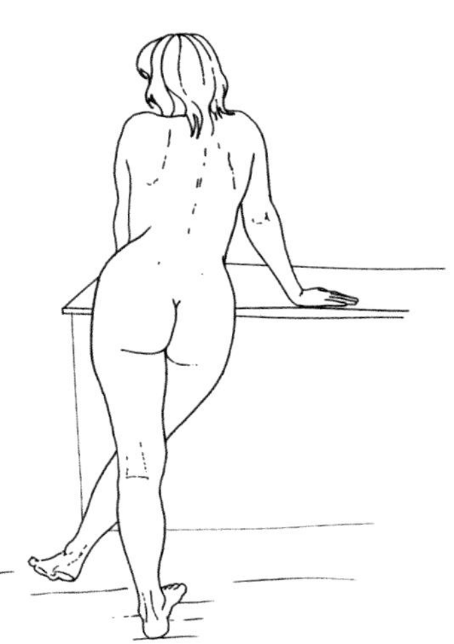

图中产妇保持站立姿势，借助大腿对骨盆施加推力，使骨盆倾斜。

在分娩过程中推动骨盆

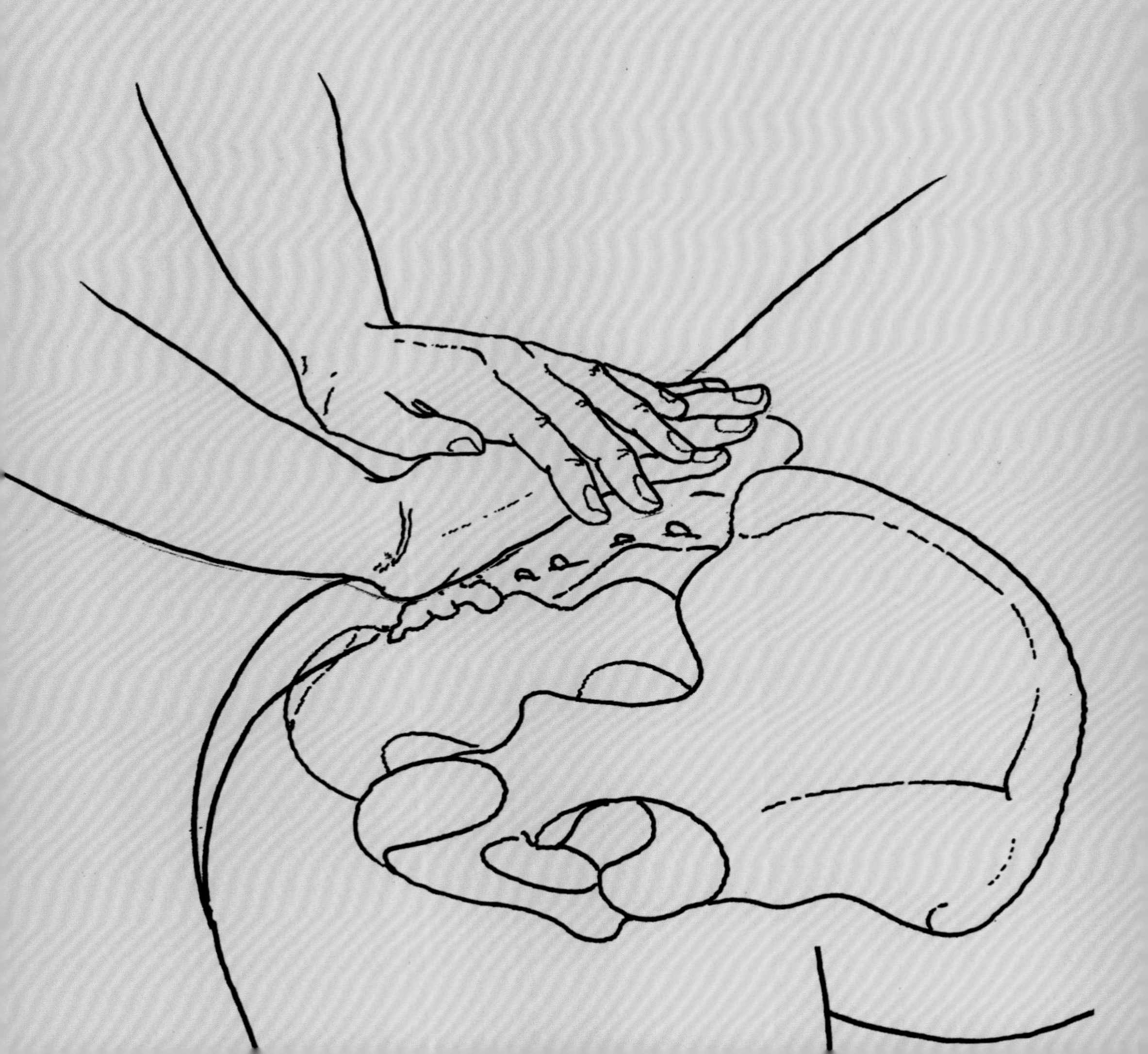

用手推动骶骨使其做反转运动

用手推动骶骨可以使其倾斜。在胎头入盆阶段，胎头从内部寻找入口，我们可以在外部施加推力，引发骶骨的反转运动，从而促进胎头入盆。

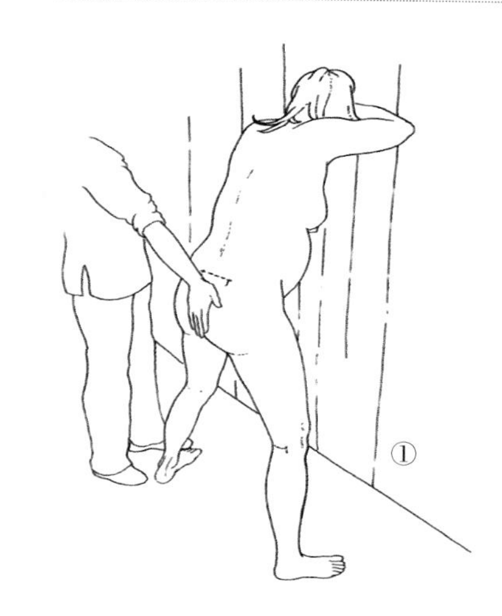

施加推力的位置必须准确：应位于骶骨中部偏下、靠近骶尾关节的位置[①,②]，而不是腰骶关节处，因为施加推力的位置偏高会产生相反的效果[③]。

推力的方向应向下，而不是朝向骨盆内部，以免过度拉伸骶髂后韧带（参见第30页）。

便于实现上述运动的姿势如下：

- 站姿下倚靠其他物体（比如倚靠墙壁站立）。
- 四肢着地的姿势。

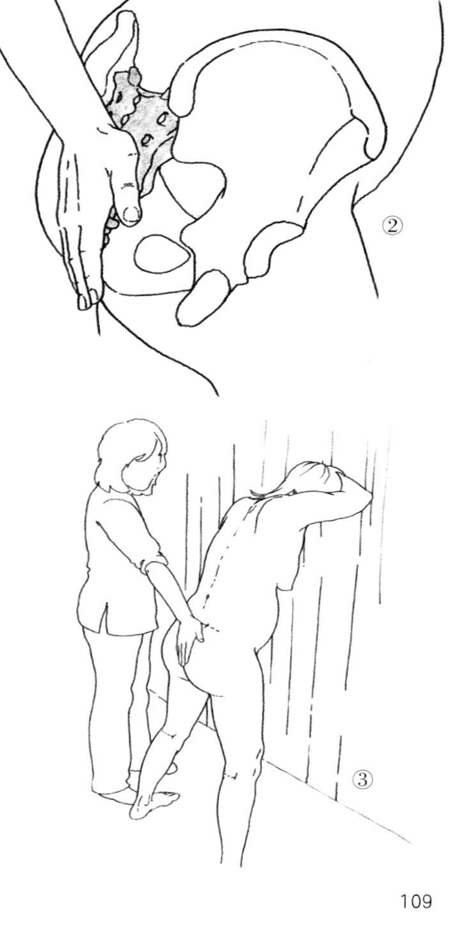

该手法由阿尔科伊医院（西班牙，阿利坎特地区）的助产士孔查·昆卡和佩帕·圣马利亚提出。她们在培训期间进行了演示，该手法在特定阶段，也就是当产妇的腰骶关节持续疼痛、子宫颈没有阻力但是胎头在骶岬位置受阻时实施，前提是需征得产妇的同意。宫缩期间，连续操作三次，有助于胎头在产道内迅速下降。

用手推动髂嵴使髂骨旋前

对髂嵴施加推力，可使骨盆上部靠拢、下部分离。

但需注意的是，施加推力的位置有三处，它们所产生的效果各不相同。

在髂结节处推动髂嵴（参见第17页）

该动作会导致髂骨内收、坐骨分离、耻骨弓打开。

该动作在胎儿娩出阶段（对应胎头通过霍季氏第3和第4平面）能发挥重要作用。

施力位置很重要。建议助产人员在产妇分娩前稍加练习。

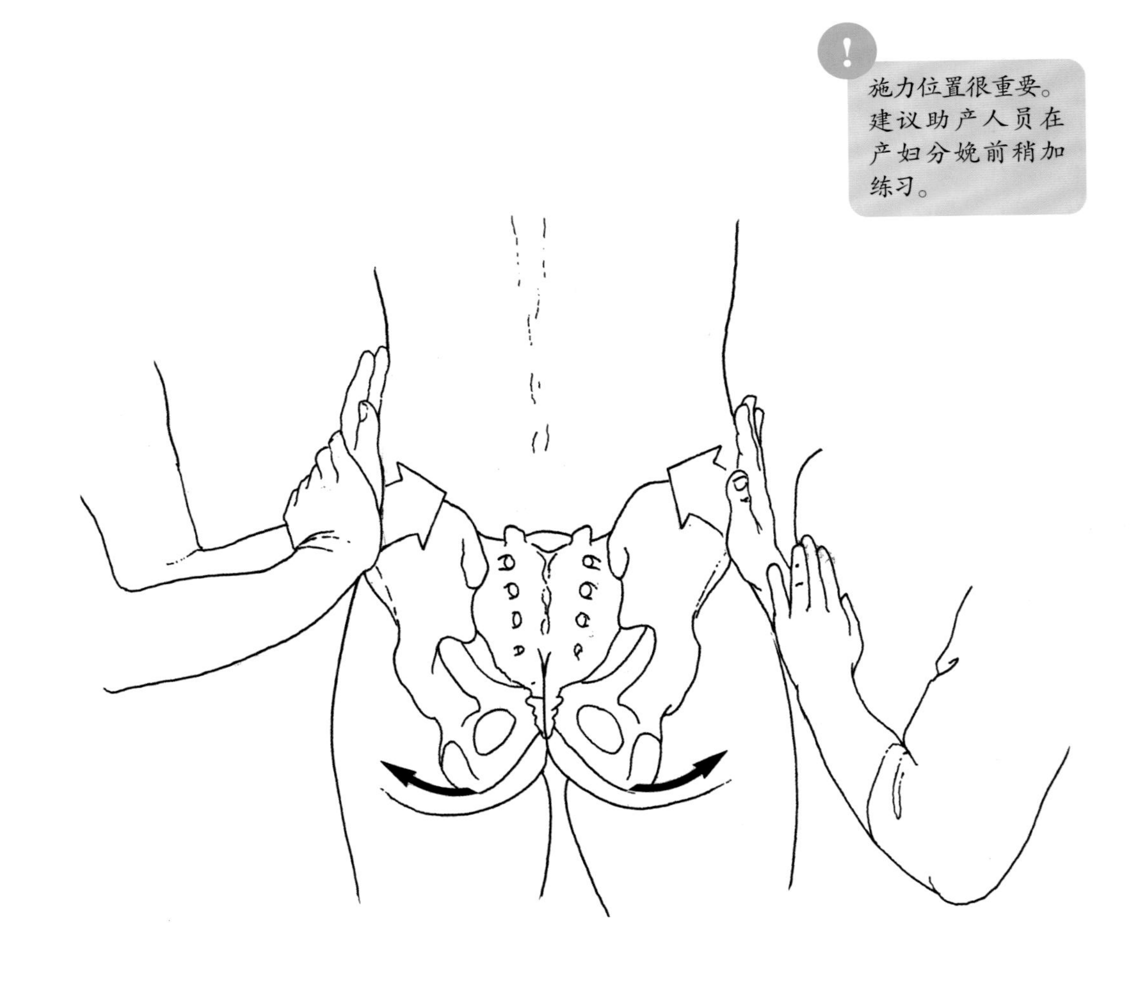

在髂结节前方推动髂嵴

该动作会导致髂骨内收及小幅旋内，也就是髂骨旋前。

髂骨旋前会使耻骨弓打开、坐骨棘分离。

此运动在以下三个阶段都能发挥重要作用：

- 胎儿娩出阶段。
- 胎儿通过坐骨棘阶段。
- 需要骶骨进行反转运动的阶段（髂骨旋前使骶髂关节分离，便于骶骨进行反转运动）。

  骶骨反转会使骨盆上口前后径增大，有利于胎儿入盆。

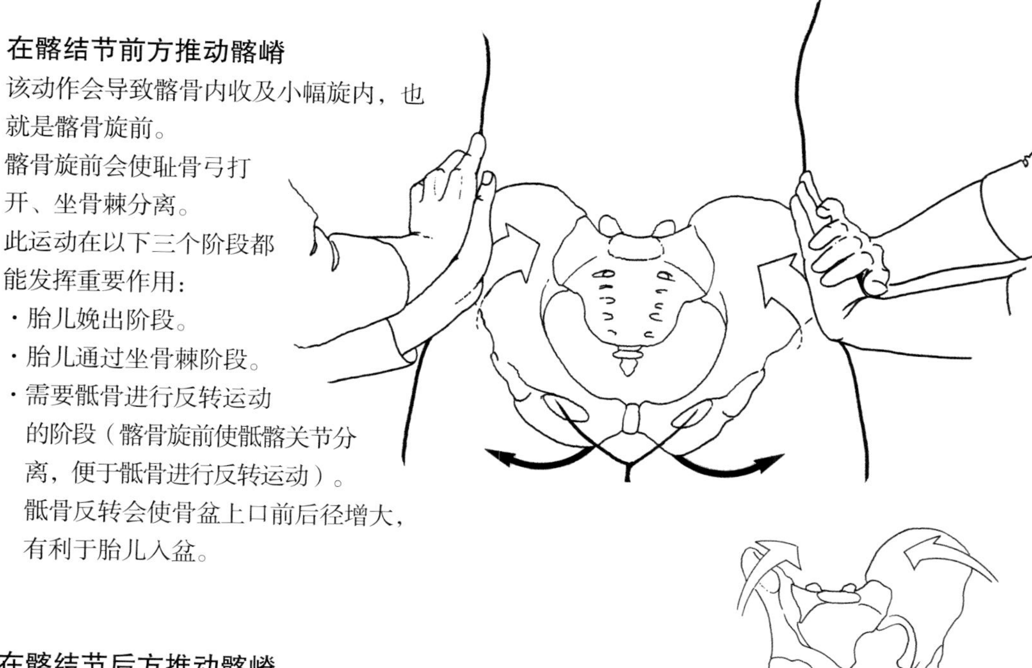

在髂结节后方推动髂嵴

该动作会导致髂骨内收及小幅度旋外。

请注意：这个动作不会打开耻骨弓，也不会使坐骨棘分离。因此，无论是在胎头通过霍季氏第3平面时还是在最后的娩出阶段，此动作都无法起到积极作用。

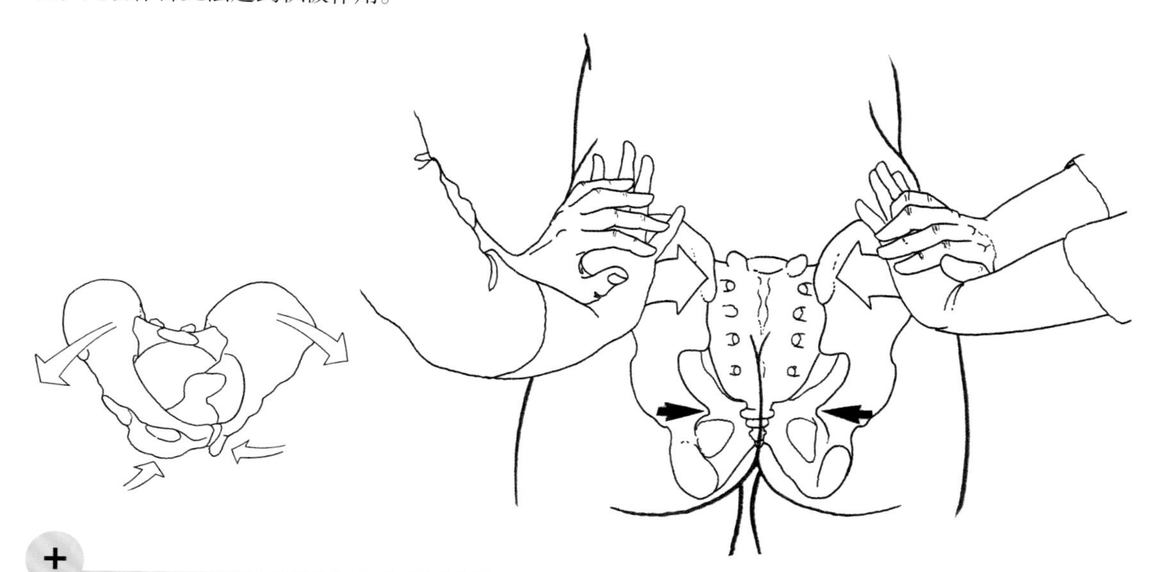

+

助产士伊娜·梅·加斯金在她的著作《加斯金手法》中提出上述操作。她建议在实施该手法时，产妇需保持四肢着地的姿势。

6

骨盆运动与主要分娩姿势分析

本章介绍了产妇在分娩的各个阶段通常会采取的姿势。

在最开始介绍的分娩姿势中，往往是借助髋部或脊柱来带动骨盆在矢状面上的运动，即向前或向后移动。从身体侧面可以观察到这些运动。由于它们发生在单一平面上，因此易于观察，并有助于我们初步理解骨盆及其周围关节的运动性。

骨盆在矢状面上的运动幅度最大。因此，大多数典型的分娩姿势都是在矢状面上开展的——其实在这个平面上的运动已经给胎儿通过争取了不少的空间。

在分娩过程中，我们常常使骨盆进行不对称性的运动，从而帮助胎儿“钻行”，促进胎儿娩出。此时，分娩姿势不只在矢状面上展开，而是几个平面内运动的结合。

本章介绍了多种分娩姿势，由矢状面上的对称性运动引入，继而扩展到冠状面和水平面上的运动，即髋部的旋转及以不对称的方式摆放下肢。

专业人士见证了上述运动的多样性，以及当产妇不受限于典型的分娩姿势时，她们会自发采取什么运动来促进分娩。

对这些素材进行分析，还可为产妇提供其他有效的分娩姿势，使她们了解这些姿势的原理以及如何完成这些运动。

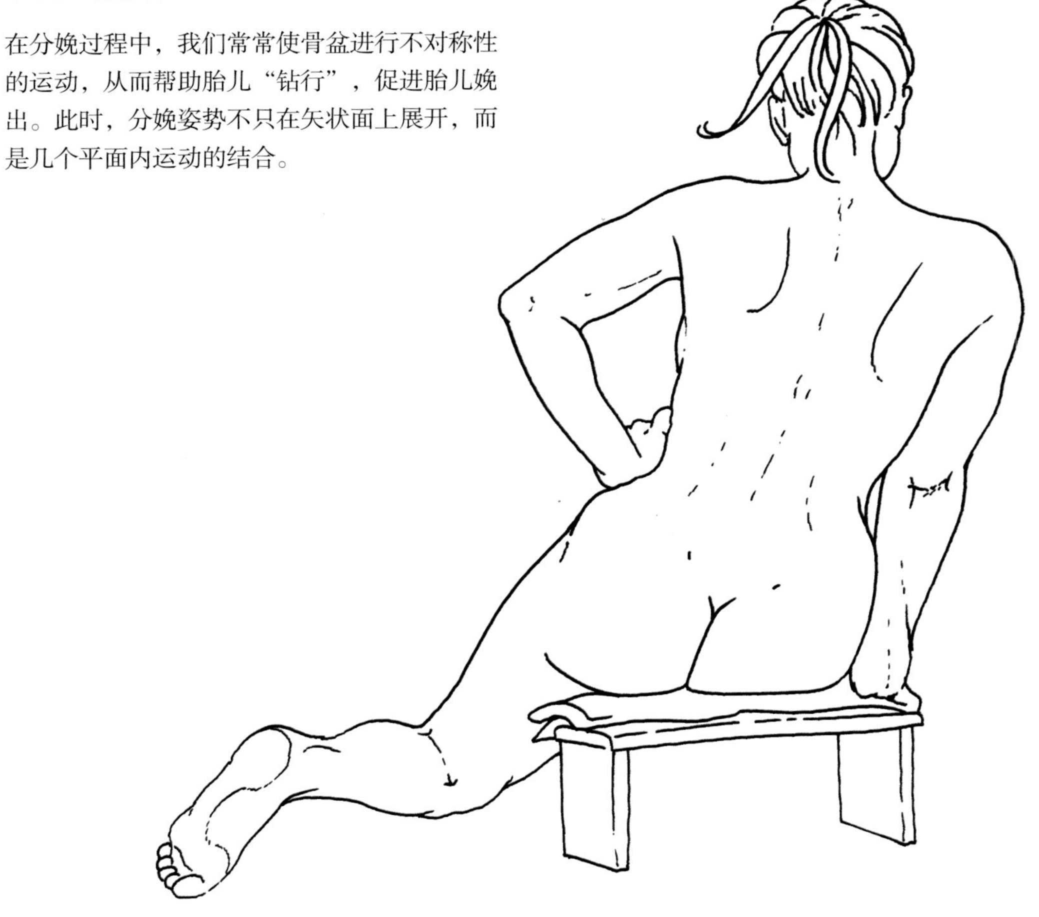

分娩姿势分析

1. 姿势描述

首先对姿势进行整体描述，说明其主要特征。

2. 髋关节呈什么姿势?

相关姿势的描述（参见第4章）。

3. 膝关节（和双脚）呈什么姿势?

相关姿势的描述。

4. 下肢是否呈对称姿势?

这很重要，决定了该姿势下骨盆是否处于对称状态。

5. 骨盆通过哪个部位进行支撑?

这部分内容不仅介绍骨盆内部骨骼间的支撑方式，还会介绍外部的骨骼或组织是如何支撑骨盆的。

6. 髋骨可以自由运动吗?

髋骨是否可以运动？还是固定于某个位置？或是受到牵拉，向特定方向运动？

7. 骶骨可以自由运动吗?

骶骨是否可以运动？还是固定于某个位置？或是受到牵拉，向特定方向运动？

8. 该姿势会影响骨盆的几个平面吗?

它们的前后径及左右径会增大还是减小？

9. 补充说明

仰卧式分娩

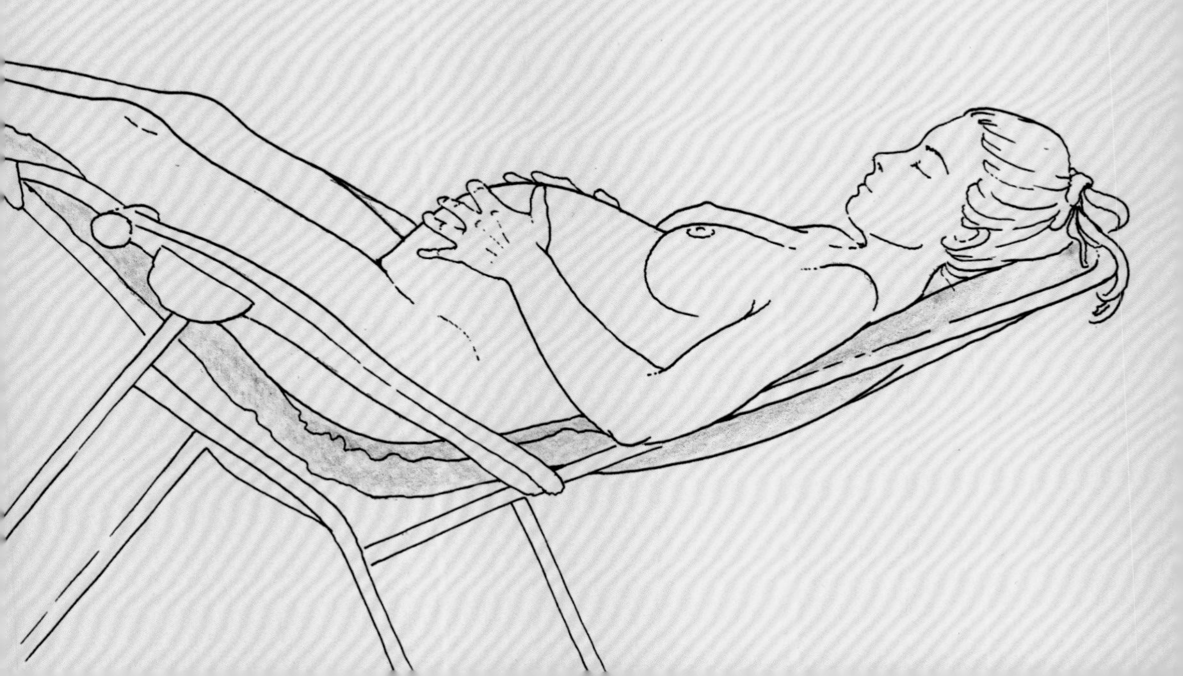

概述

仰卧式是最常用的分娩姿势，特别是在监护、阴道检查、硬膜外麻醉等情况下。

许多产妇到医院后被要求卧床休息。如果此时胎儿尚未入盆（通常情况下是这样），那么在重力的作用下，胎儿会停留在腹部而不是进入骨盆。

在仰卧姿势下，子宫收缩需要对抗两种力——不利于胎儿入盆的重力及来自骶骨的阻力。

如果为了进行妇科检查而必须采取这种姿势，那么应该在骶骨下放置凝胶袋或者水袋等比较柔软的物品，以增强该部位的活动性。

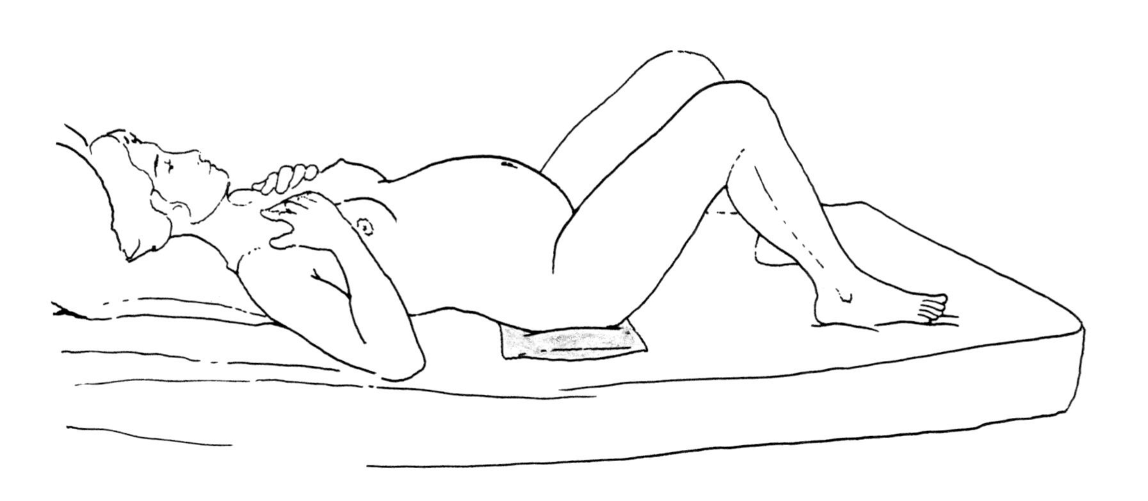

如果产妇希望采取这种姿势来休息，可以适当抬高床头，以改变子宫的倾斜角度。这样可以使重力与宫缩协同，促进胎儿入盆。

髋关节小幅度屈曲

1. **姿势描述**

上半身平躺，膝关节屈曲，脚平放在床面、桌面或脚撑上。

2. **髋关节呈什么姿势？**

髋关节约呈45度角。

3. **膝关节呈什么姿势？**

膝关节约呈90度角。

4. **下肢是否呈对称姿势？**

是的。

5. **骨盆通过哪个部位进行支撑？**

骨盆通过整个后部进行支撑。

6. **髋骨可以自由运动吗？**

是的，因为髋关节屈曲不超过90度。

7. **骶骨可以自由运动吗？**

床面或分娩台的台面会对骶骨的运动造成阻碍。

8. **该姿势会影响骨盆的几个平面吗？**

不会。

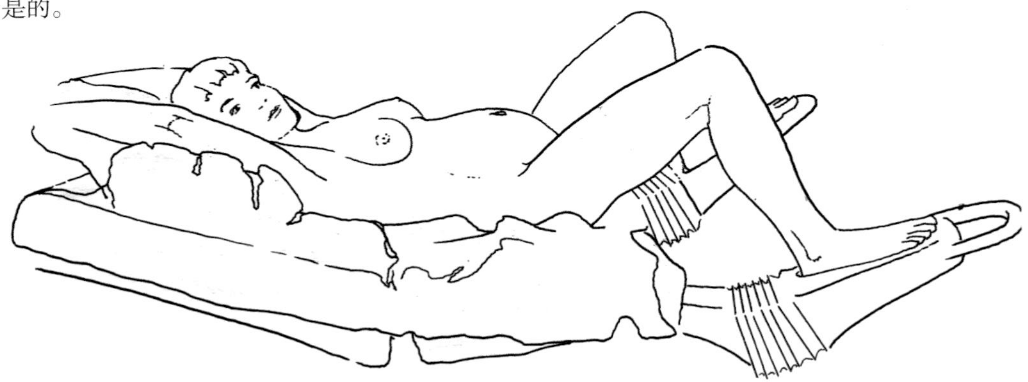

9. **补充说明**

- 产妇常常抱怨腰部疼痛。
  分娩过程中，后部的骶髂关节韧带会被严重拉伸或挤压。此姿势会阻碍胎儿入盆并导致产妇腰部疼痛。
- 从骨盆活动性的角度来看，此姿势不利于骨盆运动。所有的后部结构都受到挤压，这是造成腰部疼痛的原因。
- 对于产科工作人员来说，此姿势很实用，也是胎儿入盆阶段让产妇采用最多的一种姿势，特别是在产妇实施了硬膜外麻醉和有监护的情况下。
- 对于产妇来说，采取这种姿势，无须调动任何肌肉。如果产妇很疲惫，在此姿势下可以得到很好的休息。
- 然而在这种情况下，子宫收缩要对抗两种力——不利于胎儿入盆的重力及来自骶骨的阻力。

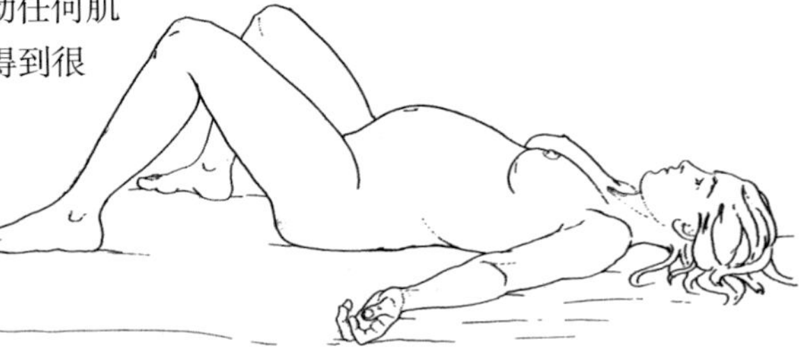

半坐半倚

1. 姿势描述

借助外物支撑上半身，倾斜20～45度（抬高床头或在身后放置厚实的大号靠垫），腿部或伸展或盘起，或者髋关节和膝关节适度屈曲。

2. 髋关节呈什么姿势?

髋关节屈曲45～90度。

3. 膝关节呈什么姿势?

膝关节保持一定的屈曲度。

4. 下肢是否呈对称姿势?

对称或不对称均可。

5. 骨盆通过哪个部位进行支撑?

依靠坐骨后部及骶骨进行支撑，骨盆保持后倾状态。

6. 髋骨可以自由运动吗?

只有髋关节处于自由状态。

7. 骶骨可以自由运动吗?

活动性较弱，骶骨受到挤压，呈反转状态。

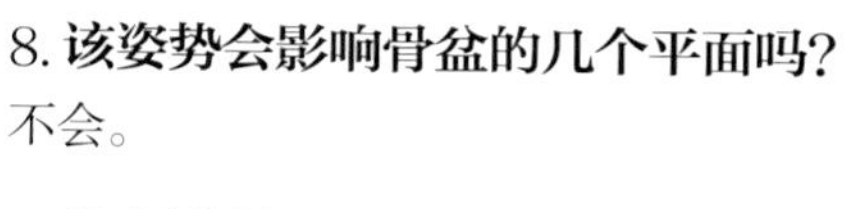

8. 该姿势会影响骨盆的几个平面吗?

不会。

9. 补充说明

- 髋部外部肌肉松弛，不会阻碍骨盆的自由移动。
- 骨盆关节和肌肉的活动性较强。
- 骨盆会受到后部支撑的阻碍，通常保持后倾状态，且腹部的重量会使骨盆后部受力，导致骨盆后倾。

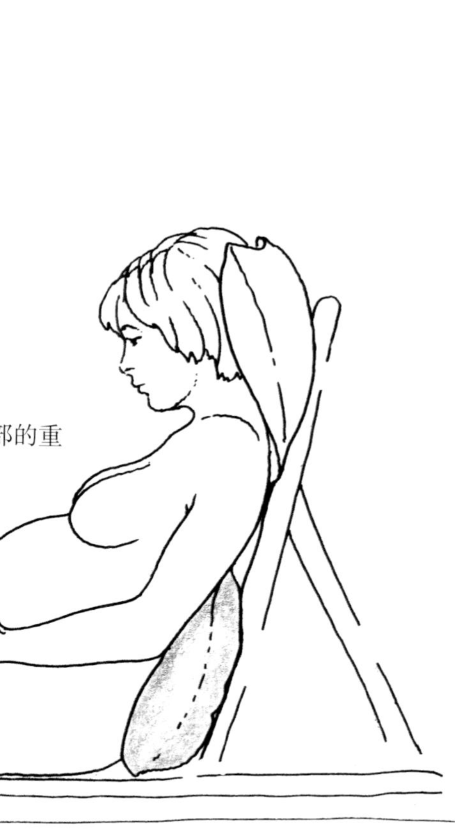

髋关节大幅度屈曲、股骨旋外

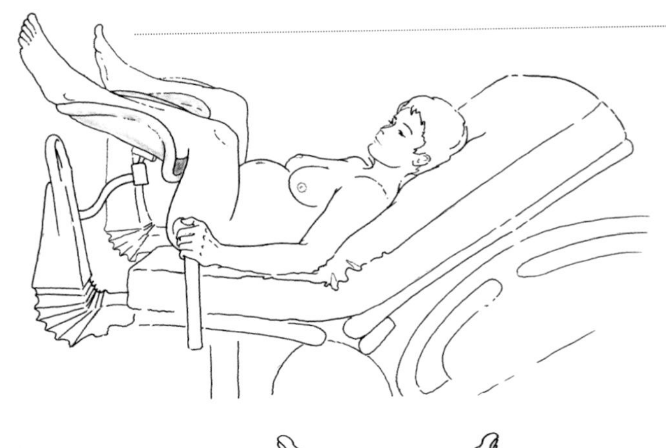

1. 姿势描述

背部着床（可以稍微抬高床头），双腿放在腿撑上，髋关节大幅度屈曲，股骨旋外。

2. 髋关节呈什么姿势？

髋关节屈曲大于90度，髋部外展，股骨旋外。

3. 膝关节呈什么姿势？

膝关节屈曲，脚部无支撑。

4. 下肢是否呈对称姿势？

是的。

5. 骨盆通过哪个部位进行支撑？

通过整个后部进行支撑。

6. 髋骨可以自由运动吗？

髋关节屈曲会导致髋骨回转，股骨旋外会导致髋骨旋后。

7. 骶骨可以自由运动吗？

除非移除产床的下半部分，否则骶骨的运动将受阻。

8. 该姿势会影响骨盆的几个平面吗？

骨盆下口前后径增大、左右径减小。

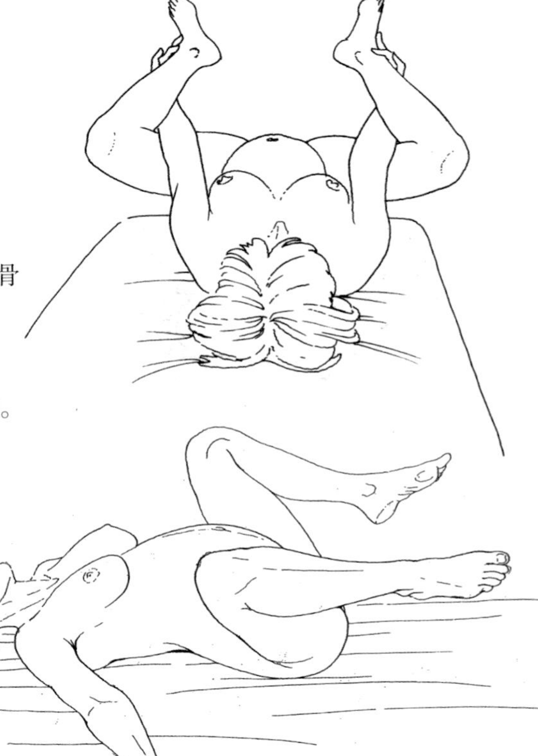

9. 补充说明

- 许多年来，此姿势一直是胎儿娩出阶段常采取的姿势之一。
- 从骨盆活动性的角度来看，由于髋骨处于回转状态，所以这个姿势适用于胎儿娩出阶段。如果将产床下半部分移除，那么骶骨也可以在胎头的作用下进行回转运动。
- 在重力的作用下，胎头不会朝向会阴，而是朝向骨盆后部（也就是会阴的后部），这可能导致此部位过度紧张（尤其是在实施硬膜外麻醉或是要求产妇从膈肌发力的情况下）。

! 此姿势无法在水平面内增大骨盆横径，因为股骨旋外会造成髋骨旋后，并减小两坐骨之间的距离。

髋关节大幅度屈曲、股骨旋内

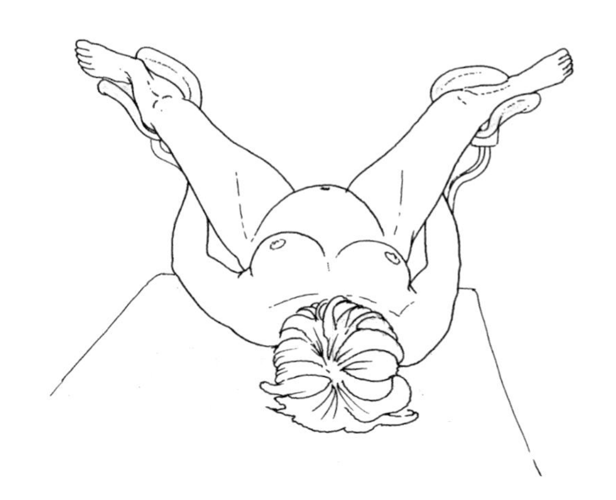

1. 姿势描述

背部着床，双腿放在腿撑上，髋关节大幅度屈曲，股骨旋内。

2. 髋关节呈什么姿势?

髋关节屈曲大于90度，髋部内收，股骨旋内。

3. 膝关节呈什么姿势?

膝关节屈曲，脚部无支撑。

4. 下肢是否呈对称姿势?

是的。

5. 骨盆通过哪个部位进行支撑?

骨盆通过整个后部（尤其是后上部）进行支撑。

6. 髋骨可以自由运动吗?

髋关节屈曲会导致髋骨回转，股骨旋内会导致髋骨旋前。

7. 骶骨可以自由运动吗?

除非移除产床的下半部分，否则骶骨的运动将受阻。

> **!** 此姿势在矢状面和冠状面内会增大骨盆前后径及左右径，因为股骨旋内会导致髋骨旋前，同时增大两坐骨棘以及两坐骨之间的距离。

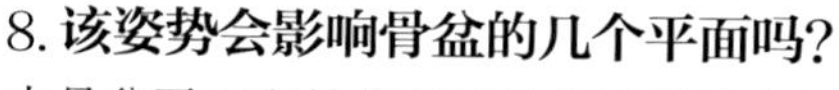

8. 该姿势会影响骨盆的几个平面吗?

中骨盆平面和骨盆下口的前后径及左右径均增大，会阴三角处的耻骨弓扩大。

9. 补充说明

- 该姿势适用于胎儿娩出阶段。
- 实施了硬膜外麻醉的产妇，在坐骨-耻骨支横向打开、股骨向内侧旋转时需缓慢而谨慎。不要过于用力，否则可能损伤膝关节内的韧带。
- 如果产妇有感觉，最好自己从外侧抬高大腿，使股骨旋内。

蛙式运动手法

此手法由法国圣艾尼昂山贝尔维德雷妇产机构的助产士们提出。这个团队认为，此手法能够有效促进胎儿在产道内下降。

产妇躺在分娩台上。两人分别从分娩台两侧握住她的腿，使其从髋部开始向相反方向活动腿部。例如，一侧髋关节大幅度屈曲，另一侧髋关节大幅度伸展；一侧股骨旋外，另一侧股骨旋内，并使双腿向不同的方向进行回旋运动。此手法可以调动两块髋骨在各平面上以不对称的方式运动，最大限度地改变骨盆的形态。它主要适用于实施硬膜外麻醉并保持仰卧姿势的产妇。

侧卧式分娩

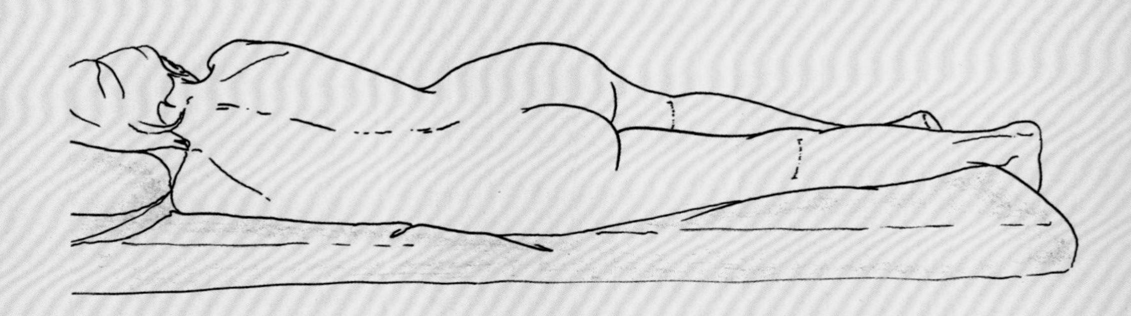

概述

相比于仰卧式，侧卧式更有利于分娩。

这种姿势在分娩的所有阶段都能发挥重要作用。产妇可以长时间保持侧卧姿势。在这种姿势下，产妇可以休息，无须调动任何肌肉。子宫方向良好，由于有床的支撑，宫缩能有效促进胎儿入盆，因为它不需要抗衡任何力，同时产妇可以保持放松状态。此种姿势尤其适用于实施硬膜外麻醉的情况，陪产人员可以按摩、按压产妇的骶髂关节及骶骨，同时提高此部位的温度，从而减轻疼痛。

如果借助外物支撑上侧大腿，减轻上侧髋关节的负荷，骨盆就可以自由运动。将上侧大腿与下侧大腿平行摆放，可以避免髋关节内收，进而避免阻碍骨盆在矢状面上的运动。

在借助外物支撑腿部的情况下，产妇可以根据情况进行姿势调整，以促进胎儿入盆，尤其是在实施硬膜外麻醉的情况下（产妇可以由左侧卧转换为右侧卧，使双腿呈不对称姿势，进而使髋骨产生不同的位置变化）。

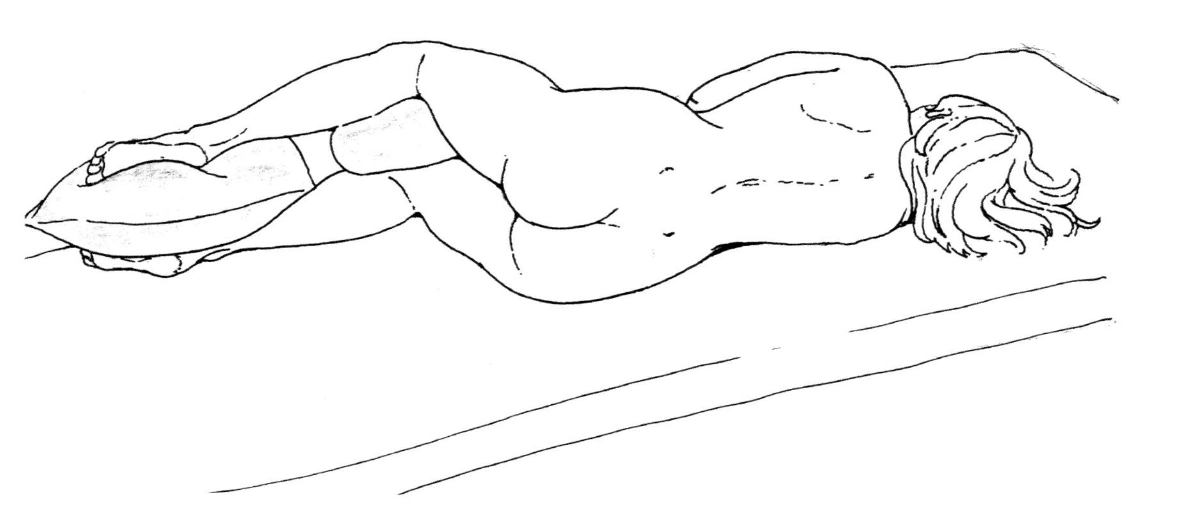

在英国，医院往往建议产妇采取侧卧的姿势进行分娩。因此也可以称其为“英式姿势”。

以下姿势可以在胎儿娩出阶段与仰卧式交替使用、互为补充。

髋关节小幅度屈曲

1. 姿势描述

侧卧，上侧腿与下侧腿平行放置（借助大号坐垫、腿撑、吊带或第三人支撑上侧腿）。

2. 髋关节呈什么姿势?

髋关节屈曲45～70度。

3. 膝关节呈什么姿势?

膝关节屈曲45～90度。

4. 下肢是否呈对称姿势?

基本对称。

5. 骨盆通过哪个部位进行支撑?

骨盆通过下侧股骨头进行支撑（实际通过下侧股骨大转子进行支撑）。

6. 髋骨可以自由运动吗?

产床会略微阻碍下侧髋骨的运动，不过它基本可以自由运动；上侧髋骨可以向各个方向运动，足够自由。

7. 骶骨可以自由运动吗?

骶骨可以自由地进行回转运动或者反转运动。

8. 该姿势会影响骨盆的几个平面吗?

它们不因姿势而改变，而是因胎儿的通过而改变。

9. 补充说明

- 在这个姿势下，股骨头和构成骨盆的各个骨骼可以进行很好的协作。
- 这个姿势可以根据产妇的需求进行调整，也可以长时间保持。
- 当产妇出现间歇性宫缩时，比较适合采取这个姿势。
- 这个姿势可以促进胎头入盆，特别是在实施硬膜外麻醉的情况下。

后文将要介绍的几种姿势更适用于胎儿娩出阶段，也可以在产妇出现间歇性宫缩的情况下采用，以促进胎头入盆。

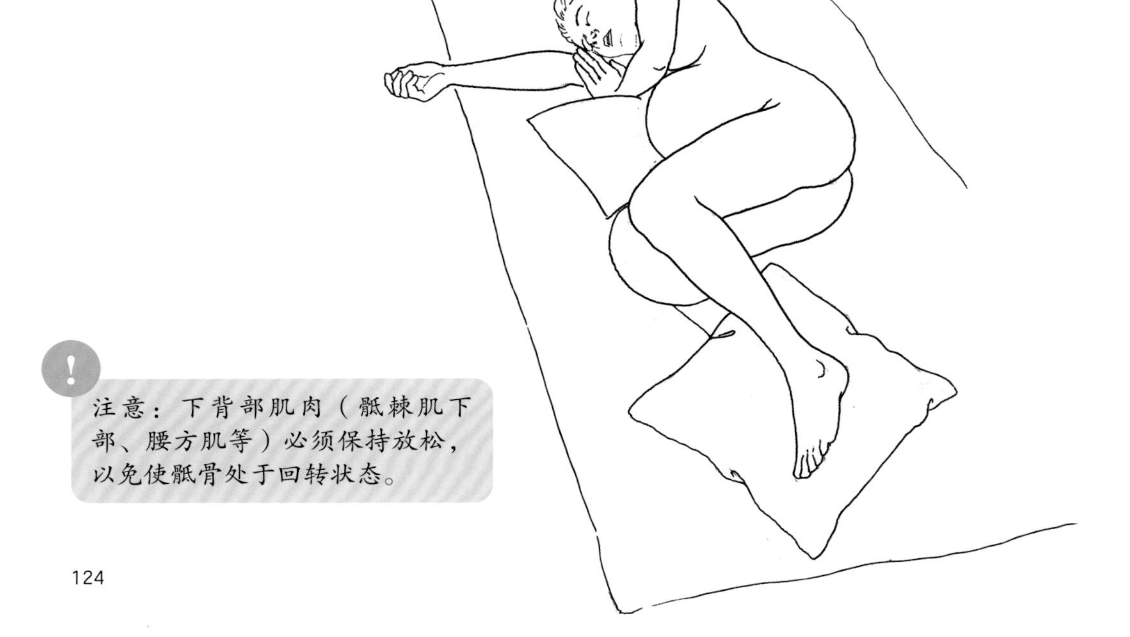

下肢呈不对称姿势（1）

上侧腿伸展，下侧腿屈曲。

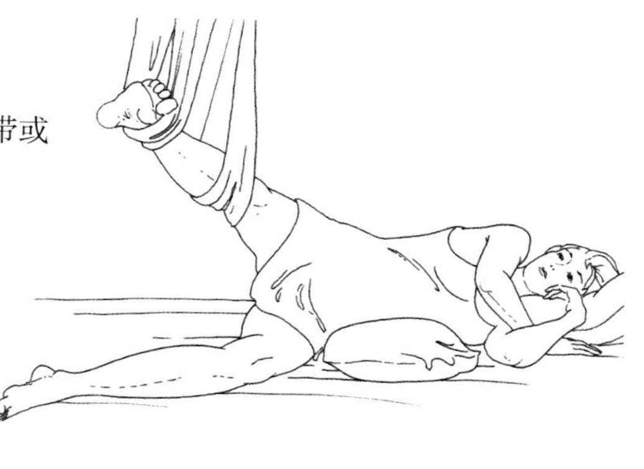

1. 姿势描述（变体1）

侧卧，上侧腿伸展，并借助他人或外物（比如吊带或腿撑）抬起，下侧腿屈曲。

2. 髋关节呈什么姿势？

上侧髋关节伸展，下侧髋关节屈曲90度或以上。

3. 膝关节呈什么姿势？

上侧膝关节伸展，下侧膝关节屈曲。

4. 下肢是否呈对称姿势？

不是。

5. 骨盆通过哪个部位进行支撑？

骨盆通过下侧股骨头进行支撑（实际通过下侧股骨大转子进行支撑）。

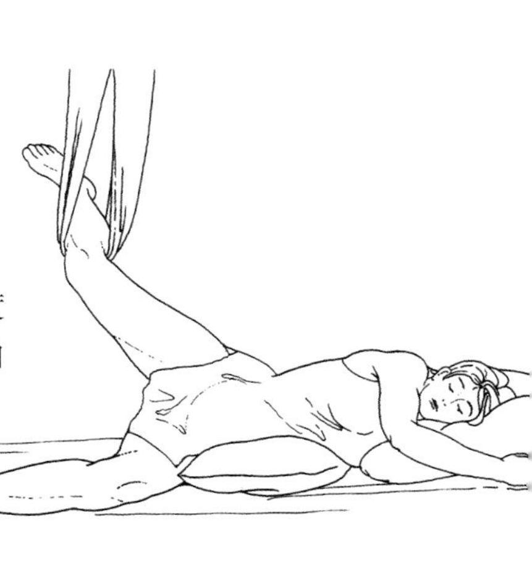

6. 髋骨可以自由运动吗？

上侧髋骨处于反转状态。下侧髋骨在髋关节屈曲程度达到90度前，基本能自由运动（产床会略微阻碍其运动）；在髋关节屈曲程度达到90度后，则处于回转状态。两块髋骨不对称。

7. 骶骨可以自由运动吗？

由于两块髋骨的姿态不同，骶骨活动性受到限制，但仍然可以在内部运动。

8. 该姿势会影响骨盆的几个平面吗？

在该姿势下，骨盆的几个平面都呈不对称状态。

9. 补充说明

- 当胎头开始在骨盆内旋转时，这个姿势能发挥重要作用，特别是在实施了硬膜外麻醉的情况下。如果产妇的宫颈口已经完全打开，但胎头的位置仍然较高，我们会建议她自主（或借助他人力量）移动上侧大腿以活动髋骨，有助于胎儿在产道内“钻行”。下侧大腿可以自由放置。此时，骨盆腔在运动中呈不对称状态，产妇可以交替使用本页和下页介绍的两种变体姿势，也可以从左侧卧位转换为右侧卧位。

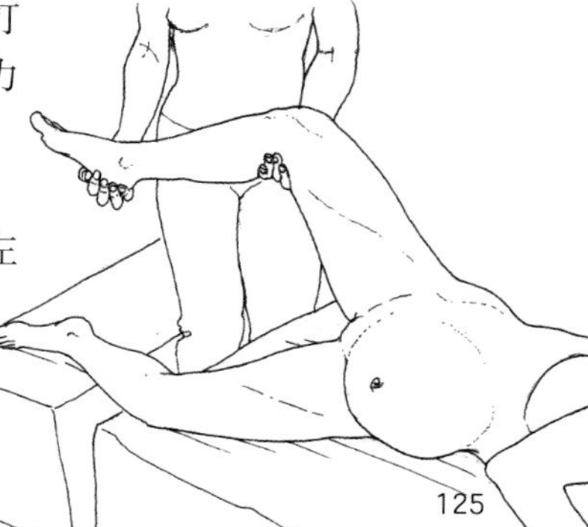

- 助产士们表示，借助上述运动，胎头可以迅速旋转并从霍季氏第1平面下降到霍季氏第3平面，产妇不必过早用力。

下肢呈不对称姿势（2）

上侧腿屈曲并保持股骨旋内，
下侧腿伸展。

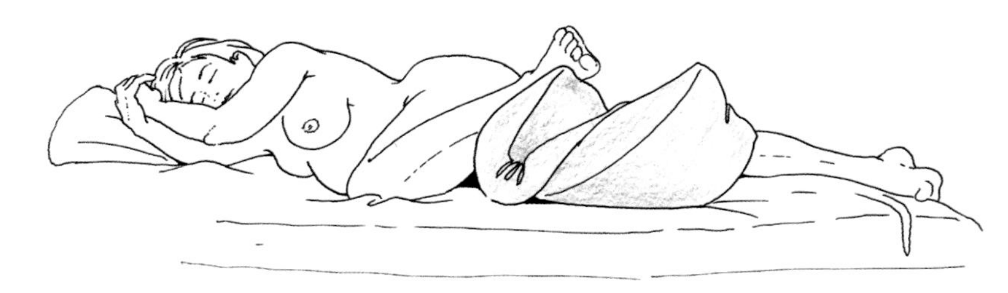

1. 姿势描述（变体2）

侧卧，身体略向前倾。上侧髋关节屈曲，膝关节屈曲并支撑在床上，上侧脚抬起，借助外物支撑；下侧腿伸展。

2. 髋关节呈什么姿势？

上侧髋关节屈曲大于90度，并保持股骨旋内；下侧髋关节伸展。

3. 膝关节呈什么姿势？

上侧膝关节屈曲，下侧膝关节伸展。

4. 下肢是否呈对称姿势？

不是。

5. 骨盆通过哪个部位进行支撑？

骨盆通过下侧股骨头进行支撑（实际通过下侧股骨大转子进行支撑）。

6. 髋骨可以自由运动吗？

上侧髋骨处于回转及旋前状态，下侧髋骨处于反转状态。

7. 骶骨可以自由运动吗？

骶骨在两块呈不对称状态的髋骨的牵拉下转动，活动性有所降低。但是，由于没有受到外物挤压，它依然可以自由地进行回转运动或反转运动。

8. 该姿势会影响骨盆的几个平面吗？

以下平面呈不对称状态。

- 中骨盆平面：上侧坐骨棘向外侧、上方和前方运动，下侧坐骨棘向后下方运动。
- 骨盆下口：两个坐骨-耻骨支不对称。

由于上侧髋骨处于回转状态并伴股骨旋内，因此，该侧坐骨-耻骨支指向前外侧。由于下侧腿呈伸展状态，因此，该侧坐骨-耻骨支指向后方。

9. 补充说明

参见下一页。

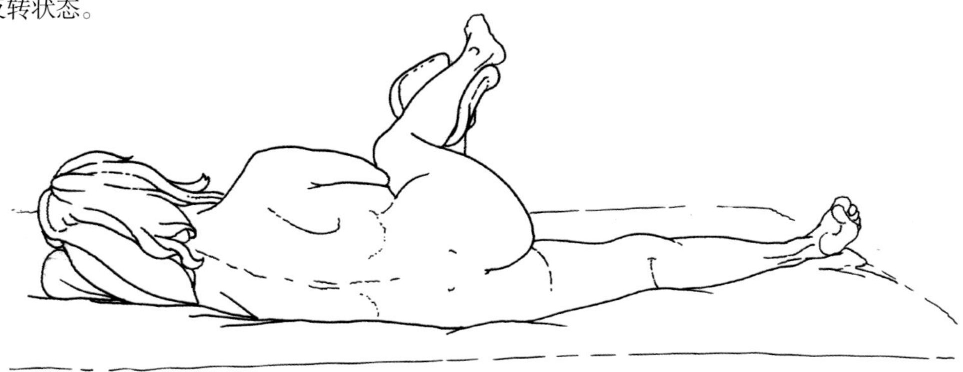

下肢呈不对称姿势（3）

上侧腿屈曲并保持股骨旋外，下侧腿伸展。

1. 姿势描述（变体3）

如上图，上侧膝关节抬起，借助外物支撑，上侧脚放在床上。

2. 髋关节呈什么姿势？

此时，上侧腿股骨旋外。

3. 膝关节呈什么姿势？

参见上一页。

4. 下肢是否呈对称姿势？

参见上一页。

5. 骨盆通过哪个部位进行支撑？

参见上一页。

6. 髋骨可以自由运动吗？

由于上侧腿股骨旋外，因此，该侧髋骨处于旋后状态。

7. 骶骨可以自由运动吗？

参见上一页。

8. 该姿势会影响骨盆的几个平面吗？

以下平面依然呈不对称状态。

- 中骨盆平面：与上一个姿势不同，此姿势下上侧坐骨棘向前、向上和向内运动；下侧坐骨棘的运动与之前的姿势相同。
- 骨盆下口：两块坐骨不对称。由于上侧髋骨处于回转状态并伴随股骨旋外，因此，该侧坐骨向前方运动，同时向身体正中线靠近；下侧坐骨和前一个姿势情况相同。

9. 补充说明（也适用于第126页内容）

- 在实施了硬膜外麻醉的情况下，这两种变体姿势能有效促进分娩。当胎头仍处于盆腔中较高的位置（霍季氏第1或第2平面）时，我们会建议产妇采取上述姿势。产妇可以先向左侧卧，保持一段时间后换为向右侧卧。
- 这些姿势也适用于胎儿娩出阶段，它们可以最大限度地打开骨盆下口。同时使两块髋骨呈不对称状态，骶骨可以自由运动（骶骨前部和后部均不受挤压）。
- 如果产妇保持上述姿势，助产人员操作起来会很容易——除非胎儿头位不正。

西班牙的助产士称这两种变体姿势为“西姆斯姿势”。

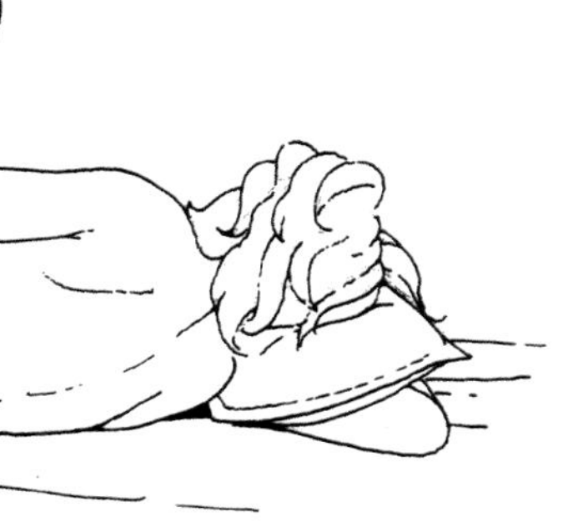

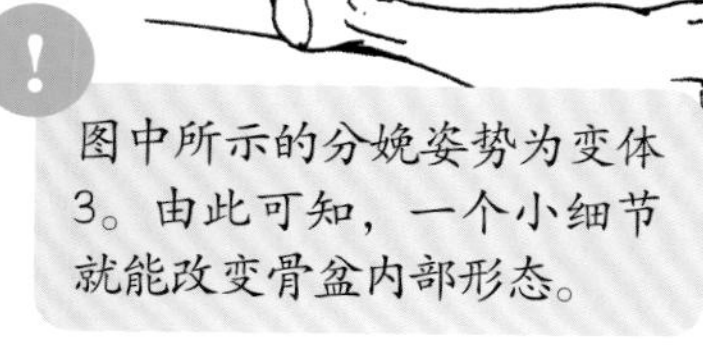

图中所示的分娩姿势为变体3。由此可知，一个小细节就能改变骨盆内部形态。

坐立式分娩

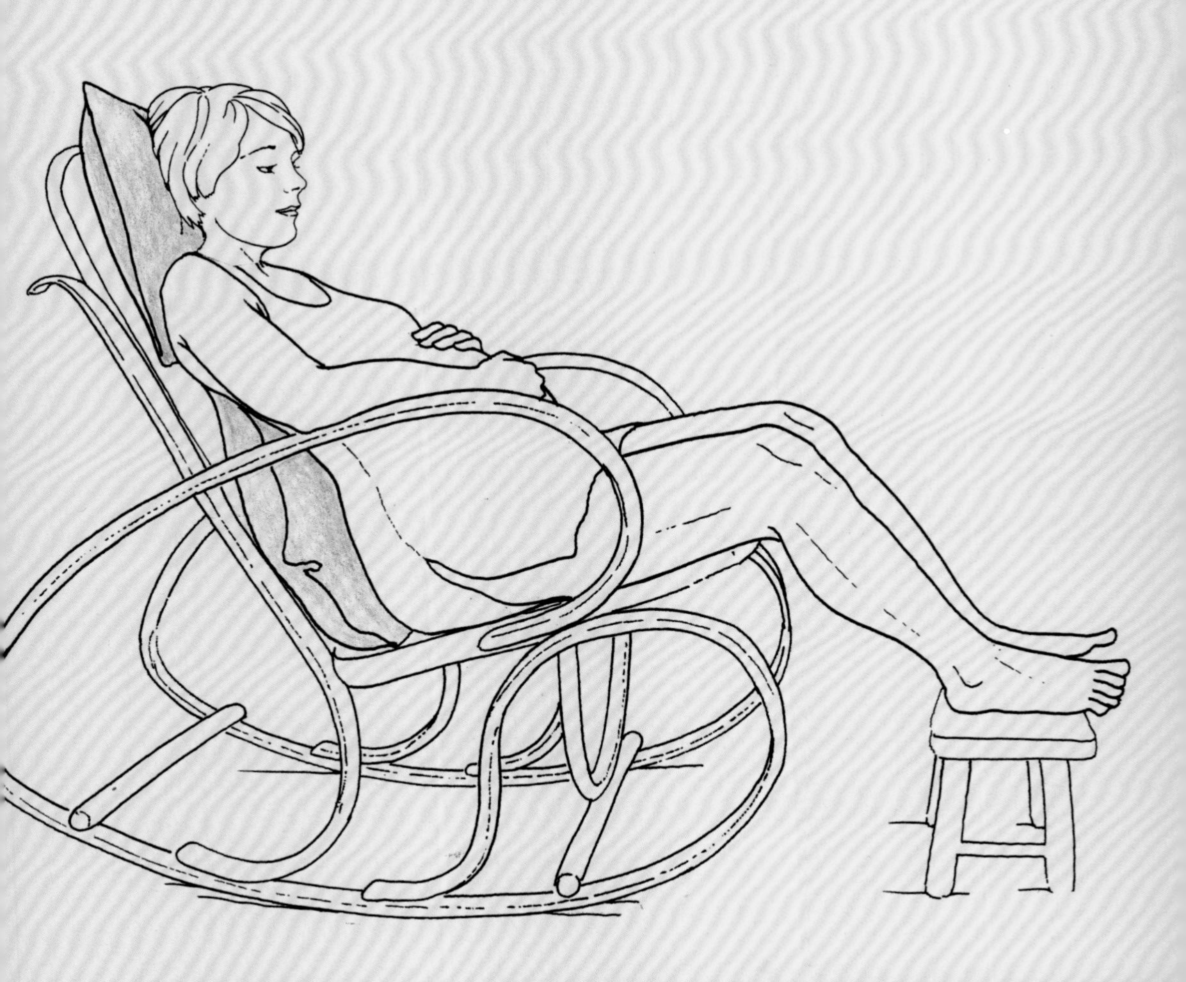

以坐骨前部或后部为支撑

1. **姿势描述**

产妇坐立，座位高度和普通的椅子相近，可以是沙发、床沿、酒吧椅、凳子等。

2. **髋关节呈什么姿势?**

髋关节屈曲80～90度（屈曲角度取决于座位高度和腿长），股骨保持外展及旋外状态。

3. **膝关节呈什么姿势?**

膝关节屈曲，双脚放在地面或支撑物上。

4. **下肢是否呈对称姿势?**

在此姿势下，髋关节可以自由运动，是否呈对称姿势均可。

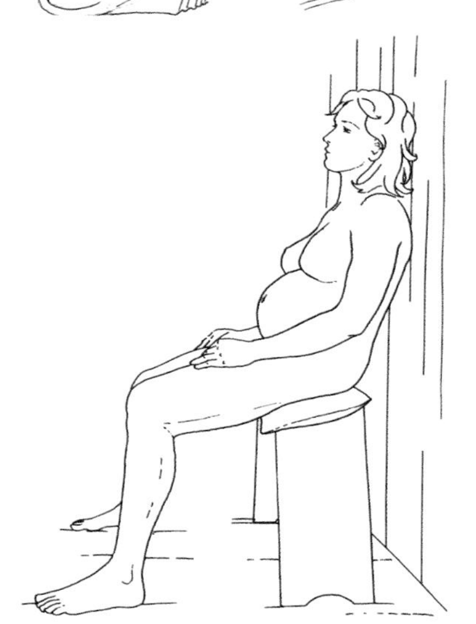

5. **骨盆通过哪个部位进行支撑?**

通过坐骨进行支撑。

6. **髋骨可以自由运动吗?**

可以。如果座椅柔软且可变形，髋骨的活动性会更好。

7. **骶骨可以自由运动吗?**

可以。

8. **该姿势会影响骨盆的几个平面吗?**

它们不会因姿势而改变，而是因胎儿的通过而改变。

9. **补充说明**

优点

- 此姿势下的骨盆十分灵活，可以选择前倾或后倾。
- 从骨盆活动性的角度看，此姿势下的骨盆处于自由状态。因此，在宫颈口扩张阶段，产妇可以采取此姿势。
- 在重力的作用下，胎儿会向盆腔入口移动，与子宫收缩的方向一致。因此，这两种力量协调作用，共同促进分娩。
- 股骨头和构成骨盆的各骨可以以最佳方式协作。产妇可以自由地摆放双腿，不限于对称姿势。

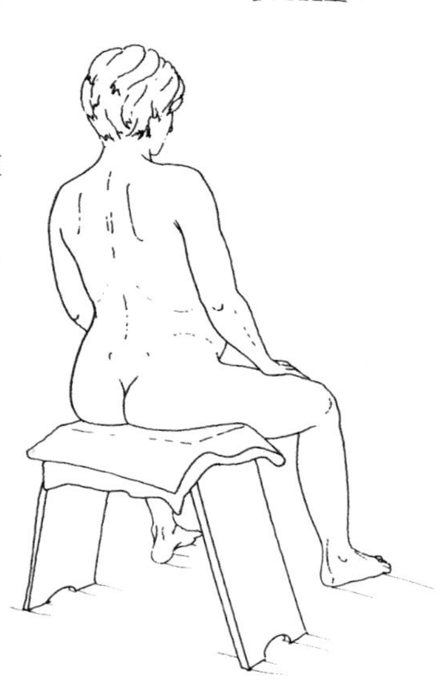

缺点

- 需要调动肌肉来维持这个姿势，因此会产生疲劳感。
- 如果以坐骨后部为支撑，骶骨的运动会受限；如果调动背部肌肉来维持骨盆的前倾状态，骶骨的反转运动会受阻。

坐在低矮的座位上

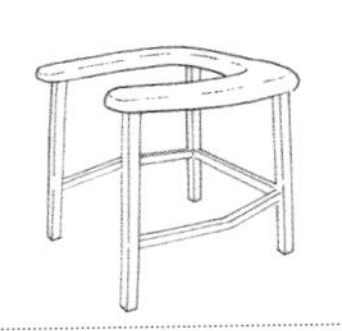

1. 姿势描述

产妇坐在一个较为低矮的座位上，比如分娩凳、分娩椅。

2. 髋关节呈什么姿势？

髋关节屈曲超过90度，股骨保持外展及旋外状态。

3. 膝关节呈什么姿势？

膝关节屈曲，双脚放在地面上。

4. 下肢是否呈对称姿势？

是的。

5. 骨盆通过哪个部位进行支撑？

通过坐骨进行支撑。

6. 髋骨可以自由运动吗？

髋骨是否自由取决于骨盆以坐骨的哪个部位为支撑：如果以坐骨前部为支撑，则骨盆呈前倾状态；如果以坐骨后部为支撑，则骨盆呈后倾状态。除此之外，髋关节的屈曲程度也会影响髋骨的自由度。

7. 骶骨可以自由运动吗？

如果以坐骨后部为支撑，骶骨就会受到挤压，处于反转状态；如果以坐骨前部为支撑，骶骨就可以自由运动。

8. 该姿势会影响骨盆的几个平面吗？

这取决于髋骨和骶骨的姿势（参见第6和第7点）。

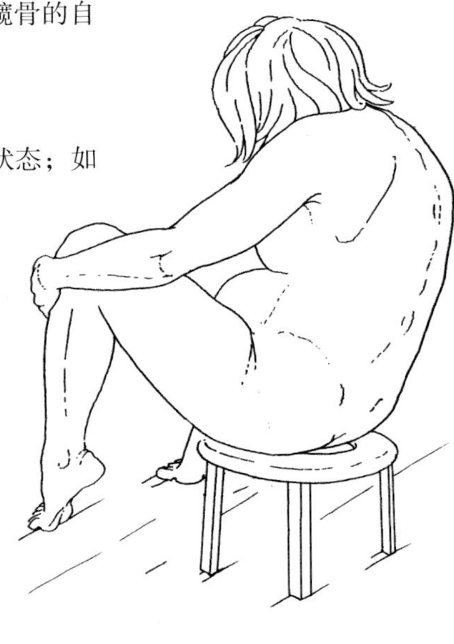

9. 补充说明

- 注意避免分娩凳后部挤压骶骨，否则会降低其活动性（参见第103页）。

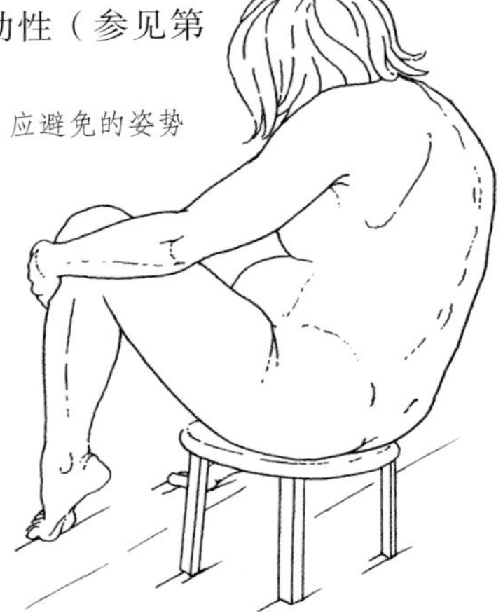

应避免的姿势

坐在瑜伽球上

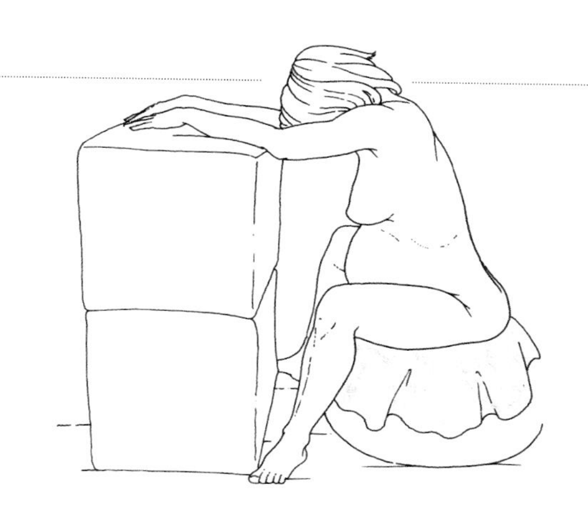

1. 姿势描述

产妇坐在大号瑜伽球上。上半身和手臂可以倚靠在固定的支撑物（比如床的横杆、椅背等）或他人身上。腿部可以采取多种姿势。

2. 髋关节呈什么姿势？

髋关节屈曲80～90度，小幅度外展。产妇应根据自身需求选择尺寸合适的瑜伽球。

3. 膝关节呈什么姿势？

膝关节屈曲，双脚放在地面或支撑物上。

4. 下肢是否呈对称姿势？

起初下肢呈对称姿势，待适应坐在瑜伽球上的感觉后，可以呈不对称姿势。

5. 骨盆通过哪个部位进行支撑？

骨盆通过坐骨进行支撑，压在结实、柔韧的瑜伽球上。由于瑜伽球容易变形，因此不会对骨盆的运动造成阻碍。

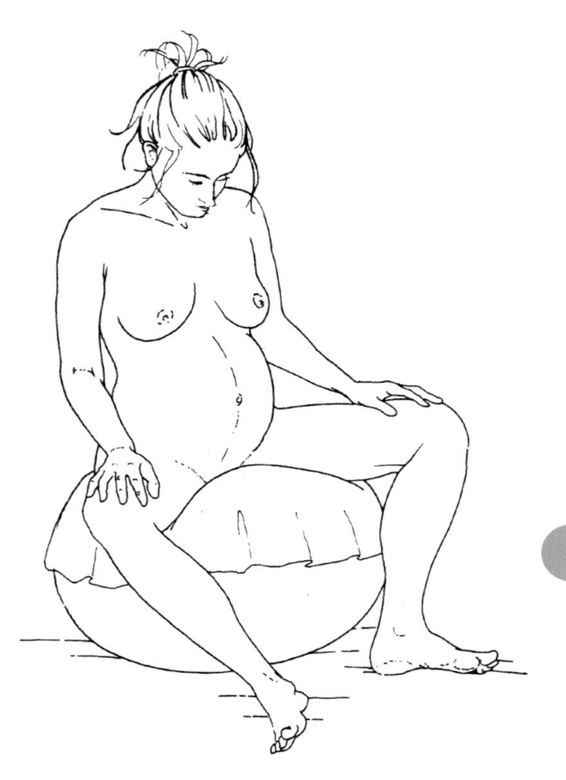

6. 髋骨可以自由运动吗？

起初髋骨可以自由运动。一旦产妇使下肢呈不对称姿势，髋骨就有可能因受到牵拉而呈现某种特定姿态。

7. 骶骨可以自由运动吗？

在此姿势下，骶骨可以自由地进行回转或反转运动。

8. 该姿势会影响骨盆的几个平面吗？

骨盆的几个平面会在大幅度运动中有所变形（参见第7章）。

9. 补充说明

· 瑜伽球灵活、可移动，有助于骨盆向多个方向运动。

· 这一姿势中双腿呈不对称姿势（股骨旋内或旋外），可以牵拉髋骨，从外部带动骨盆内部的运动。

· 医院等分娩机构越来越提倡这种分娩姿势。如果选择以这种姿势生产，那么助产士和产妇本人都需要做好准备工作。

本书第8章会详细介绍这一姿势。

!

重点：骨盆处于前倾状态，或产妇下背部肌肉收缩时（通常情况下两者会同时出现），骶骨会进行回转运动。

跪立式分娩
（配合上体支撑）

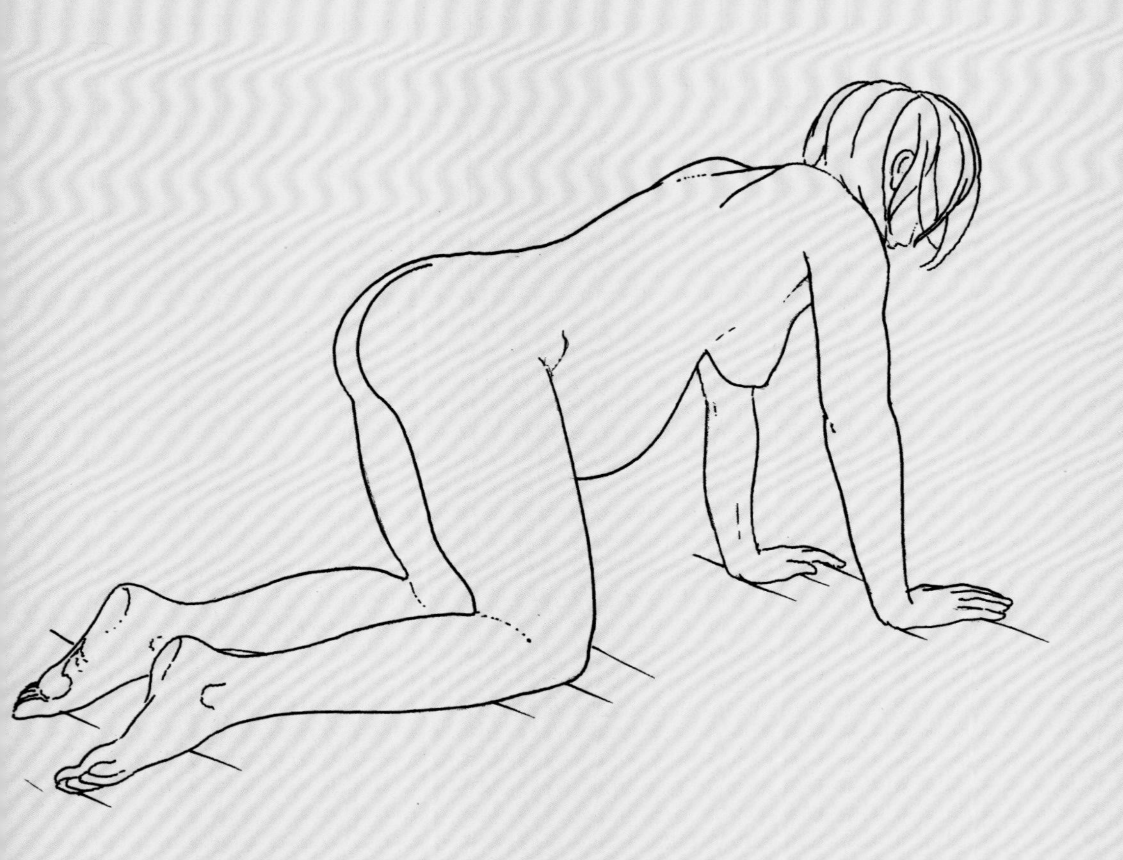

双腿以平行和对称方式放置

1. 姿势描述

产妇以膝盖（保持屈曲状态）及上半身（胸部、手臂、手）为支撑。

2. 髋关节呈什么姿势？

髋关节屈曲约90度（如果身体向后“坐”，则屈曲程度增加；如果向前“挺”，则屈曲程度减小）。

3. 膝关节呈什么姿势？

膝关节屈曲约90度。与髋关节一样，膝关节的屈曲程度也随着身体的移动（向前或向后）而变化。

4. 下肢是否呈对称姿势？

是的。

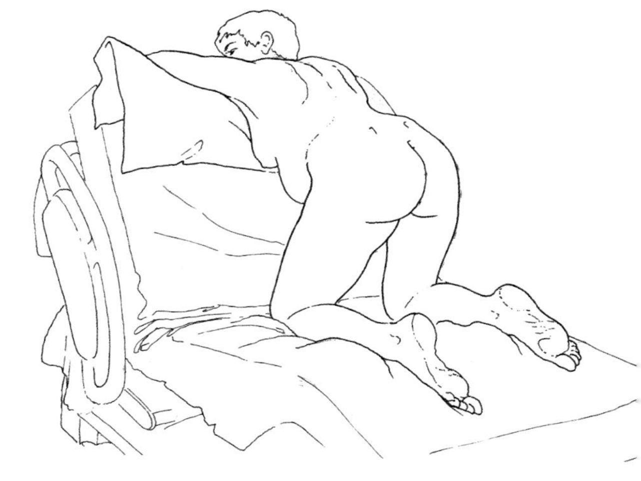

5. 骨盆通过哪个部位进行支撑？

通过股骨头进行支撑。所以，此姿势下的骨盆可以自由活动。

6. 髋骨可以自由运动吗？

可以，这是髋骨最能够适应胎儿形态的姿势之一。

7. 骶骨可以自由运动吗？

可以。骶骨能够自由地进行回转或反转运动。

8. 该姿势会影响骨盆的几个平面吗？

它们不会因姿势而改变，而会因胎儿的通过而改变。

9. 补充说明

- 在此姿势下，重力作用使胎儿向耻骨方向移动，而不是进入骨盆。如果产妇在分娩时感觉腰骶部疼痛，可以采取此姿势减缓疼痛，因为它可以减轻胎儿对后背处的挤压。
- 胎头入盆后，此姿势有助于胎儿在盆腔中前进。
- 多数助产士习惯于产妇采取耻骨朝上的分娩姿势，这种跪立式的分娩姿势可能给助产人员带来一定的不便。
- 在胎儿娩出时，这是骨盆能较好地适应胎儿形态的姿势。
- 采取这种姿势的产妇更容易找到合适的双腿姿势。

本书第8章会详细介绍这一姿势。

+

骨盆由股骨头支撑，而其他部位均没有支撑，这使得髋骨可以自由地改变朝向，骨盆可多向活动。因此，我们可以很好地实现“筛子”效应（参见第151页）。此姿势适用于分娩的所有阶段。

股骨旋内或旋外

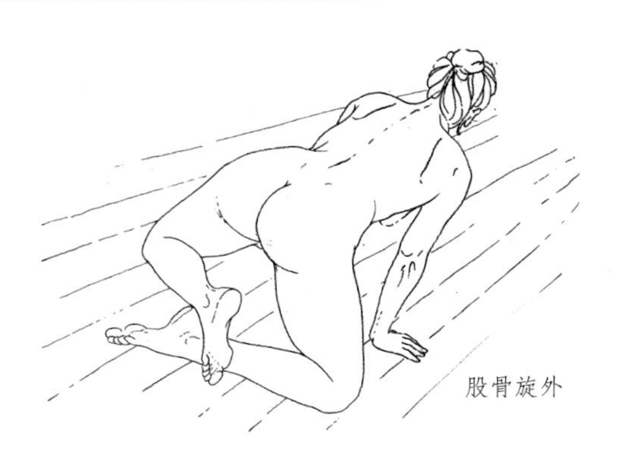
股骨旋外

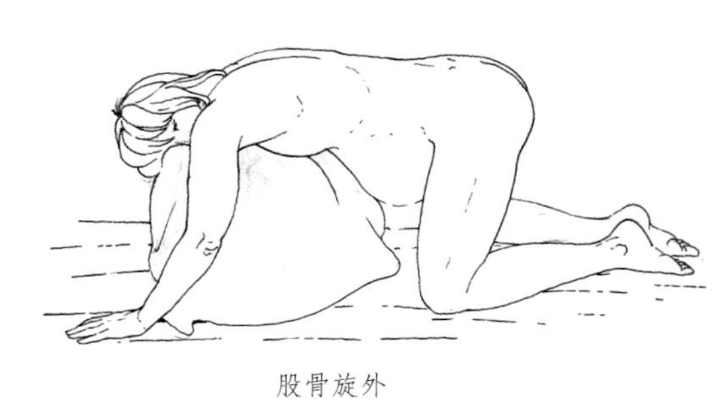
股骨旋外

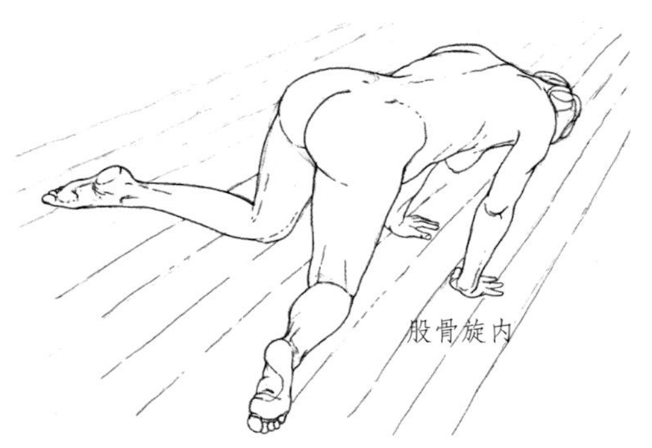
股骨旋内

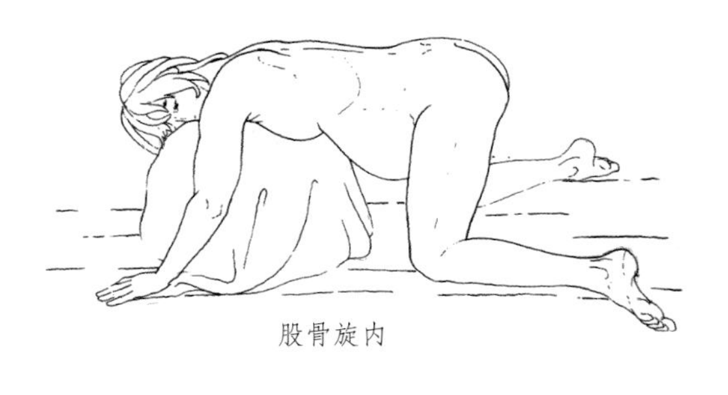
股骨旋内

1. 姿势描述
产妇以膝盖（保持屈曲状态）和上半身（胸部、手臂、手）为支撑，股骨旋内或旋外。

2. 髋关节呈什么姿势？
两侧股骨同时旋内或同时旋外，或一侧股骨旋内、另一侧旋外。

3. 膝关节呈什么姿势？
膝关节屈曲约90度。与髋关节一样，膝关节的屈曲程度也随着身体的运动（向前或向后）而变化。

4. 下肢是否呈对称姿势？
均可。

5. 骨盆通过哪个部位进行支撑？
通过股骨头进行支撑。

6. 髋骨可以自由运动吗？
若股骨旋内，则髋骨处于旋前状态；若股骨旋外，则髋骨处于旋后状态。

7. 骶骨可以自由运动吗？
骶骨可以在左右髋骨间转动。

8. 该姿势会影响骨盆的几个平面吗？
中骨盆平面和骨盆下口的左右径会受到影响：股骨旋内，左右径增大；股骨旋外，左右径减小。

9. 补充说明
如果产妇意识到髋关节的转动会影响骨盆形态，她们就可以借此移动坐骨棘，增大中骨盆平面的左右径。

双腿以不对称方式屈曲或伸展

1. 姿势描述

产妇依靠一侧膝盖（该侧膝关节屈曲，跪在地上）和另一侧脚部支撑（该侧髋关节和膝关节都呈屈曲状态），同时上半身靠手臂或外物支撑。

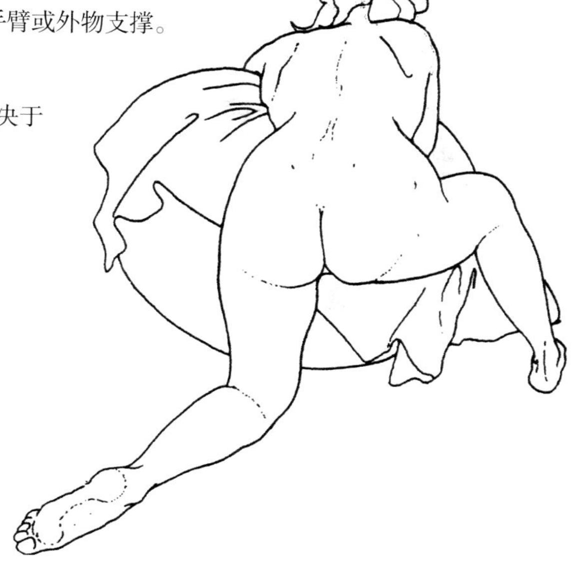

2. 髋关节呈什么姿势？

右侧髋关节屈曲90～120度（见右图，屈曲程度取决于骨盆的运动），左侧髋关节伸展。

3. 膝关节呈什么姿势？

膝关节屈曲，一侧脚放在地面上。

4. 下肢是否呈对称姿势？

不是。

5. 骨盆通过哪个部位进行支撑？

通过髋关节支撑。

6. 髋骨可以自由运动吗？

由于右侧髋关节屈曲超过90度（见右图），右侧髋骨处于回转状态；由于左侧髋关节伸展，左侧髋骨处于反转状态。

7. 骶骨可以自由运动吗？

骶骨可以在左右髋骨的牵拉下转动。

8. 该姿势会影响骨盆的几个平面吗？

骨盆的三个平面均不对称。以右图为例，在右腿的牵拉下，该侧坐骨、坐骨-耻骨支和坐骨棘向前运动，而左侧坐骨、坐骨-耻骨支和坐骨棘向后运动。

9. 补充说明

- 盆腔呈不对称状态，有利于胎儿在其中“钻行”，尤其是双腿姿势交替变换的情况下。
- 小幅度运动骨盆（左右摇摆或环转运动）会引发“筛子”效应（参见第151页）。活动幅度较大时，会导致骨盆内部空间增大（参见第7章）。
- 如果交替进行上述运动（股骨旋转和下肢呈不对称姿势），会使跪立式产生多种变化。

如果我们给产妇提供了必要条件，她们完全可以自发完成上述姿势，无须专门学习。她们仅仅需要一个安全、温馨与平和的环境。数百名助产士都曾提到，她们在工作中发现，只需给产妇足够的陪伴，她自己便可以完成这些“奇怪”的姿势。

站立式
分娩

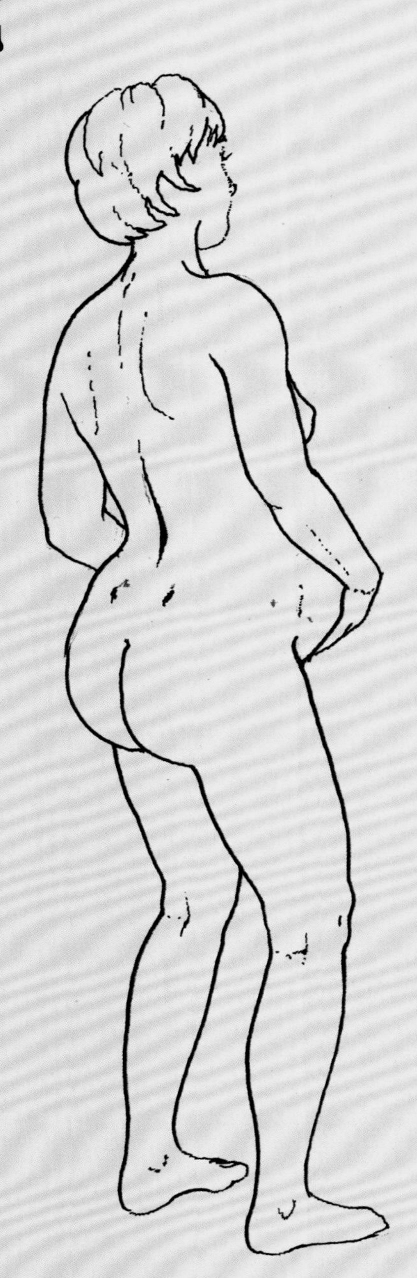

髋关节半屈曲

1. 姿势描述

产妇站立，双脚分开与髋同宽，膝关节和髋关节略微屈曲，上半身和手臂借助外物（墙壁、高杆、垂悬的绳索或吊带等）或他人支撑。

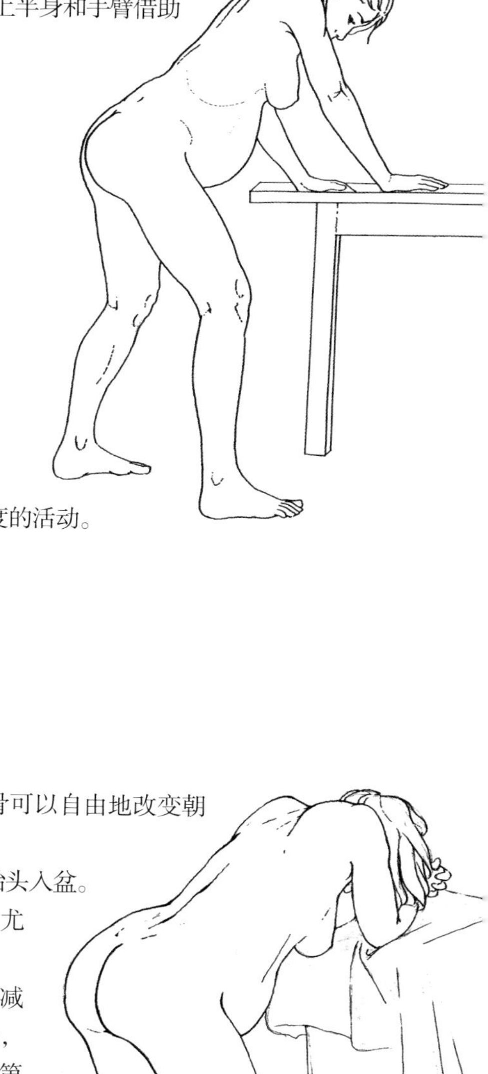

2. 髋关节呈什么姿势?

髋关节屈曲20～90度。

3. 膝关节呈什么姿势?

膝关节屈曲约20度，以保证骨盆可以自由活动。

4. 下肢是否呈对称姿势?

是的。

5. 骨盆通过哪个部位进行支撑?

通过股骨头进行支撑。

6. 髋骨可以自由运动吗?

髋骨可以自由运动。胎儿通过时，髋骨内部可以进行一定幅度的活动。

7. 骶骨可以自由运动吗?

骶骨可以自由地进行回转或反转运动。

8. 该姿势会影响骨盆的几个平面吗?

它们不会因姿势变化而改变，只会因胎儿从内部通过而改变。

9. 补充说明

- 骨盆由股骨头支撑，而其他部位均没有支撑，这使得髋骨可以自由地改变朝向，骨盆可进行多向运动，特别是前倾和后倾。
- 在重力的作用下，胎儿向盆腔移动。因此，此姿势有利于胎头入盆。
- 从骨盆活动性的角度看，此姿势适用于分娩的所有阶段，尤其是在产妇掌握了一定的促进骨盆活动的方法后。
- 在分娩过程中，如果产妇的腰骶部疼痛，可以采取该姿势减轻疼痛（由于重力的作用，胎儿对产妇背部的挤压会减轻，特别是在产妇上半身前倾并借助外物支撑的情况下，参见第8章）。
- 在胎儿娩出阶段，这一姿势下的髋关节可以自由活动，骨盆能够充分适应胎头的形态，便于胎儿娩出。
- 对于产妇而言，这个姿势很累，因为她必须调动肌肉以保持腿部和背部的平衡。因此，最好借助外物支撑身体。

本书第8章会详细介绍这一姿势。

股骨旋内或旋外

1. 姿势描述

产妇站立，膝关节和髋关节半屈曲，与此同时，股骨旋内或旋外，上半身和手臂借助外物（墙壁、高杆、垂悬的绳索或吊带等）或他人支撑。

2. 髋关节呈什么姿势?

髋关节屈曲，股骨旋内或旋外，并保持适当的旋转角度。

3. 膝关节呈什么姿势?

膝关节跟随髋关节呈小幅屈曲或旋转，双脚根据髋关节和膝关节的旋转方向自然摆放。

4. 下肢是否呈对称姿势?

均可。

5. 骨盆通过哪个部位进行支撑?

通过股骨头支撑。

6. 髋骨可以自由运动吗?

如果髋关节旋外，则髋骨旋外或旋后；如果髋关节旋内，则髋骨旋内或旋前。

7. 骶骨可以自由运动吗?

如果髋关节旋外，骶骨则进行回转运动；如果髋关节旋内，由于两髋骨后部分离，骶骨则进行反转运动。

8. 该姿势会影响骨盆的几个平面吗?

如果髋关节旋外，骨盆上口就会增大；如果髋关节旋内，中骨盆平面和骨盆下口就会增大。

9. 补充说明

- 如果产妇上半身直立，旋转髋部就会带动两块髋骨在骶髂关节处进行“压缩–放松”运动，从而减轻韧带疼痛。
- 产妇在每次宫颈口扩张时，都要自主找到最合适的腿部姿势。

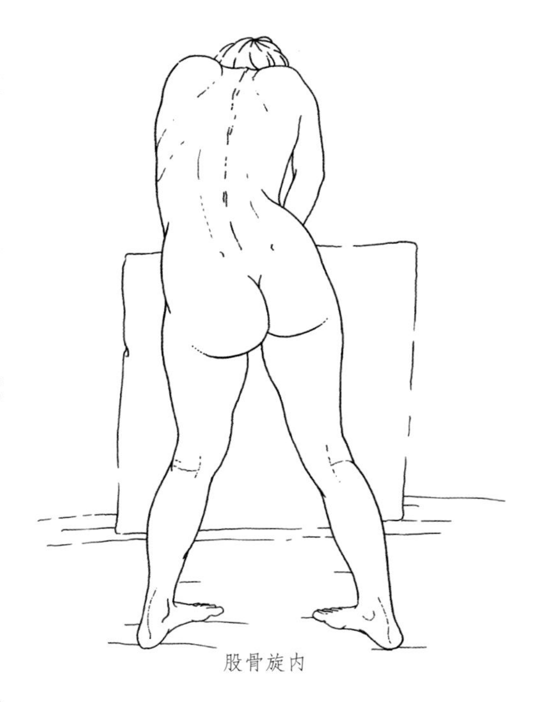
股骨旋内

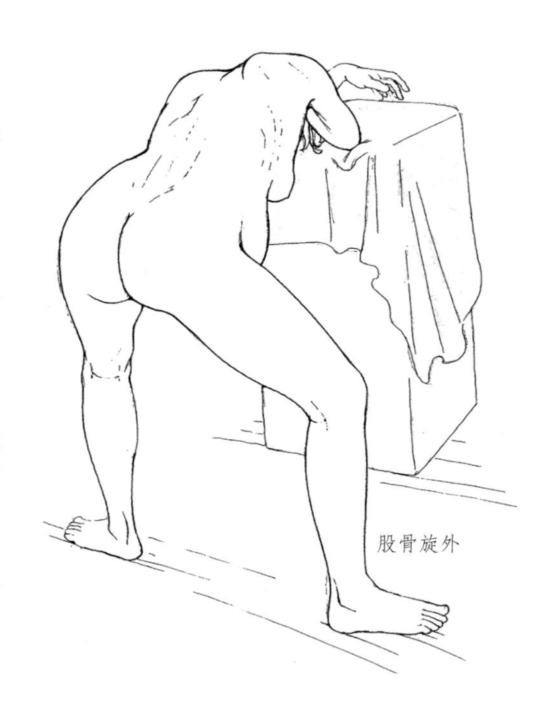
股骨旋外

两侧髋关节不对称

1. 姿势描述

（此处根据图示进行描述，事实上，并不限于左腿屈曲、右腿伸展）保持与第137页相同的站立姿势。左脚放在支撑物上（矮凳、垫脚块等），右脚放在地面上，上半身和手臂借助外物（墙壁、高杆、垂悬的绳索或吊带等）或他人支撑。

2. 髋关节呈什么姿势？

左侧髋关节屈曲约45度（取决于凳子的高度），右侧髋关节完全伸展或略微屈曲（也可旋外或旋内）。

3. 膝关节呈什么姿势？

左膝屈曲，右膝完全伸展或略微屈曲。

4. 下肢是否呈对称姿势？

不是。

5. 骨盆通过哪个部位进行支撑？

通过股骨头进行支撑。

6. 髋骨可以自由运动吗？

如果左侧髋关节的屈曲程度没有超过90度，那么左侧髋骨可以自由运动；如果右侧膝关节和右侧髋关节微屈，那么右侧髋骨也可以自由运动；如果右侧髋关节处于伸展状态，则右侧髋骨呈反转状态。

7. 骶骨可以自由运动吗？

在左右髋骨的牵拉下，骶骨呈不对称状态：在髋骨呈反转状态的那一侧，骶骨向前运动；而在髋骨呈回转状态的那一侧，骶骨向后运动。

8. 该姿势会影响骨盆的几个平面吗？

会影响，尤其是右侧髋关节处于伸展状态时（参见第155页和第7章）。

9. 补充说明

从多方面来看，这一姿势都能有效促进分娩。

- 此姿势有助于胎儿调整姿势并在盆腔中“钻行”。
- 在此姿势下，重力有助于胎头入盆。
- 如果右侧髋关节伸展，则两侧髋骨在矢状面上呈不对称状态（一侧进行回转运动，另一侧进行反转运动）。这种情况下，很容易确定骨盆环转运动的合适幅度（参见第7章和第8章的相关内容）。

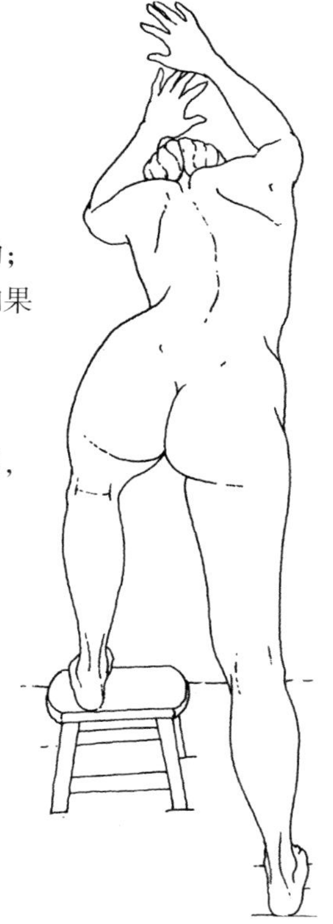

+

在这一姿势下，许多产妇会感觉骶髂关节处的韧带处于紧绷状态，因此需要按压骶骨以缓解疼痛。

蹲立式
分娩

简单蹲姿

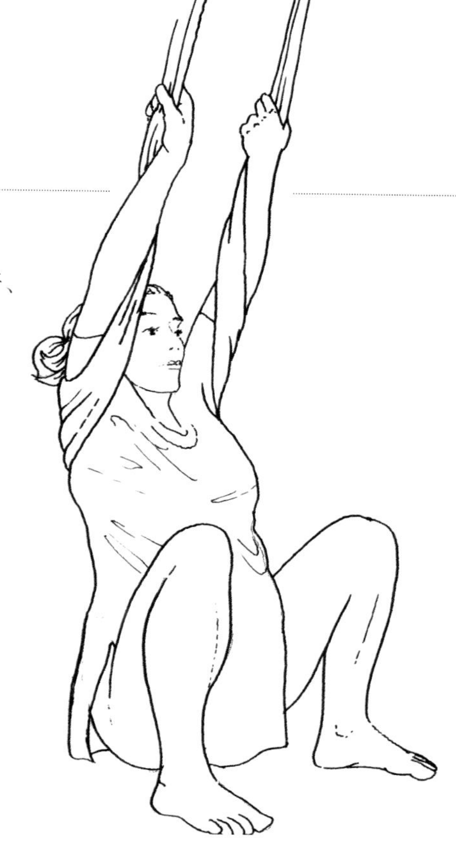

1. 姿势描述

产妇采取下蹲姿势。上半身前倾，双手可抓紧支撑物（把杆、床的下沿等）或他人。上半身也可借助吊带支撑。

2. 髋关节呈什么姿势?

髋关节最大限度地屈曲。

3. 膝关节呈什么姿势?

膝关节（和踝关节）最大限度地屈曲。

4. 下肢是否呈对称姿势?

是的。

5. 骨盆通过哪个部位进行支撑?

这一姿势下骨盆不倚靠其他部位。

6. 髋骨可以自由运动吗?

两块髋骨都处于大幅度回转状态。

7. 骶骨可以自由运动吗?

在棘上韧带和某些背部肌肉的牵拉下，骶骨处于回转状态（参见第92页）。

8. 该姿势会影响骨盆的几个平面吗?

骨盆下口和中骨盆平面前后径均增大（后者增大的程度较小，但也十分重要）。

9. 补充说明

那些没有久坐传统的产妇们更习惯于在分娩的最后阶段自发采取这种姿势。这种分娩姿势在产房中虽不常见，但可以考虑配合分娩台使用。

优点

借助此姿势，产妇能最大限度地打开骨盆下口。重力引导胎儿向下移动，与宫缩方向完全相符。在这两种力的共同作用下，胎头会移向会阴前三角，使会阴部得以充分扩张，甚至对某些女性而言，这个过程似乎太快。

缺点

对于不习惯保持下蹲姿势的西方女性来说，她们需要努力保持平衡。如果产妇很疲惫，则难以维持这种姿势。必要时可以借助外物支撑脚后跟或上半身，以减轻骨盆和腿部的负担。

股骨旋外

1. 姿势描述

产妇采取下蹲姿势。上半身前倾，双手可抓紧支撑物（把杆、床的下沿等）或他人。上半身也可借助吊带支撑。大腿分开。

2. 髋关节呈什么姿势?

髋关节最大限度地屈曲并外展，股骨旋外。

3. 膝关节呈什么姿势?

膝关节（和踝关节）最大限度地屈曲。

4. 下肢是否呈对称姿势?

基本对称。

5. 骨盆通过哪个部位进行支撑?

这一姿势下骨盆不倚靠其他部位。

6. 髋骨可以自由运动吗?

髋骨处于大幅度回转及旋后状态。

7. 骶骨可以自由运动吗?

在棘上韧带和某些背部肌肉的牵拉下，骶骨处于回转状态（参见第92页）。

8. 该姿势会影响骨盆的几个平面吗?

骨盆下口和中骨盆平面前后径均增大（后者增大的程度较小，但也十分重要）。

中骨盆平面和骨盆下口左右径均减小（因股骨旋外所致）。

9. 补充说明

此姿势必然伴随股骨旋外，因为当产妇保持下蹲姿势时，髋关节大幅度屈曲，大腿会碰到隆起的腹部，这会迫使膝关节向外侧打开。

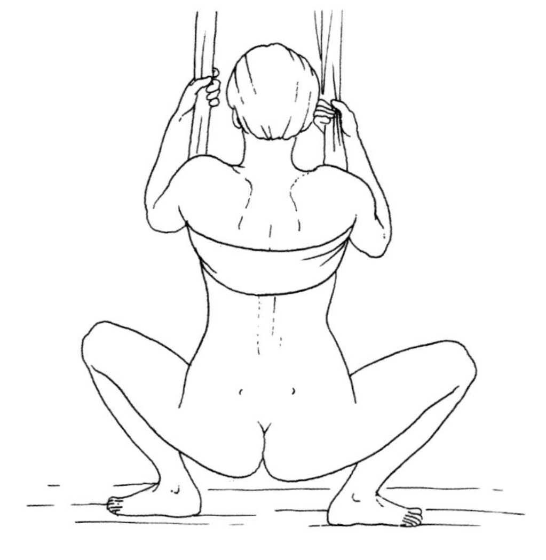

股骨旋内

1. 姿势描述

产妇采取下蹲姿势。上半身前倾，双手可抓紧支撑物（把杆、床的下沿等）或他人。上半身也可借助吊带支撑。由于腹部隆起，大腿会略微分开，但双脚距离应大于双膝距离。

2. 髋关节呈什么姿势?

髋关节最大限度地屈曲并外展，股骨旋内。

3. 膝关节呈什么姿势?

膝关节（和踝关节）最大限度地屈曲。

4. 下肢是否呈对称姿势?

基本对称。

5. 骨盆通过哪个部位进行支撑?

这一姿势下骨盆不倚靠其他部位。

6. 髋骨可以自由运动吗?

髋骨处于大幅度回转及旋前状态。

7. 骶骨可以自由运动吗?

在棘上韧带和某些背部肌肉的牵拉下，骶骨处于回转状态（参见第92页）。

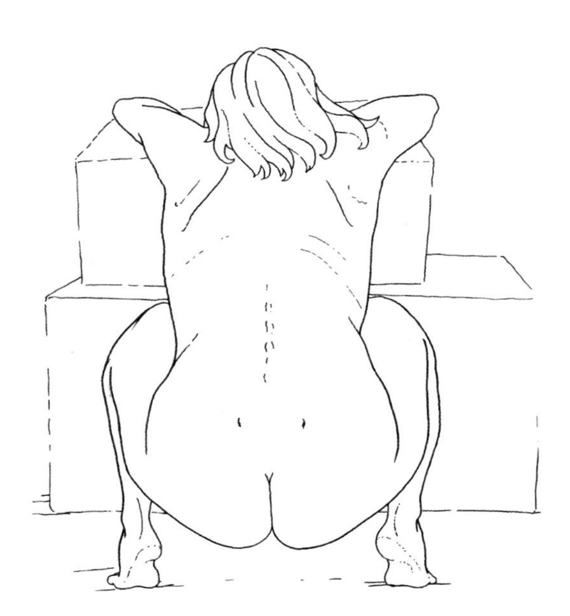

8. 该姿势是否会影响骨盆的几个平面?

骨盆下口和中骨盆平面前后径均增大（前者增大的程度较小，但也十分重要）。

中骨盆平面和骨盆下口左右径均增大（因股骨旋内所致）。

9. 补充说明

产妇小腿应与脚面垂直，双脚平行放置。在此条件下，才能改变髋骨方向使其保持旋前状态，从而增大两侧坐骨棘及两侧坐骨的距离。

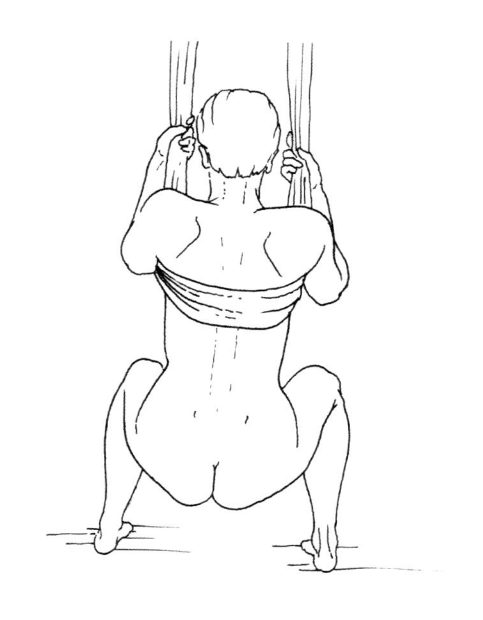

“卡比尔”姿势

妮可·费里医生撰写了一部人种学著作，主要内容涉及卡比利亚地区（阿尔及利亚北部地区）的人口出生数据及当地产妇对分娩的认知。她在该著作中提及了“卡比尔”姿势。

姿势描述

产妇与助产士面对面。

产妇蹲在地上，用手臂环住助产士的脖子，或者双手搭在助产士的脖子或肩膀上。

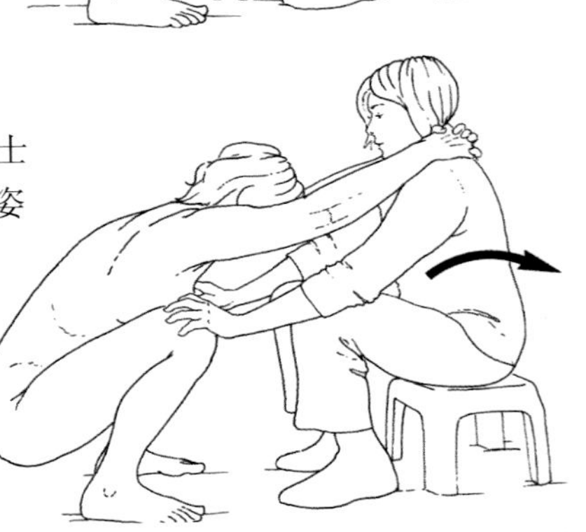

助产士向后移动背部，引导产妇上半身向前倾斜。助产士可以控制产妇上半身的前倾程度。产妇本人保持蹲立姿势，双脚平行放置（未必绝对平行，这取决于她的肢体能力）。助产士将手掌放在产妇膝盖前部，缓缓向远处推。通过这个动作增加产妇髋关节的屈曲程度，引发髋骨的回转运动（此时髋部后方韧带和肌肉都处于紧绷状态）。助产士可以通过改变推力的大小来调整产妇髋骨的回转状态，从而打开其骨盆下口。在胎儿娩出阶段，由于产妇的骶骨不受压迫，胎儿的通过会使产妇的尾骨向后移动，引起骶骨的回转运动。

在胎儿娩出阶段，此手法十分有效。产妇的骨盆仿佛“张开大口”。这是由于以下三个因素：一是上半身呈弯曲状态，二是髋关节呈屈曲状态，三是胎儿移动时的推力。这些因素共同作用，促进胎儿的娩出。

变体姿势：使用带抓杠的分娩床

产妇在分娩床上保持蹲立姿势，身体略微前倾，抓住抓杠。抓杠同样略微向前倾斜，目的是使产妇保持倾斜姿势。助产士在床头，将双手放在产妇的膝盖上，如上所述，以同样的方法调整产妇的髋骨状态。

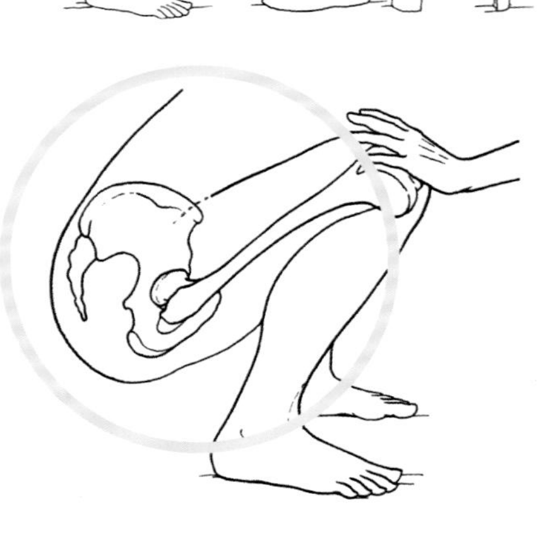

不足之处

- 此姿势会使产妇的腿部肌肉受到严重压迫，因而不适用于静脉曲张患者。
- 此姿势会导致严重的腰椎后凸，可能引发坐骨神经痛和腰痛（这种情况下，产妇可以略微用力抬起上半身，减小前倾角度）。

“鸭子步”运动

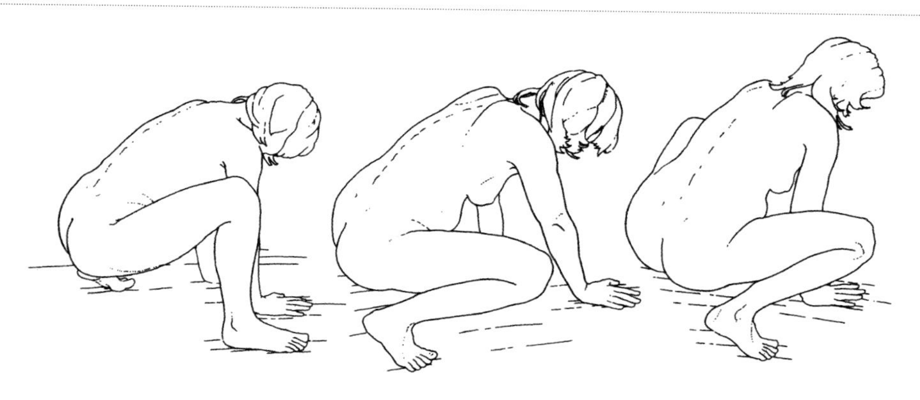

此运动由阿根廷助产士玛丽娜·伦博提出。在乌拉圭培训期间，我们与参加培训的助产士一起对该手法进行了学习和分析。

姿势描述

起初产妇蹲在地上，双手放在地面上或扶在膝盖上，也可由助产士支撑。

然后产妇将重心移向右腿（迈右腿），再将重心移向左腿（迈左腿），这样以蹲立姿势前进。

效果

上半身重量压迫骨盆下部。腿部的不对称运动导致左右髋骨呈不对称状态，并引发骨盆的内在运动，从而促进胎头向骨盆下口移动。

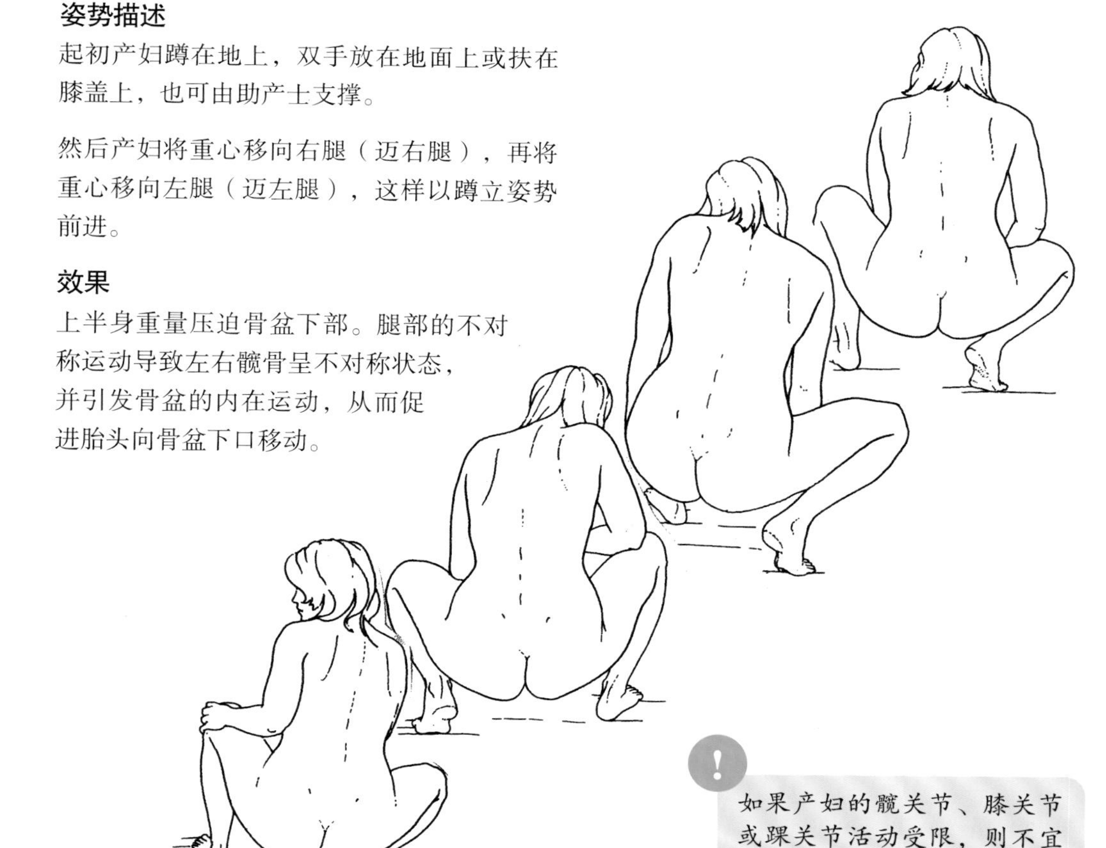

如果产妇的髋关节、膝关节或踝关节活动受限，则不宜采用这种姿势。

骨盆的运动幅度

本章将介绍骨盆的运动幅度，以及它们对分娩进程的影响。

小幅度运动

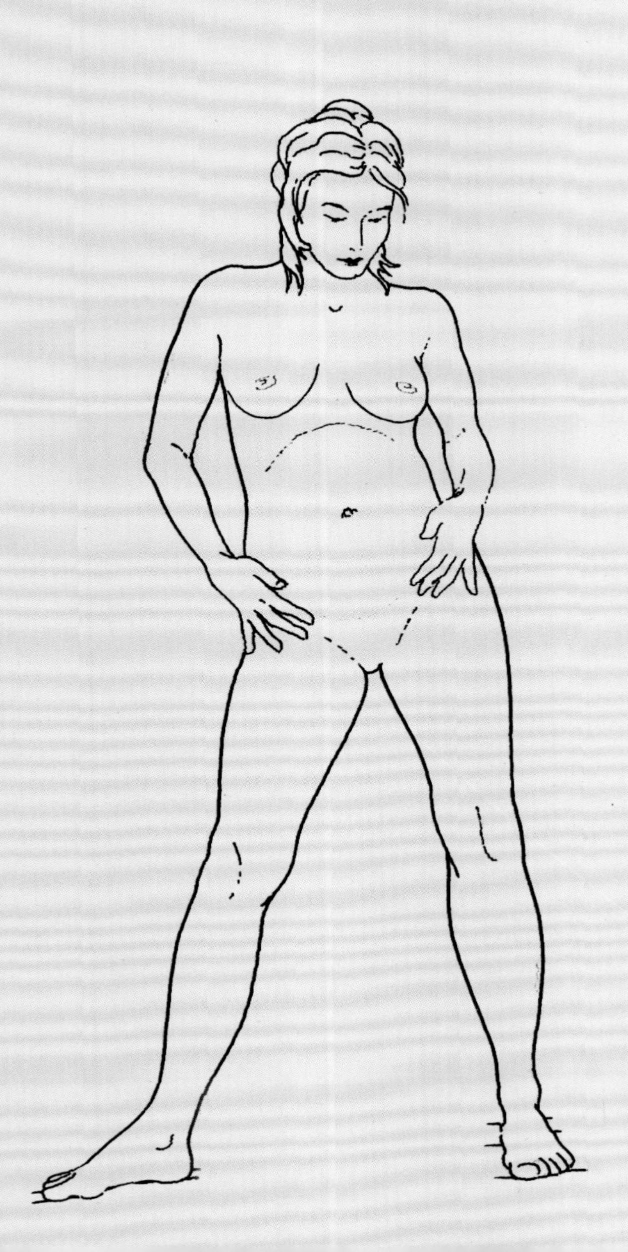

骨盆在股骨头上倾斜

我们可以使骨盆围绕两侧髋关节转动。与此同时，腰椎、膝关节和踝关节应配合骨盆运动。

此运动的幅度很小，骨盆仍然处于自由状态（参见第49页的“自由骨盆”）。

骨盆可以进行前倾、后倾、侧倾、旋内、旋外等运动。如果将这些运动结合起来，就成了**环转运动**。在这个过程中，骨盆运动可朝向各个方向。

通俗地说，就是骨盆以身体中心为轴摇摆。

如果我们将注意力集中于骨盆上的一点，就会发现它在骨盆环转运动过程中先后指向地面、后方、侧方和前方，轨迹形成一个圆圈或一个“8”字（从骨盆的一侧向另一侧画）。

上述运动会改变骨盆几个平面的方向（尤其是骨盆上口）。在重力作用下，胎儿总是向下移动，朝向小骨盆最倾斜的地方。

如果母体骨盆前倾，胎儿会向骨盆上口的前部移动，那么在胎儿通过霍季氏第1平面时，凸出的骶岬对胎儿的阻碍会减小。

如果母体骨盆侧倾，胎头会向下方的髂骨弓状线处移动，这有助于胎头通过霍季氏第1平面前更好地转向和定位。

如果母体骨盆后倾，胎头会向骨盆上口的后部，也就是骶骨的凹面移动，这有助于胎头入盆，促进胎头从霍季氏第1平面下降到霍季氏第2平面。

在骨盆进行环转运动的同时，胎头也会随骨盆运动。胎头以随机、快速、多变的方式相继与母体骨盆腔内的骨骼产生接触及相互作用。从广义上讲，这就是外界提供力量使胎儿寻找出口的过程。

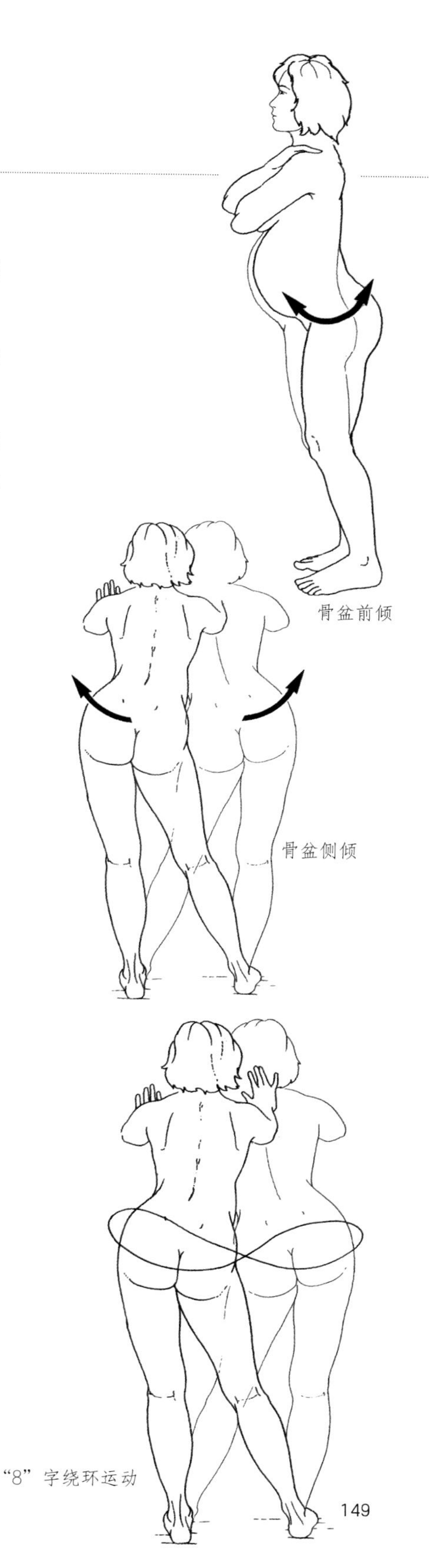
骨盆前倾

骨盆侧倾

“8”字绕环运动

骨盆的平摆运动

当然，我们也可以在骨盆运动的过程中，使骨盆口的方向相对于参考面（比如地面）一直保持不变。这就是平摆运动。平摆运动并不会改变骨盆几个平面的方向。骨盆可以向前、后、左、右平摆，或进行圆周平摆运动。

骨盆平摆时，骨盆和腹部之间会发生移位，胎儿仍处于母体腹腔中的部分会对已入盆的部分产生轻微的牵拉。

如果骨盆向右平摆，胎儿的身体仍停留在母体左侧腹腔中，胎头会稍稍远离骨盆上口的右壁（反之亦然）。

如果骨盆向前平摆，胎儿的身体仍停留在后部，此时胎头对耻骨联合的挤压会减轻。

如果骨盆向后平摆，胎头对骶骨的挤压会减轻。

虽然上述影响分开来看微乎其微，但是当产妇连续进行这些骨盆运动时，对胎儿而言，骨盆就会从静态转变为动态，从而对胎儿的“钻行”产生促进作用。

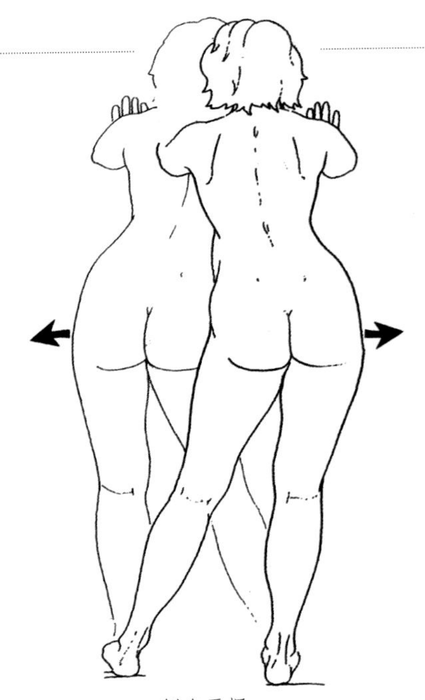

侧向平摆

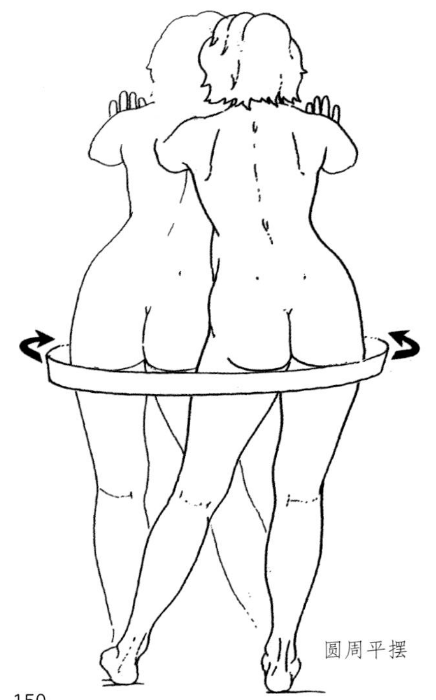

圆周平摆

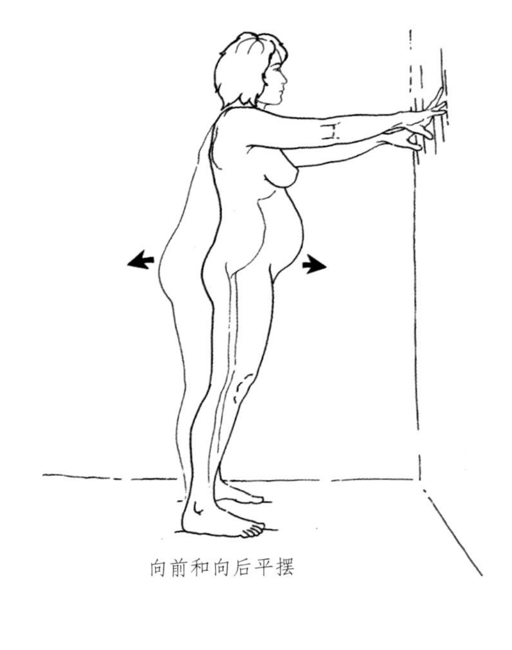

向前和向后平摆

骨盆倾斜与平摆运动的结合

实际上，我们通常会将倾斜（以身体中心为轴）和平摆（骨盆开口方向不变）这两种运动相结合。这可以使胎儿接触髋骨和骶骨不同侧面的内壁，减轻胎头对某些部位的挤压。

这便是我们所讲的“筛子”效应（参见下文）。

这些运动能有效缓解疼痛。一些助产士谈到，当产妇进行这些运动时，宫颈口扩张明显加快，尤其是在出现头盆倾度不均（参见第49页）的情况下。

钻行效应

当骨盆内部三块主要骨骼产生相对位移时，会带来盆腔的动态变化，这有助于胎儿寻找通行路径。这就是本书中所说的“钻行”效应。

筛子效应

本章开头所述的动作都有助于带动胎头，使其找到正确的“钻行”方向。本书中我们称其为“筛子”效应。产妇可以想象并模仿筛选谷粒时摇晃筛子的动作，以带动自己的骨盆，这样产妇就可以使骨盆口在分娩的每个阶段都保持最适合的方向。这种效应在胎儿通过霍季氏第1、第2和第3平面时更能有效促进分娩进程。

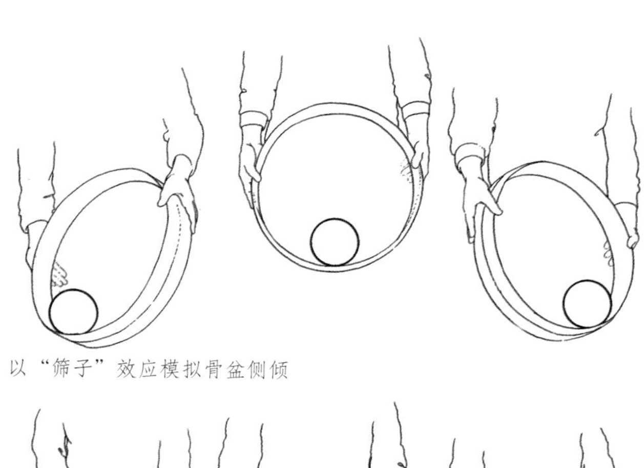

以“筛子”效应模拟骨盆侧倾

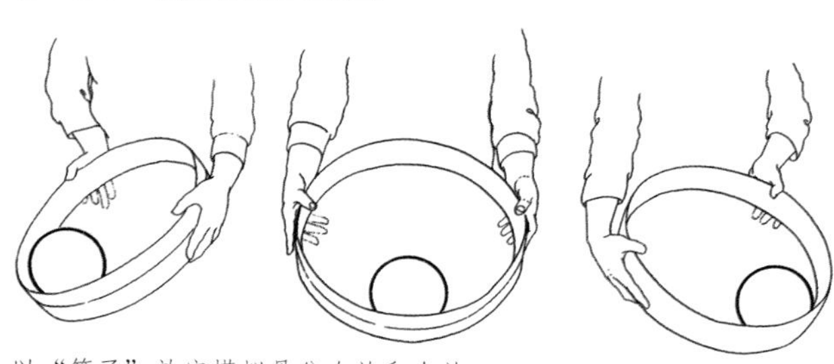

以“筛子”效应模拟骨盆右旋和左旋

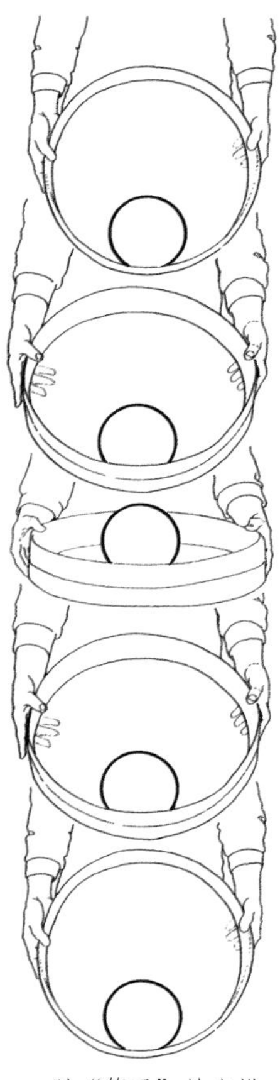

以“筛子”效应模拟骨盆前倾或后倾

大幅度运动

本节之前，我们都把骨盆看作一个整体，讨论其相对于髋部的运动及骨盆开口的指向。而本节则探讨改变骨盆内部形态的运动。

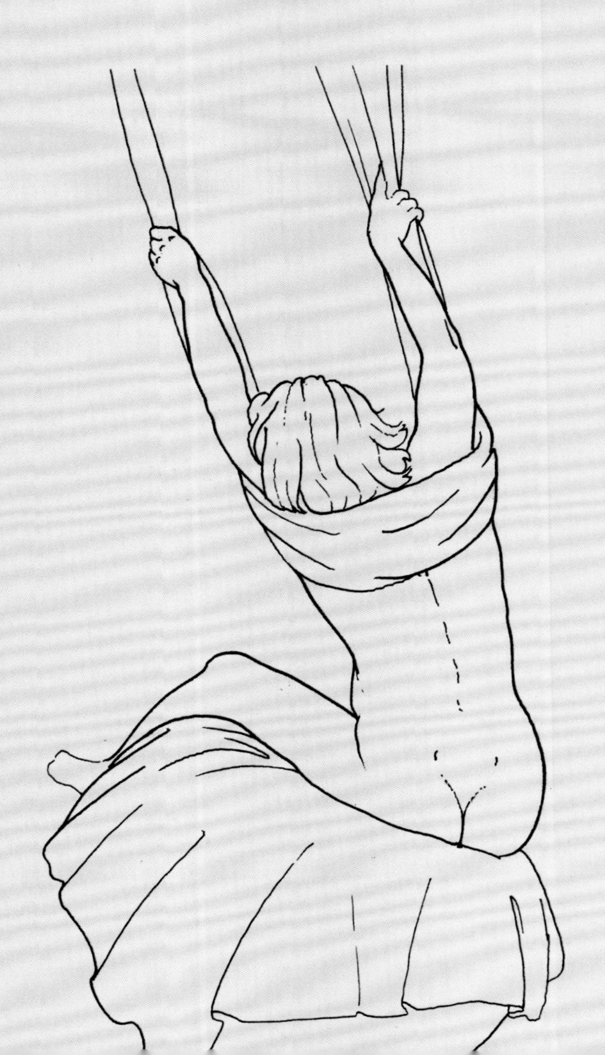

骨盆以较大幅度进行倾斜运动

会产生什么效果

正如我们所看到的，当骨盆的运动幅度较小时，运动流畅，产妇处于放松状态，胎儿随骨盆轻轻摇摆：整个骨盆会在运动中改变开口指向。

如果运动幅度增大，效果将大相径庭：髋部的肌肉和韧带将处于紧绷状态，从而牵拉骨盆的三块主要骨骼，受到牵拉的髋骨相对于骶骨产生移动——这就是骨盆的内在运动，可以使骨盆变形。

髂骨弓状线、坐骨棘和耻骨联合围绕胎头移动。

> ！请注意：这是骨盆的运动，而不是骨盆上方腰部或肋骨的运动。更准确地说，是骨盆相对于髋部进行运动。之所以进行特别说明是因为若不加以注意，很容易变成其他部位的运动。

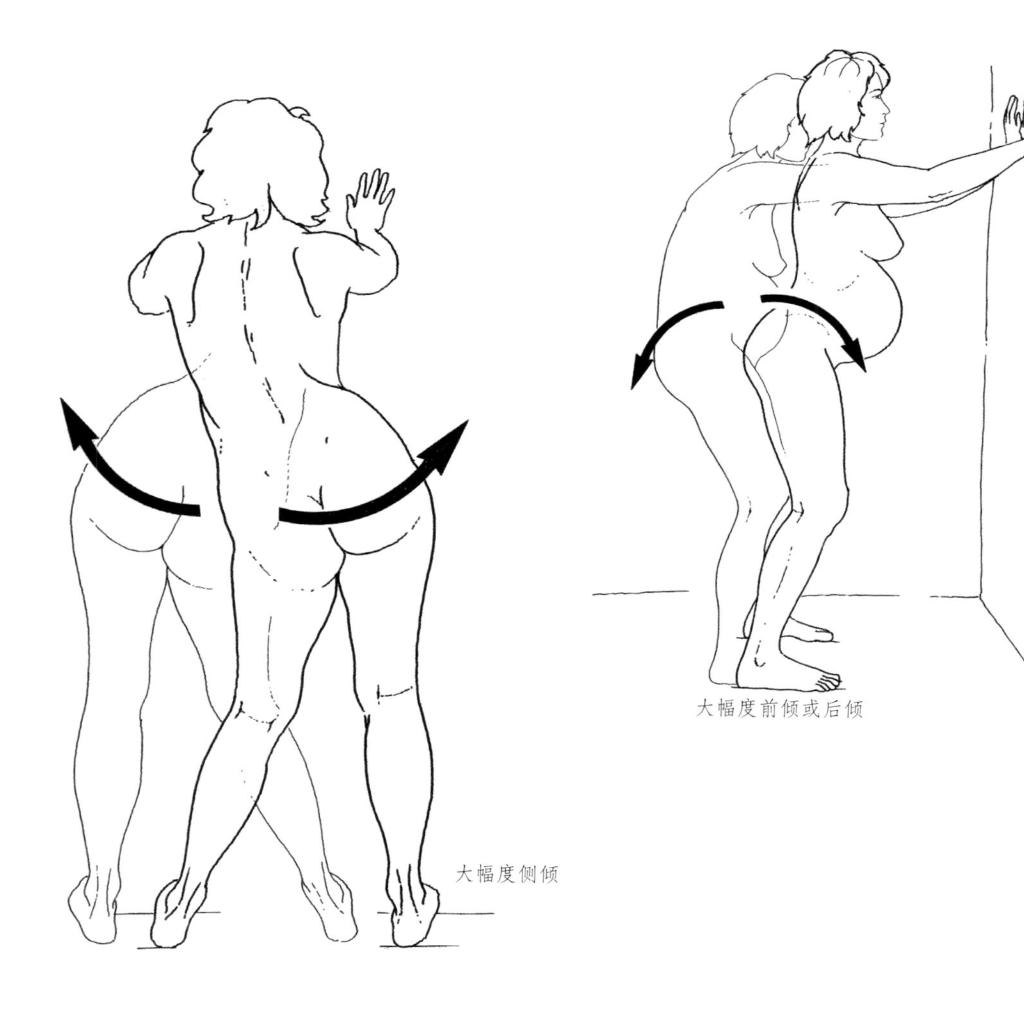

大幅度侧倾

大幅度前倾或后倾

骨盆以较大幅度进行平摆运动

会产生什么效果

进行大幅度平摆运动时，骨盆会进行更快的内在运动，其效果也更强。

侧向平摆：

· 若骨盆向左侧平摆，则该侧髋关节外展肌绷紧，髋骨处于外展状态，髂骨弓状线略微向外侧移动，骨盆上口在这一侧有所增大（几毫米左右，虽然看起来微不足道，但当胎头从霍季氏第1平面下降到霍季氏第2平面时，多出几毫米就足以使胎头通过）。

· 在右侧，如果双腿距离足够大（说明外展幅度很大），则该侧髋关节内收肌绷紧，特别是内收大肌，它会向外侧牵拉坐骨和坐骨棘。此运动在胎儿通过霍季氏第3平面时能发挥重要作用。

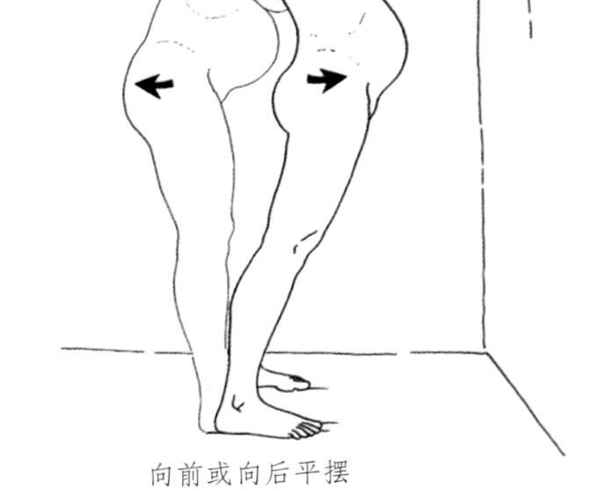

向前或向后平摆

向后平摆：

腘绳肌处于紧绷状态，它们会向前牵拉坐骨，引发髋骨的后倾和回转运动，从而促进胎儿向会阴后部移动。

向前平摆：

髋部屈肌处于紧绷状态，引发髋骨的前倾和反转运动，从而增加骶岬与耻骨联合后缘的距离，有助于胎儿通过霍季氏第1和第2平面。

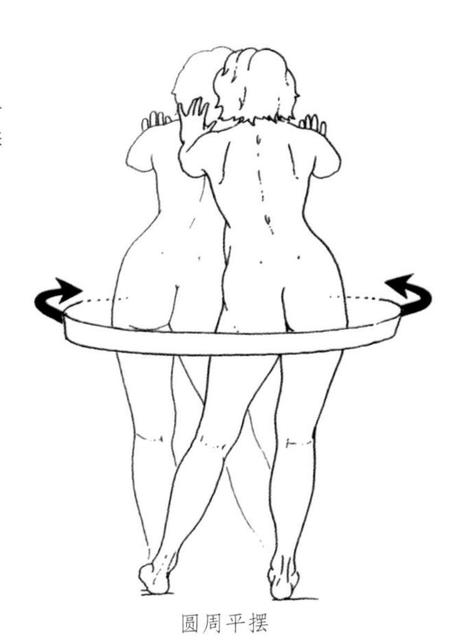

圆周平摆

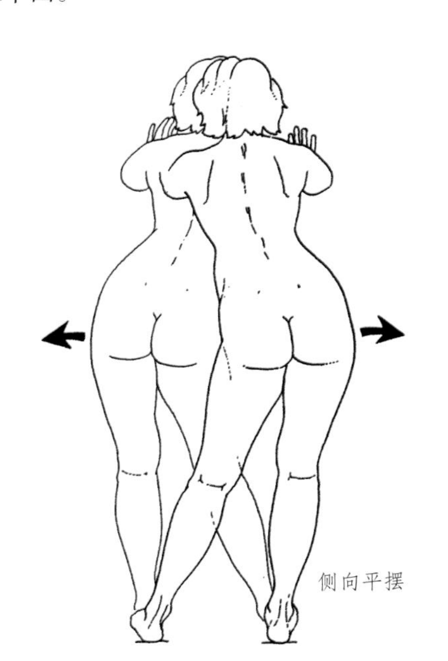

侧向平摆

下肢呈不对称姿势

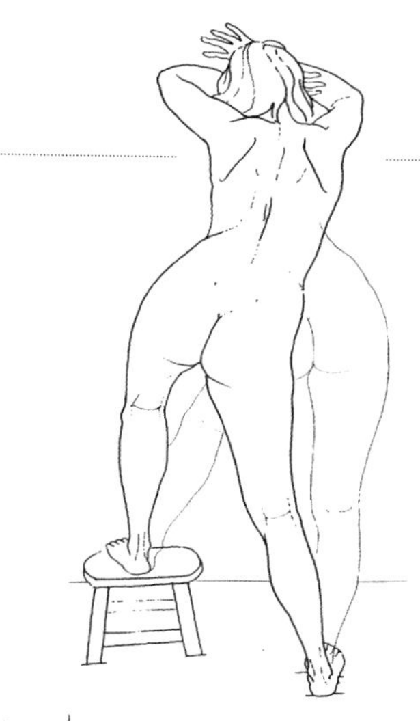

会产生什么效果

我们已经知道，在髋关节、膝关节、踝关节保持微屈且双腿基本平行的情况下，骨盆可以在髋关节上进行多种运动。

・髋关节屈曲超过90度时：
后侧韧带和伸肌会对髋骨产生牵拉，使其处于回转状态。

・髋关节伸展超过10度时：
髋骨处于反转状态。

・股骨旋内幅度增加时：
髋骨旋前和旋内的幅度也增加。

・股骨旋外幅度增加时：
髋骨旋后和旋外的幅度也增加。

在下肢呈不对称姿势的基础上进行上述运动，将进一步改变骨盆形态。

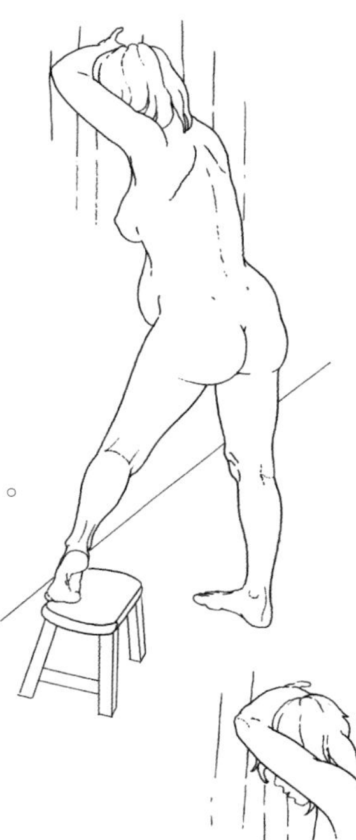

当产妇下肢呈不对称姿势时，无论她保持站立、坐立还是四肢着地姿势，骨盆的三个平面均处于不对称状态。比如：
・两侧髂骨弓状线的嵴突不再处于相同高度。
・两侧坐骨棘的连线不再平行于冠状面（大概是一前一后）。
・两侧坐骨-耻骨支分离，且处于不对称状态。
・耻骨联合出现一定程度的扭转（参见第33页）。
在**下肢呈不对称姿势**的情况下，骨盆可以同时实现**倾斜和平摆**。

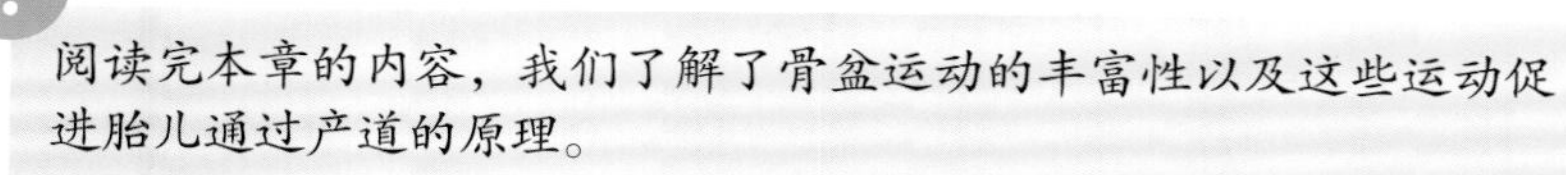

阅读完本章的内容，我们了解了骨盆运动的丰富性以及这些运动促进胎儿通过产道的原理。

分娩时，产妇可以将它们结合起来使用。当她的骨盆在股骨头上方进行小幅度转动或圆周运动时，产妇通过“筛子”效应引导胎儿“钻行”（参见第151页）。同样地，其骨盆也可以以髋关节为轴进行大幅度运动（双腿保持不对称姿势），并且不时改变运动方向（有时向右、有时向左），在这种情况下，骨产道的形态会发生改变，胎儿“钻行”的空间会变得更大。

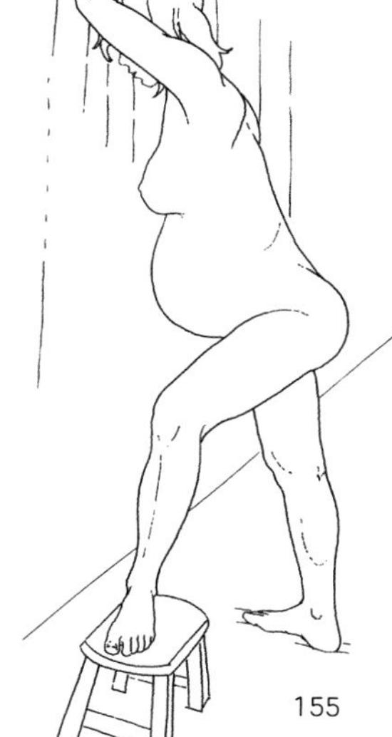

8

骨盆运动的三种主导姿势

概 述

本章是特别为即将分娩的产妇准备的。我们知道，在这个人生中的特殊阶段，她们希望更加了解自己的身体，以更好地迎接孩子出世。我们尽量使用通俗易懂的语言来讲解本章内容，以实现两个目的：

- 使产妇了解分娩所需的知识。
- 使产妇在为生产做准备的每一天里都能运用这些知识。

选出骨盆运动的三种主导姿势

第6章提及的所有姿势都可使产妇有效减轻疼痛，并促进胎儿娩出。

在所有姿势中，我们特别选出了三种，它们是在分娩前的练习中更为有效的姿势。

我们在第6章中已对这三种姿势进行了描述和分析：

- 站立式，双腿灵活摆放，膝关节略微屈曲（参见第137页）。
- 坐立式，坐在瑜伽球上（参见第131页）。
- 跪立式（配合上体支撑）（参见第132页）。

我们所说的这三种姿势并不是完全静态、固定的姿势，而是其他变体的基本姿势。

这三种姿势各有特点，每种都可以加以变换、调整，以致我们会忘记最初的姿势。这就是这些姿势特殊或者说独特的原因。

+

从使产妇成为分娩的主导者的意义上讲，这些姿势在某种程度上表明了女性更“积极与自主”的态度。助产士们表示，她们经常看到产妇自发地采取这些姿势，而无须她们建议。

随着对自己身体了解的加深，许多国家和地区的产妇都采取了这些分娩姿势。当产妇试着倾听自己的身体时，会自发地采取行动以适应宫缩和胎儿的通过，她们尝试运动骨盆或使用上述分娩姿势，直到子宫收缩结束，胎儿娩出。这就是为什么在“骨盆与分娩”的培训中，助产士们会将这些姿势称为“主导姿势”。

这三种姿势有什么共同点

1. 在这些姿势下，骨盆完全处于自由状态

毫无疑问，在这三种姿势下，骨盆可以相对下肢自由运动（参见第49页的“自由骨盆”）。

每个产妇都可以找到最适合自己的姿势，这些姿势有助于缓解宫缩导致的疼痛。

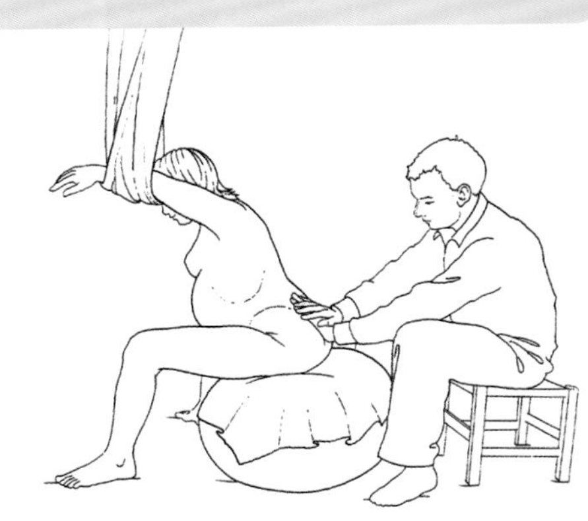

产妇可以以多种方式改变骨盆三个平面的方向，这将带来很多变化，它们之间也有许多细微的不同之处。产妇和胎儿之间的联系也将变得更紧密。

2. 自主选择腿的姿势

产妇可以向任意方向移动双腿。运动幅度越大，对骨盆的影响越大。因此，产妇可以根据需要改变每条腿的姿势，而不必始终保持同一姿势。让身体自由运动，它会找到最适合的姿势。

3. 骶骨可以灵活、自由地运动

骶骨可以自由运动，这是胎头通过骨盆腔的必要条件。此外，这三种姿势也便于陪产人员对骶骨部位进行按摩或其他辅助操作。

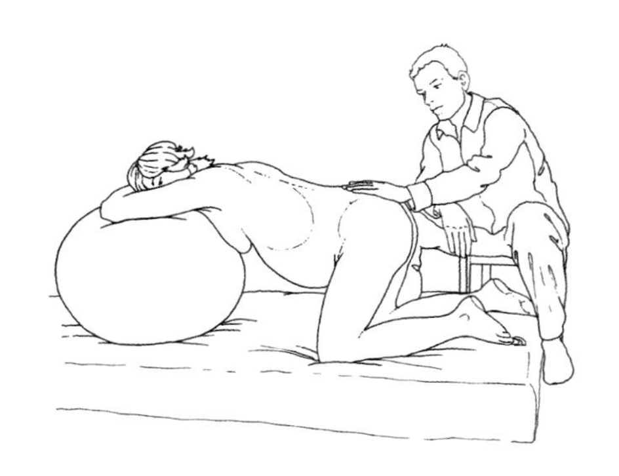

产妇可以轻轻地活动骨盆，与此同时，陪产人员将手放在产妇的骶骨部位，可以保持此区域的温度，或对骶骨进行按摩，以减小骶髂关节韧带的张力。

4. 手臂可以间接参与骨盆的运动

产妇的双手可以支撑在床沿或其他支撑物上，也可以抓紧吊带，又或是握住他人的手。此外，产妇还可以用双手按压需要按压的部位，将手放在肚子上可以支撑腹部，以缓解腹部压力，还可以使胎儿感受到轻抚。

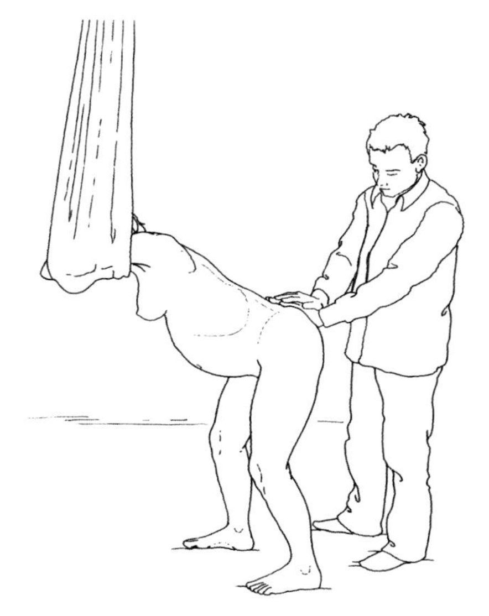

5. 可以借助外物支撑身体

产妇可以自由地选择上半身、手臂和头部的姿势，主要目的是找到最舒适的姿势。实际上，如果头部重量（4~5千克）、手臂重量（每条手臂约3千克）和上半身的重量（约30千克）不再全部施加在骨盆和子宫上，那么产妇就无须调动腹部肌肉来维持姿势。因此，产妇会觉得生产时的压力减小，子宫收缩时的压力和痛苦也就没这么大了。

6. 便于陪产人员提供帮助

这三种姿势便于陪产人员在产妇的下背部和骶髂关节处进行按摩或其他辅助操作。她们手部的温度或热敷有助于放松上述部位。部分产妇希望用力按压该部位，然而仅靠自己无法实现。这些姿势便于陪产人员进行干预。陪产人员可以将手放在产妇的骨盆两侧、骶骨部位或下背部。这些帮助和陪伴会带来支持与安抚，给予产妇安全感，如果能够有效地协助产妇的骨盆运动就更好了。不过这需要陪产者用心陪伴，并且需要确切地知道将手放在何处。

这种接触可以使产妇更好地体会骨盆变化，并以更亲密的方式陪伴腹中的胎儿。

> “一位产妇的丈夫表示，他学习了许多与分娩姿势和按摩相关的知识，并且知道应在何处进行操作以及操作的原理。因此，在妻子分娩时，他发挥了很大的作用。
>
> ——特雷莎·马丁内斯

站立式

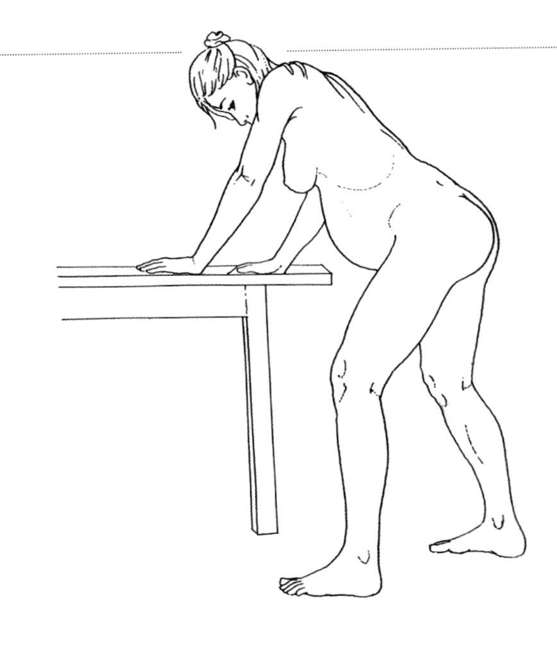

采取站立姿势，通过双脚支撑

首先，需要体会并确认双脚能否稳定地支撑在地面上，这很重要。

这可以带来安全感和力量。只有腿部的支撑足够稳固，产妇才能自如地运动上半身及骨盆。

请将双腿略微分开（这种姿势下，支撑面会更大）。然后轻轻地转动骨盆，就像在摇晃胎儿。可以在双腿不对称的姿势下进行上述运动，如下图。也可以做一些自己喜欢的动作，像是在做游戏一样。

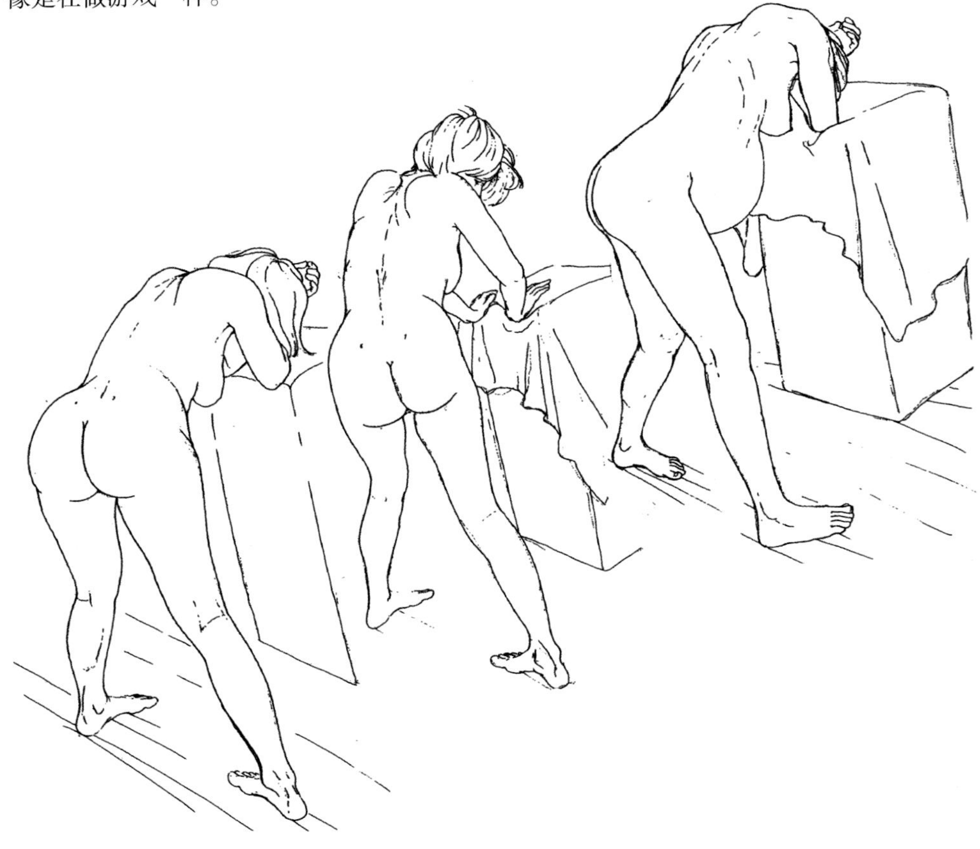

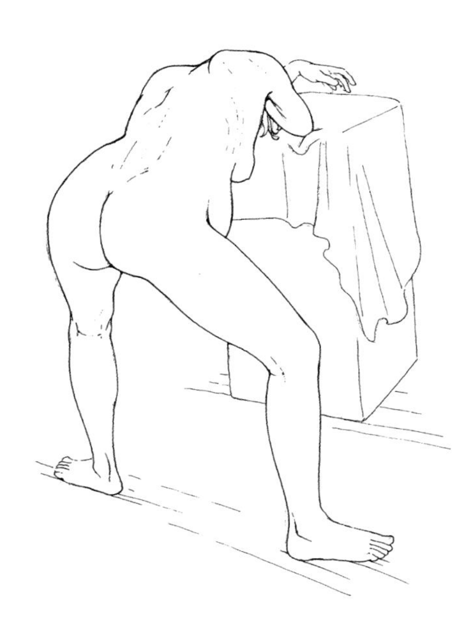

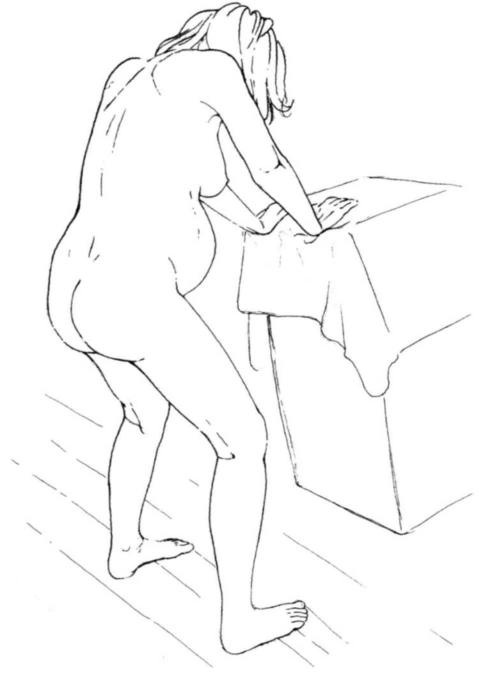

建议及变体姿势

在站立姿势下，产妇可以行走、晃动身体或转动骨盆，以实现“筛子”效应（参见第151页）；也可以手扶卧室的窗户、床沿、墙壁，或靠在他人身上，以减轻上半身对骨盆的压迫。

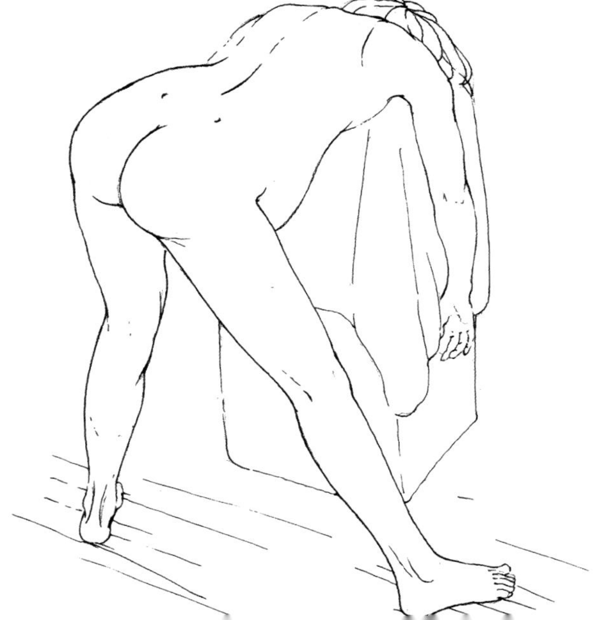

悬挂式分娩

在这种姿势下，上半身的大部分重量不再依靠骨盆支撑，骨盆会变得灵活而自由。因此，借助悬挂式分娩，我们可以优化本书中介绍的许多姿势。

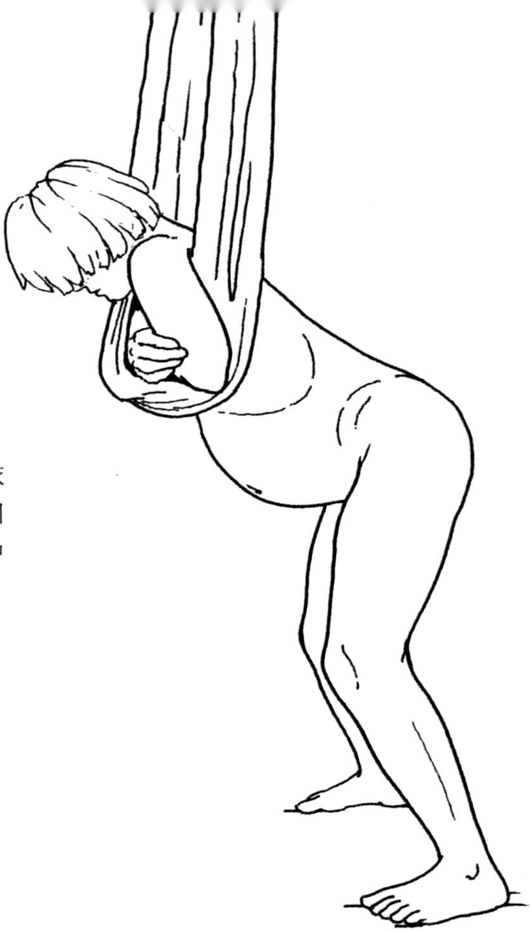

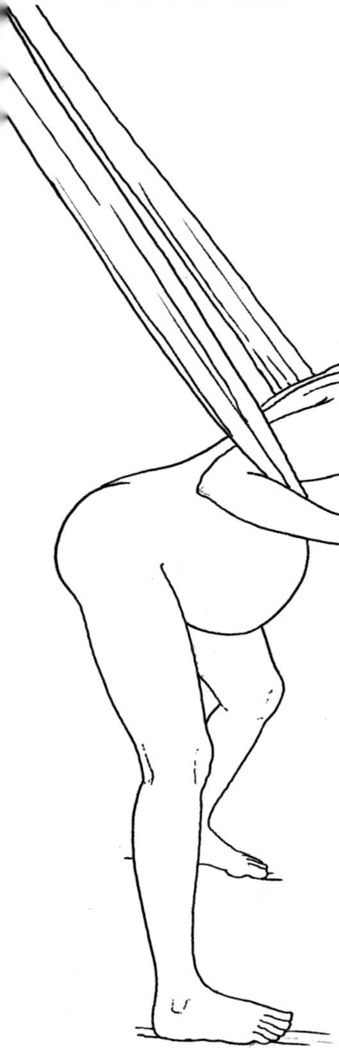

借助悬挂在天花板上的吊带来支撑上半身能有效地促进分娩。手臂挂靠在吊带上可以节省很多力气。头部可以靠在手臂上，双脚支撑在地面上，骨盆对股骨头的压力也会减小。这样一来，产妇可以通过摇动骨盆来摇晃胎儿：

- 如果骨盆进行小幅度的圆周运动，其开口指向会发生改变。
- 如果骨盆进行大幅度的圆周运动，胎儿的“钻行”空间会增大。
- 双腿略微分开，一侧腿向外旋转，另一侧腿向内旋转，并不时地交换双腿的姿势，这会有效促进胎儿通过盆腔。
- 将一侧腿抬高（放在椅子或凳子上），并根据感觉不时交换双腿的姿势，可为胎头转向提供良好的条件。

所有这些运动都需要转动骨盆。

如果需要抚摸或按压骶骨区域，可以把手放在其上，或请求陪产人员帮助。

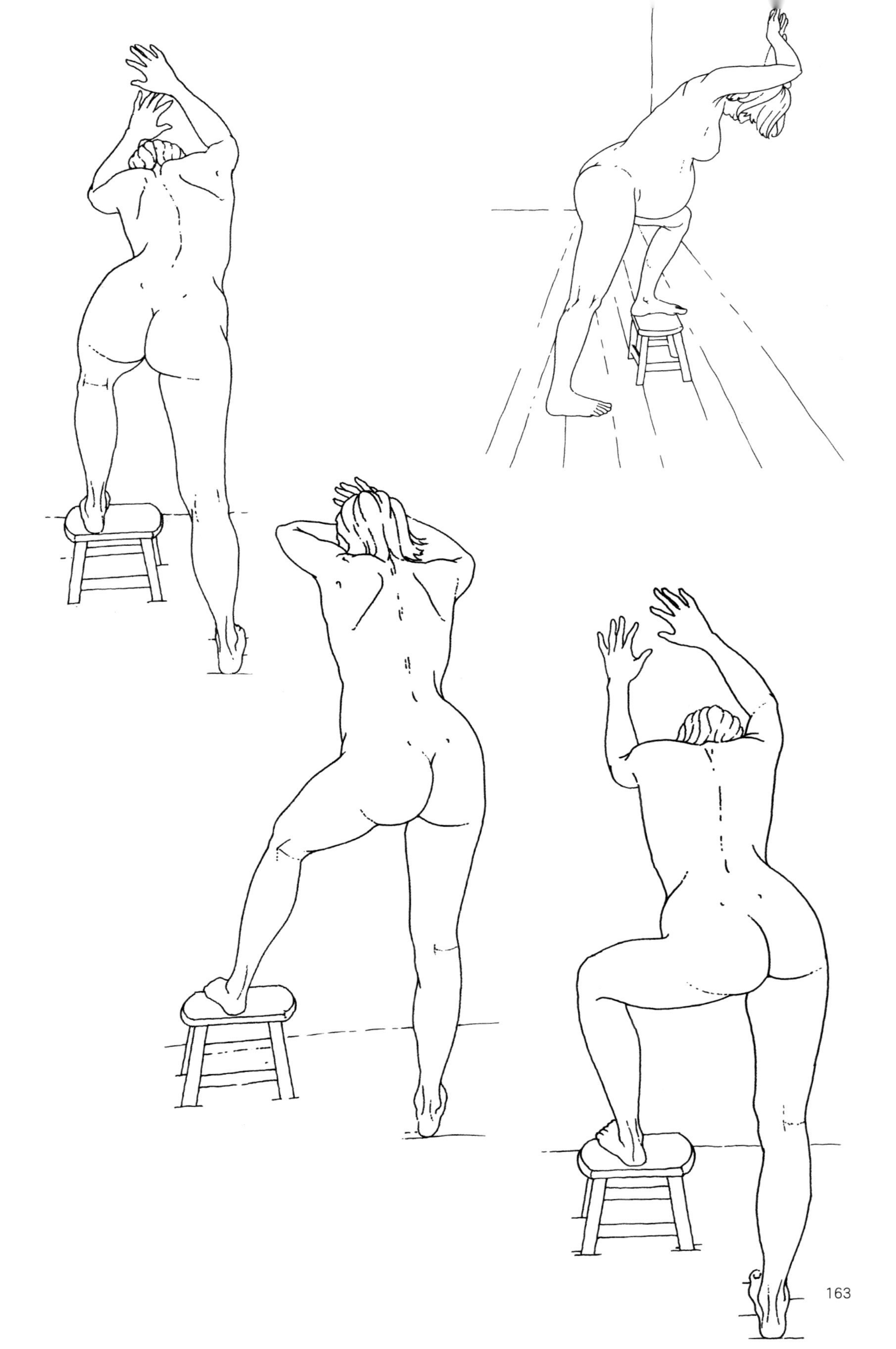

坐立式（坐在瑜伽球上）

进行骨盆运动的最佳方法之一是坐在一个大号瑜伽球上。借助瑜伽球的灵活性，置于其上的骨盆也能自由运动。如今，许多分娩机构都会配备这种瑜伽球。我们建议产妇在宫颈扩张初期或在整个扩张过程中都使用瑜伽球，以提供良好的帮助。瑜伽球和髋关节均可以向各个方向运动。这两种运动相结合，会有效促进分娩。

如果产妇考虑实施硬膜外麻醉，坐在瑜伽球上有助于完成宫颈扩张的初始阶段；如果不打算实施硬膜外麻醉，这也是一种在保持上半身直立的同时实现“筛子”效应（参见第151页）的方法。当然了，这还因为垂直坐立能使重力发挥积极作用。

影响因素

1. 瑜伽球的尺寸须与身高成比例

腿短的人坐在大号瑜伽球上，双脚可能无法着地，因此，安全性难以保证。腿长的人坐在小号瑜伽球上，其骨盆会完全陷入瑜伽球中，以致无法自由运动。瑜伽球的直径从55厘米到90厘米不等。一般情况下，分娩机构会备有两三个尺寸的瑜伽球。为了确保瑜伽球的尺寸合适，最好在分娩前试坐一下。

2. 分娩前要习惯这个瑜伽球

分娩前，产妇需要试坐瑜伽球（如右图），感受它的不稳定性并找到自身感觉最安全的姿势，体会髋关节如何带动骨盆运动。

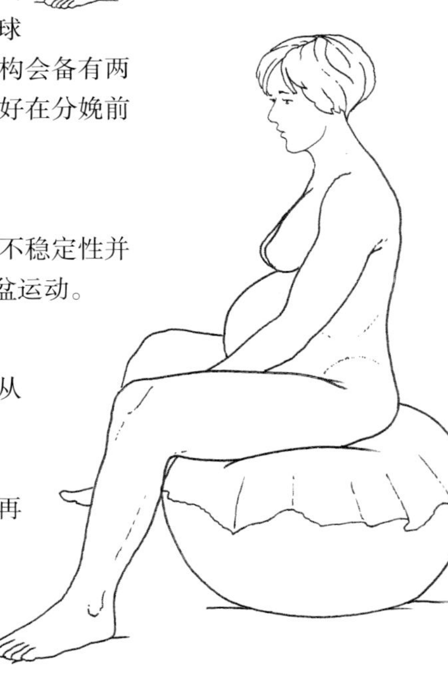

以下是可以尝试的一些运动：

- 坐在瑜伽球上靠后的位置，或者靠前的位置，并且从一个位置移动到另一个位置。
- 从瑜伽球的一侧向另一侧移动。
- 用骨盆画一个圆圈（可以利用坐骨先顺时针画圈，再逆时针画圈，不要总是沿着同一方向）。

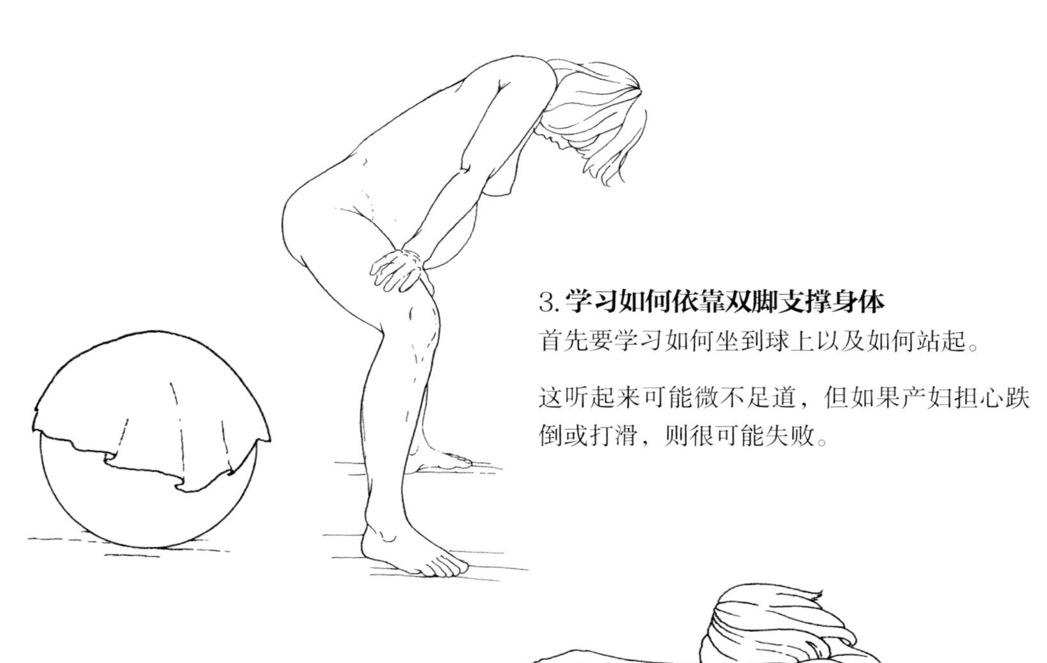

3. 学习如何依靠双脚支撑身体

首先要学习如何坐到球上以及如何站起。

这听起来可能微不足道，但如果产妇担心跌倒或打滑，则很可能失败。

第一步： 坐下之前，请做好准备，双手撑在大腿上，上半身依靠双腿支撑，感觉腿部在用力。

第二步： 缓慢地坐到球上，注意控制腿部力量，不要放松。

第三步： 将上半身重量从腿部转移到球上。

第四步： 刚坐下时，双脚不要离地。此外，坐在瑜伽球上的整个过程中，要维持双脚对身体的支撑。

之后，产妇可以靠在提供背部支撑的人身上。

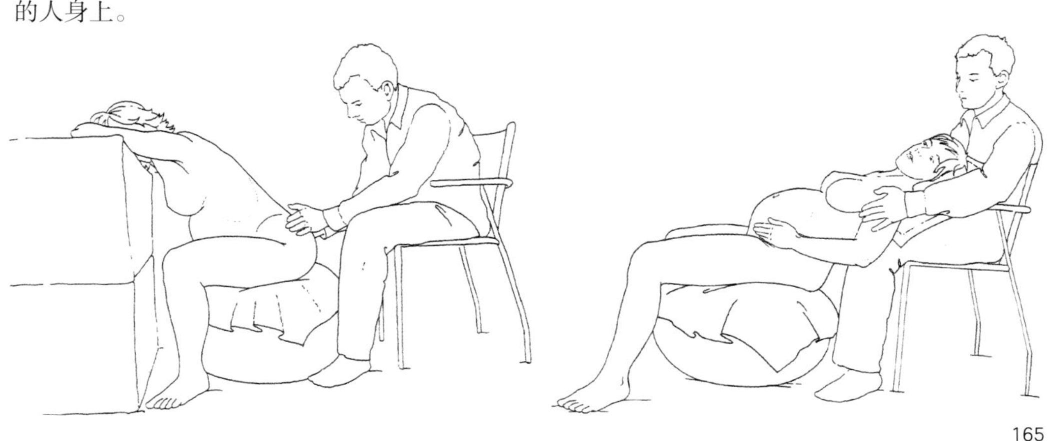

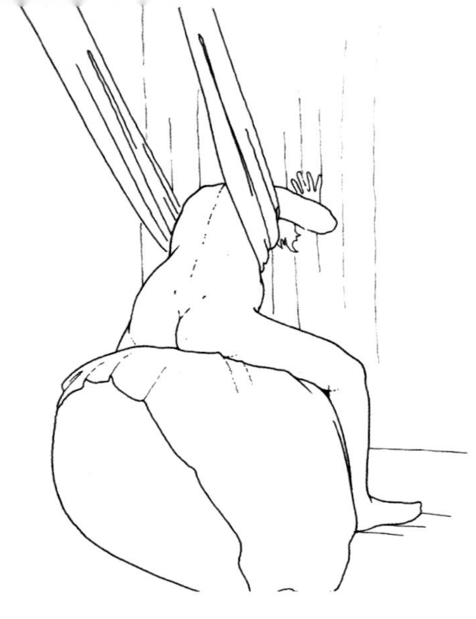

4. 用手找到固定点（支撑点）

初次使用瑜伽球时，产妇应在面前设置一个固定点——一把足够重的椅子、床沿，或者面前的助产人员。可以依靠这些支撑点，保持精神放松，以探索各种动作。然后，用双手抓住支撑点，拉动或推动身体。

另外，也可以尝试以膝盖做支撑，探索如何利用双手的推力推动骨盆。

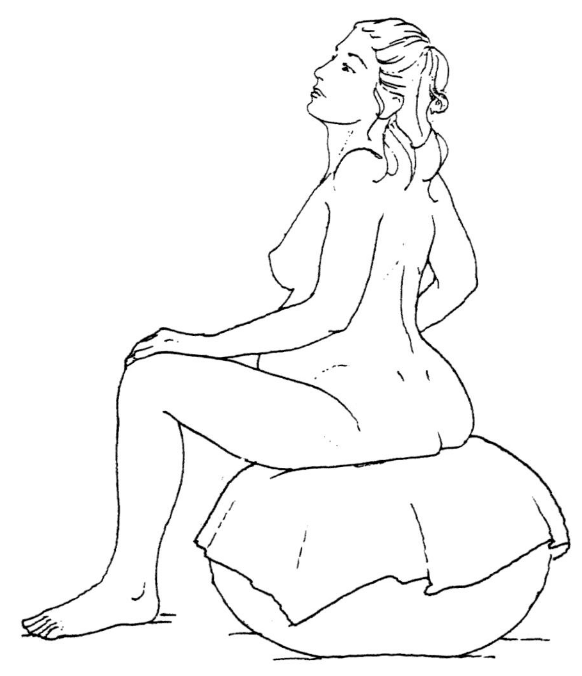

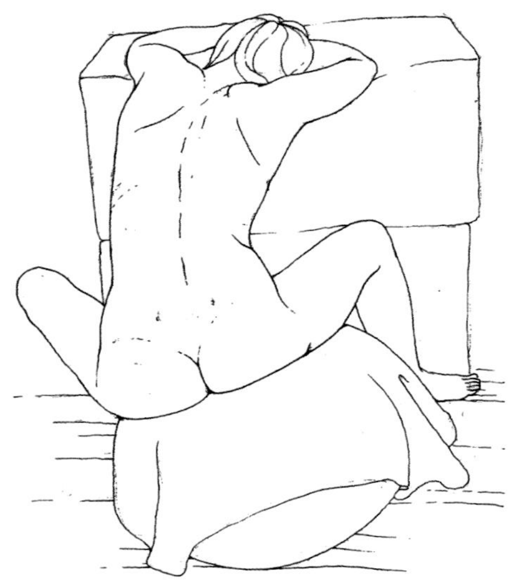

5. 尝试通过髋关节带动骨盆运动

一旦感到安全，就可以尝试围绕髋关节转动骨盆了。带动骨盆向各个方向运动。

- 如果骨盆进行小幅度的圆周运动或“8”字运动，就会产生“筛子”效应（参见第151页）。
- 如果骨盆以较大幅度进行上述运动，盆腔的形态会发生改变（参见第7章）。

根据自己的感受活动骨盆，而不是生搬硬套学到的动作。请相信自己的感受，身体会据此找到最适合的运动方式。

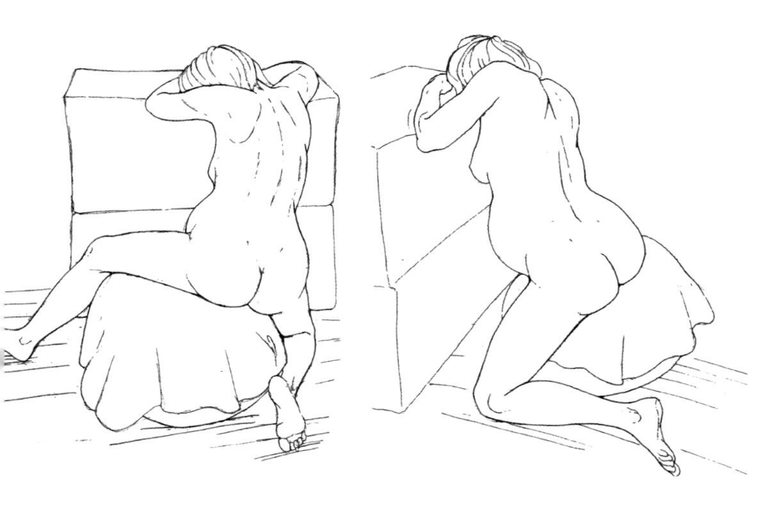

6. 双腿不对称会带来更好的效果

习惯了坐在瑜伽球上的感觉之后，双腿会自主地改变姿势。不过要注意控制动作的幅度，以免失去平衡，导致跌倒或抽筋。

现在产妇已经了解了不对称的姿势会带来什么效果——股骨旋内和旋外会引发较大幅度的骨盆运动（参见第96～97页）。

产妇会感受到髋关节和背部骶髂区域的拉伸和紧张——骶骨和髋骨都在进行运动。盆腔变成了一条可变形的通道。身体会找到最适合的姿势，使产妇通过骨盆运动缓解分娩时的疼痛。

7. 借助吊带支撑上半身

这一姿势需要一个稳固且位置较高的固定点来悬挂吊带。

和站立姿势中提及的悬挂式分娩同理，它的优点在于：双腿和上半身由吊带支撑，骨盆由瑜伽球支撑，并随瑜伽球活动。这会带来更放松的感觉。

在这种姿势下，产妇不再依靠骨盆支撑躯干的大部分重量，因此，骨盆呈放松、竖直状态，当然，也可以自由活动。骶骨受躯干的挤压明显减弱，而受到背部肌肉的牵拉。足够牢固的吊带使产妇可以放心地随其摇摆身体，或将头靠在其上休息。

建议产妇采取悬挂式分娩的助产士表示，这个姿势效果良好。许多产妇会长时间保持这个姿势。在这个姿势下，她们的身体和精神都能得到更好的放松，这有助于她们应对后面的产程。

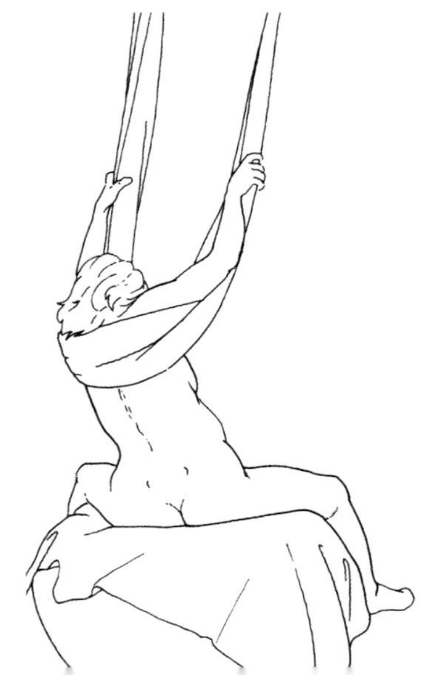

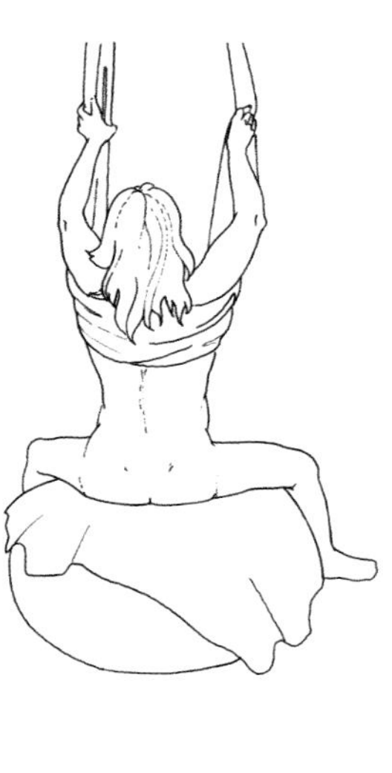

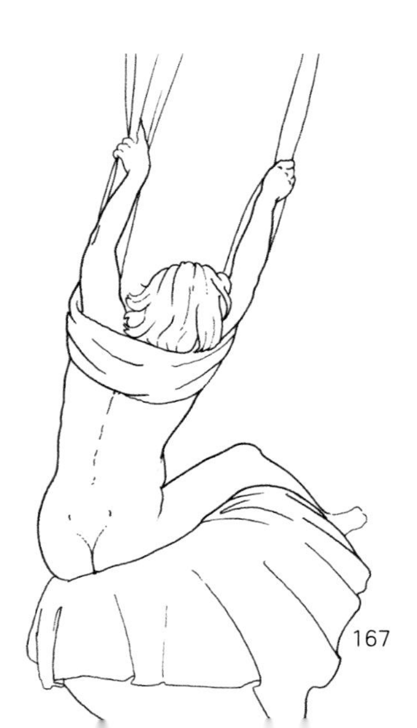

跪立式（四肢着地）

我们在第133页中已对这个姿势进行了分析。在该姿势下，骶髂关节处于放松状态，骨盆可以自由地向各个方向运动，胎儿的重量由耻骨联合和腹部软组织承担，骶骨也可以自由运动。

尽管长期以来，这种分娩姿势一直不被看好，但当前医疗机构越来越推崇这种姿势。

+

创造了“加斯金手法”的助产士伊娜·梅·加斯金女士指出，在头盆倾度不均（参见第49页）的情况下，产妇应采取跪立式。许多产妇在宫颈扩张阶段会主动采取这个姿势，还有一些产妇在最后的娩出阶段自发地采取这个姿势。

你需要做什么准备

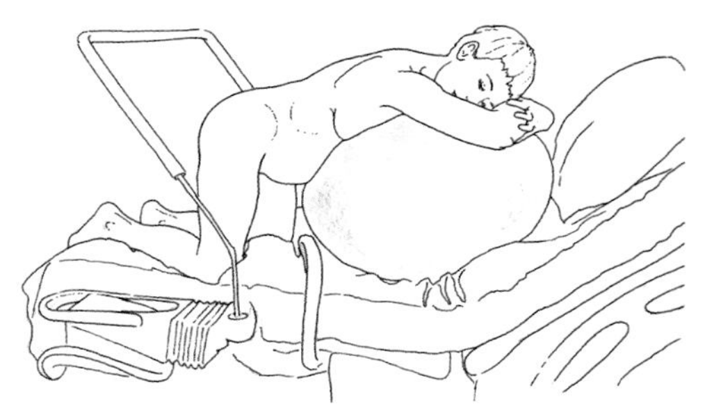

保持让自己舒服的姿势。

- 将柔软的物体（枕头、垫子等）垫在膝盖下方。
- 略微分开双腿，增大支撑面。
- 上半身主要由双腿支撑，而不是手臂，否则手腕会很快疲劳。如果能借助外物支撑则更好。

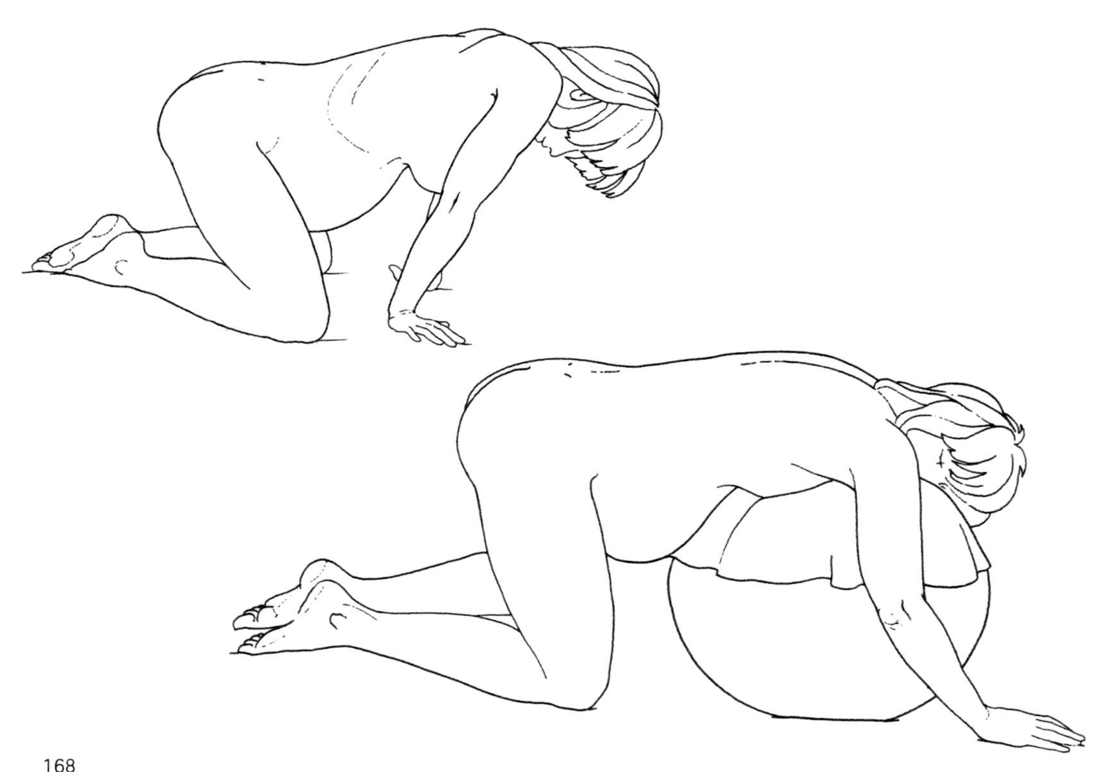

可选择的支撑物

产妇可将上半身倚靠在垫有枕头的椅子或其他牢固而柔软的支撑物上，也可以倚靠在他人腿上（这样他/她可以帮助产妇按摩腰背部，也可以用他/她的腿带动产妇的上半身运动）。

抬起床头，将上半身倚靠其上。

还可将上半身倚靠在大号瑜伽球上，这是一个柔韧且可移动的支撑物。

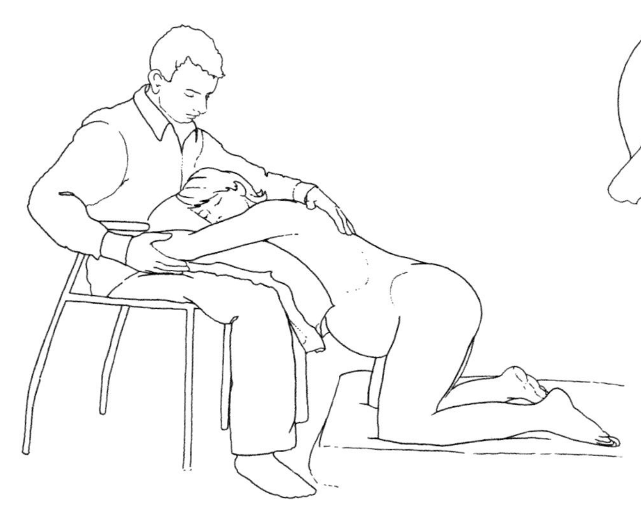

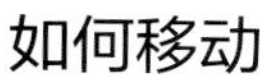

如何移动

在这个姿势下，首先要明确坐骨位于何处。请用手找到同侧坐骨的位置。两侧坐骨都找到后，请想象此处装有两盏小灯，它们发出的光线会向后投射。现在先缓慢移动身体，使光线投射到天花板上。然后继续移动，使光线投射在地面上。移动过程中，要注意带动髋部，而不是背部。最后想象灯光将所有地方照亮。让运动缓慢地沿着脊柱延伸，直至头部——但是依然别忘了调动的是髋部。

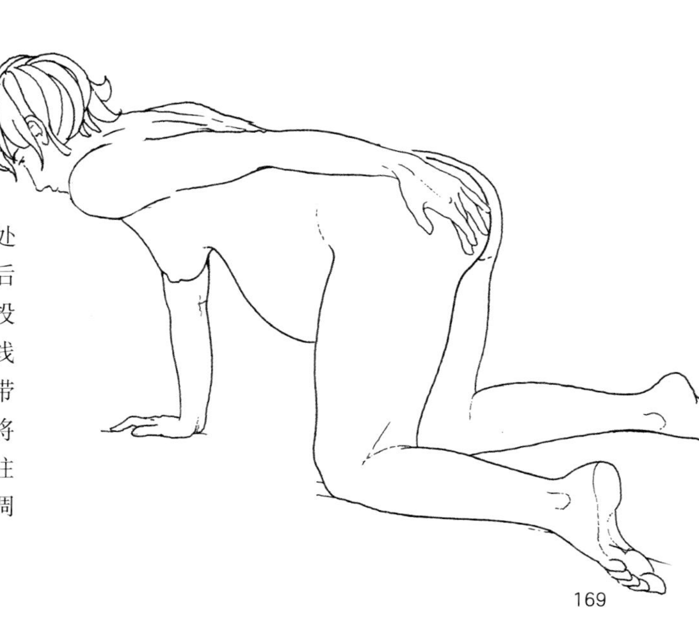

双腿呈不对称姿势

这会改变骨盆的内部通道。产妇可以使双腿呈不对称姿势。同时，上半身借助外物支撑，尝试移动骨盆。

先将一侧股骨略微向内旋转，另一侧股骨略微向外旋转，然后交换双腿，与此同时，向任意方向转动骨盆。

跪立式有多种变体，重要的是它们都有助于减轻疼痛。

分娩时，产妇未必会采取这些姿势，但会对这些演练过的姿势产生身体记忆。这些姿势可能会在必要的时候发挥作用。

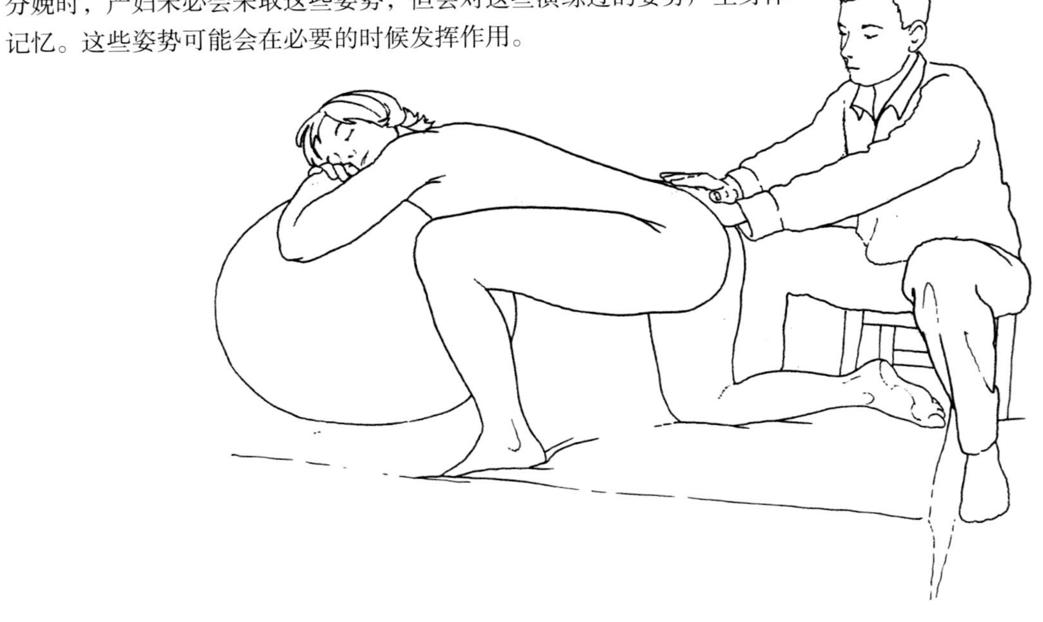

> 我很幸运能够在一个允许产妇自愿选择分娩姿势的医院工作。了解骨盆的结构和运动方式有助于我理解为什么产妇在分娩时身体会呈“扭曲”状态，以及为什么产妇往往要以不对称的方式运动骨盆。
>
> 我观察到无论产妇采取什么分娩体位（站立、四肢着地、躺在床上或分娩台上），她们在分娩时都会使骨盆腔处于不对称状态，几乎所有人都会一脚略微靠前，一脚略微靠后，并伴随不同程度的股骨旋内。
>
> ——阿桑琼·古梅兹

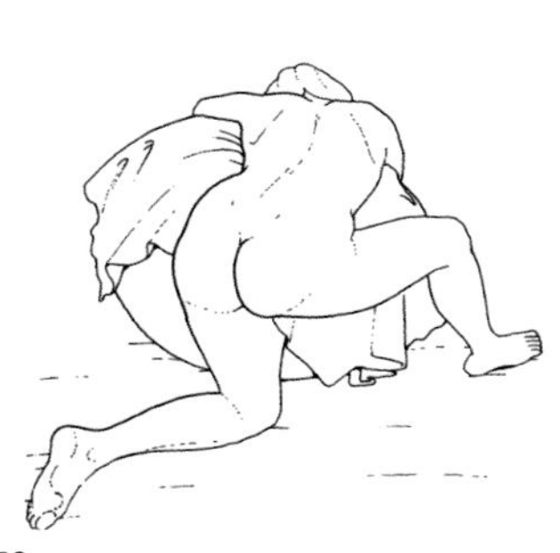

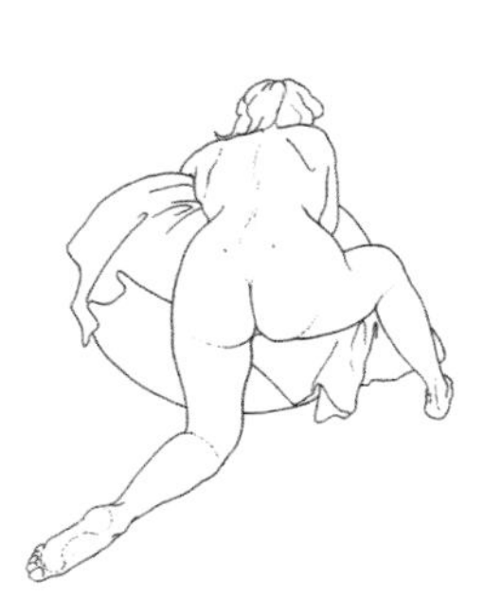

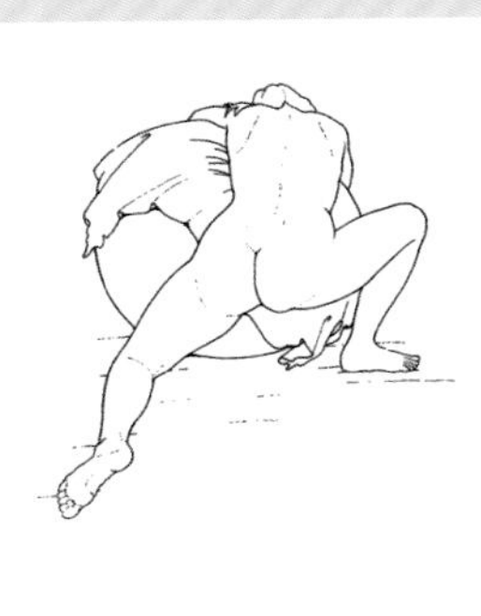

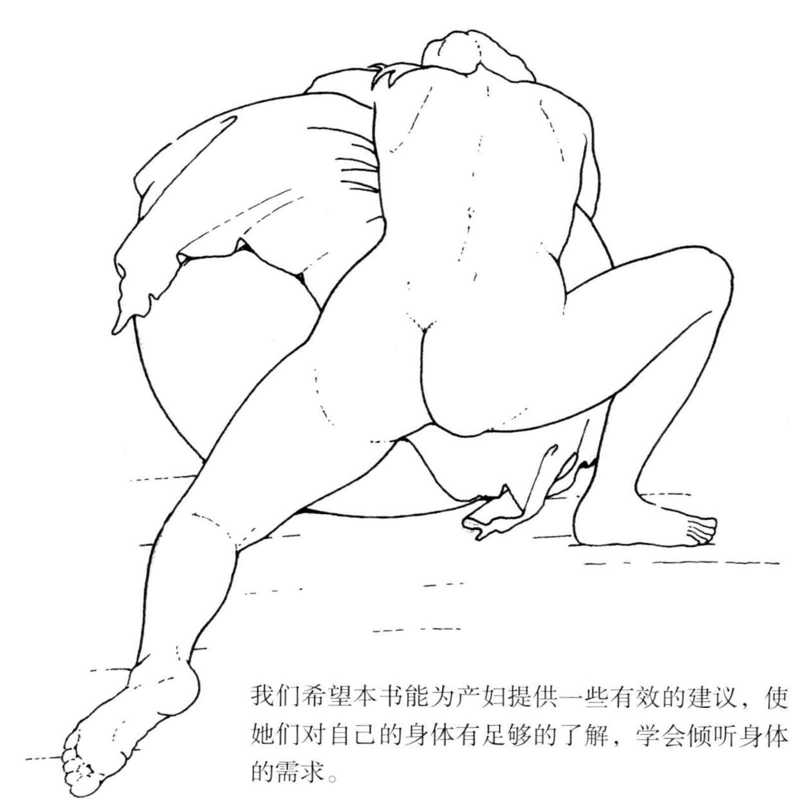

我们希望本书能为产妇提供一些有效的建议，使她们对自己的身体有足够的了解，学会倾听身体的需求。

无论在任何情况下，都要听从专业人员的指导。

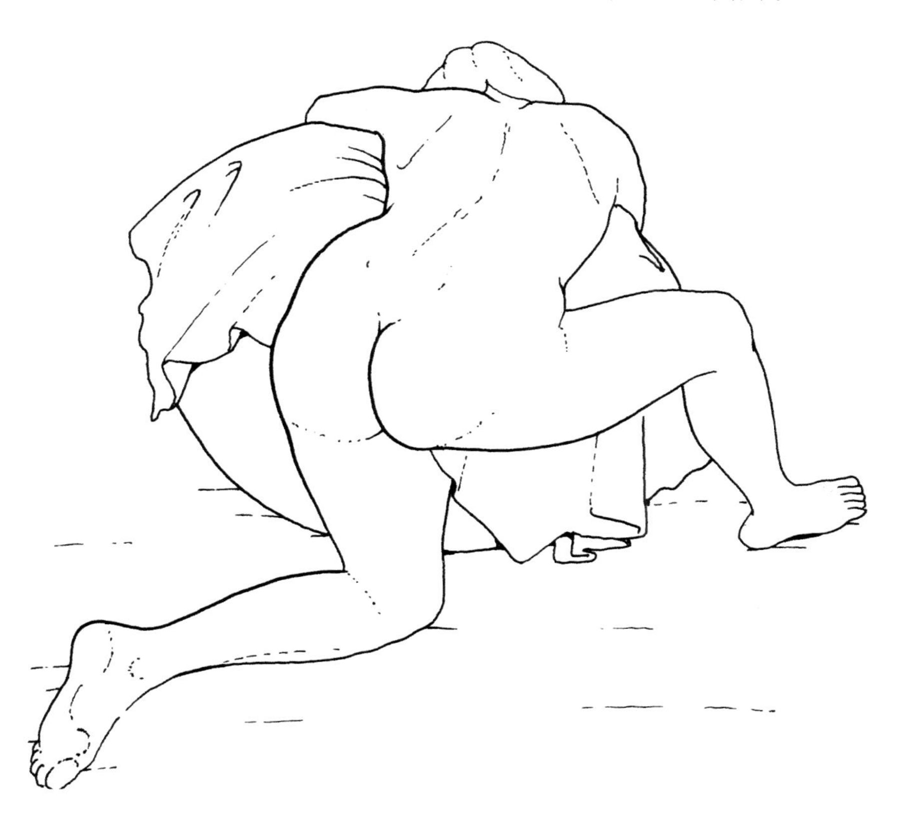

致 谢

首先，我们想说的是，这本书酝酿很久了，可以说是从出版《盆底运动解剖书》以及我们有了自己的分娩经验时就已经开始构思了。从那时起，写作这样一本书的愿望就从未停止过。

感谢西班牙、法国和乌拉圭的医学院、妇产医院、自由助产士协会和工会的邀请。他们对我们所做的工作给予了很大的支持，并帮助我们逐步完善了这项工作。我们慎重听取了所有助产士（包括女助产士和男助产士）的反馈。我们见证了他们之间的学习研讨，无论是在理论学习期间、在产房工作时，还是在对产妇进行分娩前和分娩后的指导与护理时。我们时常对他们表现出来的兴趣感到惊喜，他们的反馈一直鼓励着我们继续这些研究。在这里，我们要特别感谢特萨戈里特旭医院（维多利亚－加斯特伊兹地区）、圣·卡特纳医院（希罗纳地区）、J·楚塔博士大学医院（希罗纳地区）等机构的助产士团队的热情接待。

我们还要感谢蜜蜜·科莱特·马蒂和安缇高娜·加希雅在怀孕期间作为模特协助完成了本书的绘图工作，感谢索尼娅和若尔迪，感谢安杰·鲍曼、法比安娜·瑟丽尔、弗朗索瓦·孔特雷拉斯、桑德里娜· 福萨· 德·罗兹维尔、布吉特·哈普、艾莉森·丽迪阿特、贝特朗·海松，感谢安捷尔·马萨盖对我们工作的信任。

感谢昂里克的照片，感谢波对某些画作进行的润色，感谢帕特里克和昂里克在本书的编撰过程中奉献的十二分的耐心，感谢罗兰、于里耶、波的支持，也感谢所有鼓励我们完成这本书的朋友。